LA VÉRITÉ SUR LES OMÉGA-3

DU MÊME AUTEUR
CHEZ ODILE JACOB

La Diététique du cerveau, 1990 ; « Poches Odile Jacob », 2000.

Les Bonnes Graisses, 1991 ; « Poches Odile Jacob », 1996.

De l'animal à l'assiette, 1993.

La Diététique de la performance, 1995 ; « Poches Odile Jacob », 2003.

Les Aliments de l'intelligence et du plaisir, 2001.

Diététique du cerveau : la nouvelle donne, 2003 ; « Poches Odile Jacob », 2006 sous le titre *La Nouvelle Diététique du cerveau*.

Dr JEAN-MARIE BOURRE

LA VÉRITÉ SUR LES OMÉGA-3

Odile Jacob
poches

15, rue Soufflot, 75005 Paris

www.odilejacob.fr

ISBN 978-2-7381-1906-3
ISSN : 1621-0654

Introduction

> « Je chercherai à connaître les différences qui existent entre les huiles de faine, de colza, d'olive, de noix. »
>
> Honoré DE BALZAC,
> *Grandeur et décadence de César Birotteau*.

Les véritables oméga-3, indispensables à votre vie comme à votre bien-être, sont recommandés à tous par le nutritionniste et la diététicienne. Pour certains patients, ils sont également prescrits depuis de nombreuses années par le médecin généraliste, le gynécologue, l'accoucheur, le pédiatre et le cardiologue. Récemment, par le psychiatre et le dermatologue. Ce livre vous explique à quoi ils servent, en quoi ils sont nécessaires. Tout en vous faisant découvrir où les trouver, il vous guidera aussi chez votre commerçant. Il vous aidera à vous y retrouver face au battage publicitaire en vous expliquant quoi manger, tout simplement, et pour pas cher, qui plus est !

Vous avez raison de considérer les oméga-3 comme un succédané de vitamine. Du reste, bien qu'ils n'en aient pas toutes les caractéristiques, ils ont longtemps été considérés comme tels, avec les oméga-6. Au point qu'avant la découverte de leur structure chimique leur nom générique était effectivement « vitamine F ». Les oméga-3 ne sont évidemment pas… l'alpha et l'oméga de la nutrition, mais ils y contribuent amplement. Au sein des graisses, ils sont la pierre angulaire ou la clef de voûte, au choix, selon les processus impliqués.

Dans quels aliments les déceler ? Quels oméga-3 ont été responsables du remboursement de l'huile de chair de poisson par la Sécurité sociale, dans le but de préserver de bonnes artères, rythmées par un cœur bien frappé ? Quels oméga-3 s'opposent à la formation de caillots dans les vaisseaux sanguins, réduisent l'hypertension, évitent les excès de triglycérides, modèrent l'inflammation ? Comment contribuent-ils à diminuer le risque cardio-vasculaire sans pour autant abaisser le cholestérol ? Bien plus fort encore : comment êtes-vous devenu un peu plus intelligent grâce aux oméga-3 du lait de votre mère, ou du lait adapté que vous avez tété quand vous étiez bébé, formulé avec une huile végétale particulière ?

Pour répondre à cette question, une piste : votre cerveau est construit et fonctionne avec du gras, en bonne partie d'origine strictement alimentaire ! Parce qu'il est un organe comme les autres, c'est-à-dire élaboré à partir de substances puisées dans l'alimentation, obligatoirement pour certaines. Les oméga-3 au premier chef. D'autant que, immédiatement derrière le tissu adipeux, le cerveau est incontestablement l'organe le plus riche en lipides (en graisses, les deux mots sont synonymes).

Mes recherches sur les oméga-3, graisses indispensables s'il en est, associant de nombreuses approches scientifiques et médicales, ont constitué la première démonstration expérimentale de l'effet d'une substance alimentaire (ce qu'on appelle un nutriment) sur l'élaboration des structures du cerveau comme sur le contrôle de leurs fonctions. Une fois les neurones construits, encore faut-il les maintenir en forme, au sens propre comme au sens figuré ! Compte tenu de la richesse du cerveau en oméga-3, il n'est pas surprenant qu'ils aient été récemment impliqués dans certaines maladies neuropsychiatriques. Desquelles s'agit-il exactement ? D'aucuns font des oméga-3 une panacée, leur conférant un rôle universel de régulateur de l'humeur positive, voire de la libido ! Face à une telle démagogie, seule la pédagogie peut rétablir la vérité.

Le cerveau est un organe exceptionnellement résistant : âgé de 60 ans et plus, il est encore capable de mémoriser, inventer, créer, et demeure presque aussi jeune qu'à

30 ans ; alors que, par exemple, les muscles d'un sexagénaire sont devenus bien incapables de courir aussi vite que ceux d'un trentenaire. Toutefois, plus tard, au cours du vieillissement, des altérations cognitives se manifestent. Or le déficit alimentaire en oméga-3 peut freiner le renouvellement harmonieux des membranes biologiques, des neurones entre autres, et par là même accélérer le vieillissement cérébral. En amont de l'intimité du cerveau, l'interface entre lui-même et le sang n'est autre qu'un intense maillage de vaisseaux sanguins : c'est la raison pour laquelle les oméga-3 alimentaires sont évidemment impliqués dans la vascularisation cérébrale ; ne serait-ce qu'au titre de leur efficacité sur les vaisseaux sanguins.

Pourquoi *les* oméga-3 au pluriel ? Parce qu'ils sont au nombre de 3 : ALA, EPA et DHA. Le premier, ALA, est présent en masse dans quelques rares huiles et végétaux dont le choix est indispensable, tandis que EPA et DHA appartiennent au règne animal. Cela ne veut absolument pas dire qu'ALA soit réservé aux végétariens ni que DHA soit l'apanage des carnivores. L'homme est omnivore. Des deux mondes, il doit consommer ! EPA et DHA sont principalement trouvés dans les poissons, quoique pas souvent dans ceux d'élevage, qui ne sont malheureusement pas toujours – c'est un euphémisme – nourris comme dame nature l'exige ! Comment détecter les pièges, embuscades et traquenards que les étals vous tendent ? Mieux encore : nourrir judicieusement les animaux permet d'augmenter les quantités d'oméga-3 dans les produits que vous retrouverez dans votre assiette. L'accroissement est fantastique pour les poissons, remarquable pour les œufs, intéressant pour la volaille et le lapin, modeste pour le cochon, très faible pour les ruminants, donc pour la viande bovine. Quant au beurre oméga-3, son intérêt n'est que pure fantaisie marketing. Vous trouverez dans ce livre un guide pour vous aider à déjouer les pièges du double labyrinthe de la nutrition et de la publicité. Que penser des aliments enrichis (boisson lactée additionnée de micro-gélules d'oméga-3), des aliments composés (pain aux graines de lin), des compléments alimentaires, des gélules et des capsules ? Du bien certes, mais pas toujours pour tous, assurément ; sauf pour ceux qui en tirent des profits substantiels.

Sachez d'ores et déjà que, monsieur, 2 grammes d'oméga-3 sous forme d'ALA vous sont nécessaires quotidiennement, 1,6 gramme pour vous, madame. Or vous en consommez spontanément moins de la moitié ! Vous devez donc privilégier sans vergogne et sans modération les quelques rares aliments qui le contiennent en abondance, car votre organisme saurait gérer les excès, s'il en était. C'est à partir de cet ALA qu'il sait fabriquer l'EPA et le DHA dont il a besoin ; mais cette capacité peut s'affaiblir, quand les années s'ajoutent aux années, par exemple.

DOMAINES D'INTERVENTION DES OMÉGA-3	
PHYSIOLOGIE (intérêt nutritionnel)	
– Néonatalogie	
alimentation naturelle :	*laits adaptés :* +++
	compléments alimentaires : ++
alimentation artificielle :	*entérale :* +++
	parentérale : ++
– Rééquilibrage de l'alimentation occidentale : ++	
syndrome des sociétés modernes : +	
– Vieillissement +	
– Cœur, artères et fonctionnement du cerveau : +++	
PATHOLOGIE (intérêt pharmacologique)	
– maladies cardio-vasculaires : +++	
– maladies psychiatriques : ++	
– dermatologie : ++	
– maladies ostéo-articulaires : +	
– cancers : + (du sein : ++)	
– atteintes du foie : +	
– alcoolisme : +	
– altérations hormonales : +	

de +++ à + : niveau d'implication démontré des oméga-3

MINIDICTIONNAIRE PRATIQUE

L'alimentation est constituée de *macronutriments* (graisses, protéines, glucides), de micronutriments (vitamines et minéraux, oligoéléments) et de milliers de substances étrangères à la physiologie humaine (des xénobiotiques).

Les *nutriments* sont les substances présentes dans les aliments, qui sont captées par l'organisme et utilisées. Parmi celles-ci, 40 sont indispensables (essentielles) : 13 vitamines, 15 minéraux, 2 acides gras (constituants des graisses ; 4 à certaines périodes de la vie), 8 acides aminés (maillons des protéines).

Graisse et *lipide* sont synonymes.

Glycérides et *phospholipides* sont les principales graisses du corps humain (avec le *cholestérol*). Elles sont qualifiées de complexes, car formées de l'accouplement d'acides gras (en nombre variable et de nature différente) sur un squelette de glycérol. Les *triglycérides* sont des « voitures », dont les « roues » sont chacune un acide gras, l'« habitacle » étant le glycérol. Dans les phospholipides, deux « roues » sont des acides gras, la troisième est constituée d'une molécule complexe contenant du phosphore.

Les *acides gras* sont saturés, mono-insaturés ou poly-insaturés (*alias* poly-éthyléniques), selon qu'ils possèdent ou non des *insaturations*, c'est-à-dire des doubles liaisons chimiques entre carbones.

L'acide gras mono-insaturé type est l'*acide oléique*, il est de la famille *oméga-9*.

Les acides gras poly-insaturés de base, fondamentaux, sont l'*acide linoléique* et l'*acide alpha-linolénique (ALA)*. Ensemble, ils ont constitué la vitamine F, avant que ne soient connues leurs structures chimiques. Ils sont qualifiés d'*indispensables*, car l'être humain ne sait absolument pas les élaborer, ni les transformer l'un en l'autre. La vie est impossible en l'absence de l'un ou l'autre. Par allongement des chaînes carbonées, et additions d'insaturations par la physiologie normale, ils sont à l'origine de la famille *oméga-6* pour le premier, de la famille *oméga-3* pour le second.

Les 3 héros de la famille oméga-3 sont l'*ALA*, l'*EPA* et le *DHA*.

ALA : 18 atomes de carbone et 3 insaturations (Alpha-Linolénique Acide)

EPA : 20 atomes de carbone et 5 insaturations (EicosaPentaenoïque Acide)

DHA : 22 atomes de carbone et 6 insaturations (DocosaHexaenoïque Acide, habituellement dénommé *acide cervonique*, car découvert dans le cerveau).

L'alimentation française apporte des oméga-6 en léger excès, mais seulement la moitié environ des quantités conseillées pour ce qui concerne l'ALA.

Dans la famille oméga-6, outre l'acide linoléique, se distingue l'acide arachidonique (ARA).

Première partie

INDISPENSABLES, LES OMÉGA-3 ?

CHAPITRE PREMIER

Comment je suis tombé dans la potion magique des oméga-3

Ma chance fut de découvrir les oméga-3 lors de l'étude d'une étape fondamentale de la vie : le développement du cerveau. Observation initiale : le lait de femme en est très riche, le cerveau également. Mon intuition de départ : y aurait-il une relation de cause à effet ? Question cruciale car, à l'époque, les laits adaptés destinés aux nourrissons français n'en contenaient pas du tout, pour des raisons strictement économiques : il était moins onéreux de les formuler avec de l'huile de tournesol plutôt qu'avec l'huile de colza, comme cela se faisait déjà dans quelques pays. Si la nature a prévu quantités d'oméga-3 dans le lait de femme, cela ne peut pas être fortuit. Peut-être pour assurer un bon développement cérébral ? Pourquoi pas ! À cette date, le pari était audacieux ; imaginez le caractère saugrenu de l'affirmation : l'intelligence serait modulée, voire contrôlée, par un aliment, une graisse qui plus est, à travers le contrôle de structures biologiques du cerveau ! À une époque où les graisses étaient au pilori, en raison du cholestérol !

Or, au début des années 1980, alors que j'étais déjà chercheur à l'INSERM, l'idée quelque peu mégalomaniaque me vint de tenter de faire « pousser » du cerveau, non pas dans un tube à essai, mais dans des boîtes de cultures. Dans un premier temps, il s'agissait de cerveau de souris.

Surprise ! Les oméga-3 se révélèrent absolument indispensables à l'acquisition de l'identité et donc à la fonctionnalité des neurones. J'ai ensuite démontré, en 1984 sur l'animal vivant, que la carence alimentaire en ALA altérait le cours du développement cérébral, perturbait la composition chimique des neurones ; comme celle des autres cellules peuplant le cerveau, cinq fois plus nombreuses, appelées gliales (les oligodendrocytes et les astrocytes). En 1989, j'ai publié les effets pathogènes de cette carence. Elle se traduit par des modifications de la fluidité des membranes biologiques, induisant certains dérèglements biochimiques, enzymologiques et physiologiques. Elle fragilise à l'encontre de neurotoxiques. Elle engendre des perturbations neurosensorielles et comportementales. Un nouveau concept venait de voir le jour : un oméga-3, obligatoirement alimentaire, possède une influence objective sur la structure du cerveau, donc sur sa fonction ! Cette découverte qu'une « bonne graisse » indispensable puisse moduler le fonctionnement de l'esprit relevait de la provocation. Ce qui n'a pas manqué de m'être opposé. Et pourtant, c'était pure vérité. Comme vous allez le découvrir dans ce livre.

En conséquence de mes travaux, quelques études sur des nourrissons (prématurés comme nés à terme) ont rapidement démontré que les oméga-3 qu'on trouvait dans les laits adaptés conditionnaient leurs capacités visuelles et cérébrales, y compris intellectuelles. C'est ainsi que, grâce à vos impôts qui ont financé cette recherche et avec le renfort de l'huile de colza, les laits adaptés ont été modifiés, avec pour mention sur la boîte : « contient des oméga-3, bon pour le cerveau » ou encore « contient de l'ALA, acide alpha-linolénique, oméga-3 bon pour les neurones ». Même transcrit en une quelconque langue étrangère, ce fut en grande partie grâce à votre porte-monnaie. Pas exclusivement toutefois, car toute recherche, fût-elle publique, doit (hélas ou heureusement, c'est selon la dose) s'enrichir de contrats pour se finaliser, avec l'industrie ou des organismes. Les partenaires naturels auraient dû être les fabricants de lait adapté. Mais ils n'envisageaient nullement de modifier leurs procédés de fabrication. L'accueil fut poli parfois, négatif toujours, souvent franchement hostile. Avec pour argument massue : « Si les oméga-3 servaient à quelque chose, cela se saurait depuis longtemps. » En d'autres termes, ces industriels évitaient d'entreprendre toute recherche sur le domaine, pour être certains de ne rien trouver et n'avoir rien à rectifier ! Des années plus tard, ils ont battu leur coulpe, comme ce livre l'expliquera. Je dus reprendre mon bâton de pèlerin, qui a de la paille corrézienne dans ses sabots.

En ce temps-là, le colza français se portait mal, conséquence d'une guerre sadomasochiste typiquement « franco-française » : nos agriculteurs produisaient les graines, qui étaient transformées en huile à l'étranger ; une véritable situation de pays du tiers-monde. Or l'huile de colza est formidablement riche en oméga-3 ! Si donc je prouvais expérimentalement la valeur de cette huile dans la formulation des laits adaptés pour nos nourrissons, il devenait possible de ressusciter son image ! Tope là, le pari fut gagné avec l'ONIDOL (Office national interprofessionnel des oléagineux) et le CETIOM (Centre technique des oléagineux métropolitains), organismes interprofessionnels, avec l'un de leurs adhérents novateur, Lesieur. L'unité de recherche INSERM 26 que je dirigeais (de neurotoxicologie, devenue de neuropharmaco-nutrition) collaborait avec une équipe de l'INRA de Jouy-en-Josas, alors animée par Georges Durand.

Mais ces précieux oméga-3, avec quels noms, sous quels sigles sont-ils identifiés ?

Les amis des mes quatre enfants ne les appellent que JC, MB ou JX ! En place de leurs prénoms respectifs qui sont Jean-Christophe, Marie-Blandine, Jean-Xavier et Jean-Cyril. À une époque ou les initiales sont donc de rigueur, dans tous les domaines et jusqu'aux plus intimes, sachons les utiliser pour dénommer aussi les oméga-3. Mais quels sont-ils donc, puisque l'on dit *les* oméga-3 ? Il n'est pas nécessaire, pour le moment, de retenir le pourquoi de leur pluriel. Leur carte d'identité relève de la chimie et de la biologie ; les plus férus de sciences les découvriront plus loin dans ce livre, dans la deuxième annexe. En revanche, il est indispensable de retenir les noms des protagonistes de ce roman centré sur les oméga-3. Roman ? Oui. Car un véritable roman, policier qui plus est, a été publié à leur gloire il y a quelques années par Frédéric Saldmann !

Dans une station-service, vous ne pensez pas à remplir le réservoir de votre voiture avec de l'eau, de l'air, du gaz, du diesel, du mélange pour Mobylette ; vous choisissez d'emblée la bonne essence au bon indice d'octane, 95 ou 98. Nul besoin pour cela de connaître la signification de cet indice, ni le rôle de l'octane. Or ALA, EPA et DHA sont les trois indices d'octane dont votre corps a impérativement besoin. Ils sont les 3 oméga-3 ; et, à l'instar de 3 mousquetaires, ils sont en réalité 4, eux-aussi.

Le chef de la famille oméga-3, qui procrée les autres membres, se dénomme acide alpha-linolénique (ALA). Rares sont les huiles qui ont le privilège de le contenir, en dehors de celle de colza et de noix. Cet ALA engendre l'acide stéaridonique, qui fait le bonheur ésotérique de l'huile de pépin de cassis ou de groseille, que vous ne consommez probablement pas, ou si peu. Passons donc à son enfant, l'EPA (autrement appelé acide timnodonique, car il fut initialement isolé dans le thon) ; qui, lui-même, précède la gloire des graisses du cerveau, le DHA, autrement dénommé *acide cervonique*, pour avoir été découvert dans cet organe. Le cerveau frontal, spécifique à l'homme, est de loin la région qui en est le plus riche, et le plus noble ! Le cerveau et la pensée ont besoin des oméga-3 !

CHAPITRE II

Construire intelligemment le cerveau de son enfant

« Fais comme la femme enceinte, qui fait tout en vue de son fruit. Elle mange pour lui, marche pour lui, respire pour lui, dès qu'elle l'a senti en elle. Et même avant de le sentir. »

Jules MICHELET, *Journal*.

Cette découverte doit se faire en plusieurs stations. Tout d'abord, il convient d'expliquer pourquoi la grossesse dure environ 18 mois sur le plan alimentaire : le cerveau du futur enfant est pour partie « construit » avec des oméga-3 mangés de très nombreuses semaines avant la conception et stockés dans le tissu adipeux de sa future mère. Ensuite, quelles ont été les exceptionnelles informations délivrées par la carence en ALA (acide alphalinolénique) en expérimentation animale ? Troisièmement, comment les découvertes sont-elles appliquées sur les nourrissons ? Quatrièmement, quelles vérités ont été révélées sur l'EPA et surtout le DHA en essais sur des animaux ? Cinquièmement, quelles en ont été les conséquences sur la nutrition de la femme enceinte, et sur son enfant ? Enfin, sixièmement, que doit manger la femme qui allaite pour nourrir au mieux son enfant ?

Pourquoi insister sur les expérimentations animales ? Parce qu'elles sont tout à fait démonstratives, réalisables en grand nombre, quitte à les recommencer si le résultat est inattendu. D'autant qu'à l'évidence nul ne peut prélever le moindre fragment de cerveau sur des humains vivants pour y vérifier l'efficacité des aliments consommés. La mesure des conséquences de l'alimentation sur la structure et la fonction du cerveau fait donc obligatoirement appel à la contribution animale. La chronologie des travaux de recherche s'est calquée sur les relations de filiation biochimique entre les oméga-3 : d'abord l'ALA, chez l'animal puis chez l'homme ; ensuite le DHA, dans le même ordre.

Le cerveau de bébé se construit avec les aliments mangés avant sa conception !

> « Or, à qui fera-t-on croire que les femmes enceintes n'ont envie que de boire du vin, du café au lait, ou de manger des fruits rouges et, si l'on veut, du godiveau ? »
>
> Anatole FRANCE, *L'Orme du mail*.

On a noté, voilà tout de même une vingtaine d'années, que la composition du tissu adipeux humain est faiblement corrélée avec l'âge, le sexe, les pathologies non nutritionnelles, les maladies génétiques. En revanche, le facteur prépondérant réside dans l'alimentation, ce qui est absolument fondamental dans le cadre du stockage de bonnes graisses de réserve en préparation de la grossesse ; c'est elle seule qui y contrôle la qualité et la quantité des oméga-3 (entre autres). De plus, ceux-ci peuvent aussi moduler la composition des membranes biologiques des adipocytes ; petites cellules accumulant les graisses, pour devenir trop grosses et inesthétiques quand elles sont en surnombre. Ils peuvent donc altérer leurs propriétés physiques, biochimiques et physiologiques. C'est-à-dire leur fonctionnalité, leur capacité de production d'oméga-3 ! Véritable cercle vertueux ou vicieux, c'est selon.

Si la future maman ne doit pas manger pour deux, elle doit manger un peu plus, et surtout beaucoup mieux ! Et ce, plusieurs semaines avant l'événement de la « mise en route » ! En fait, le « gras » du corps n'est pas figé, au sens propre. Il se renouvelle petit à petit, peu à peu, lentement mais sûrement. Car, dans les rondeurs de la femme et pour autant qu'elle ne soit pas en période de « yo-yo » pondéral, seulement la moitié des graisses se renouvelle chaque année (les biologistes appellent ce phénomène la « demi-vie » des acides gras). En d'autres termes, quand une molécule d'oméga-3 est nichée dans le tissu adipeux, il faut plus de 6 mois pour l'en déloger. Si celui-ci est gorgé de « mauvaises graisses », de très nombreuses semaines sont nécessaires pour les remplacer, si possible par des oméga-3 évidemment. Cela veut dire que la plupart de ces bonnes graisses qui nourrissent le futur enfant pendant la grossesse ont été mangées par la maman... plusieurs mois avant la conception ; l'obligation de prévision est encore plus importante si elles sont habituellement insuffisantes dans l'alimentation de la future maman pendant sa grossesse. Le tissu adipeux stocke donc utilement des oméga-3, pour les libérer ultérieurement : il mérite le plus grand respect. Il est intéressant de noter que les premières publications scientifiques traitant de la présence d'oméga-3 dans le tissu adipeux datent de 1986, ce qui est tout de même relativement récent.

Cette obligation alimentaire – anticiper la grossesse bien avant qu'elle débute – n'est d'ailleurs pas unique : la même prescription concerne la vitamine B9 (dénommée aussi folates), qui préserve, entre autres, de terribles anomalies du cerveau et de la moelle épinière. Pour être le plus efficace, la cure doit commencer plusieurs mois avant la conception !

En fait, il faut impérativement penser aux oméga-3 dès le premier désir de grossesse !

Cette réserve adipeuse ne constitue pas une alternative, un luxe, mais une obligation. Ce qu'illustre une observation absolument étonnante, et lourde de conséquence : les oméga-3, pourtant présents dans une nourriture correcte, ne seraient pas suffisants pour assurer le développement cérébral optimal du futur enfant ! Obligatoirement et de manière parfaitement naturelle, il lui faut donc puiser dans les réserves, c'est-à-dire le tissu adipeux ! Pour le moment, la démonstration est faite sur le... furet, petit mammifère carnivore au beau pelage blanc qui ressemble physiologiquement le plus à l'être humain pendant cette période de l'existence, d'après Margrit Hamosh, de Washington.

En bref, cela veut dire qu'une fraction non négligeable des oméga-3 qui enrichissent le cerveau du fœtus proviennent obligatoirement de ceux qui ont été mangés avant sa conception, *via* le tissu adipeux. 30 % au minimum est un chiffre généralement retenu !

Acides gras	Hommes	Femmes
ALA	0,65	0,62
DHA	0,25	0,31
EPA + DHA	0,34	0,41
EPA/DHA	0,39	0,31

D'après Popp-Snijders (1995).

Acides gras du tissu adipeux

Comment bien se comporter avant la conception ? *Comment augmenter les oméga-3 dans les rondeurs, et non les rondeurs elles-mêmes, source de qualité des neurones du bébé futur ? En consommant de l'huile de colza (et de noix) pour l'ALA, seule ou en combinaison, ainsi que des poissons gras sauvages. Pas cher avec la sardine et le maquereau*. Ainsi, Leaf a bien démontré que l'absorption quotidienne de 10 grammes d'huile de poisson pendant 12 mois modifie sensiblement la composition du tissu adipeux. En y multipliant par 7 la teneur en DHA. Formidablement utile pour préparer la « construction » du nourrisson, puis son allaitement.

Incidemment, tous les adipocytes ne sont pas égaux ! Ainsi, il en existe certains, dans la moelle osseuse, dont les rôles sont déterminants : ils participent à l'élaboration harmonieuse des cellules du sang. Il est hautement probable que les oméga-3 y jouent un rôle très important. Celui-ci est pour le moment totalement indéterminé.

Les structures cérébrales du futur enfant se mettent successivement en place selon une chronologie extrêmement précise, largement programmée par l'immuable gouvernement des gènes. C'est pourquoi il est inutile d'apporter certains nutriments trop tôt ; dans le même esprit, les fournir trop tard ne permet que difficilement de rattraper le temps perdu. Tout dérèglement ponctuel, à une période donnée, peut induire des perturbations dramatiques sur le long terme.

C'est au milieu de la troisième semaine du développement de l'œuf fécondé qu'apparaît la première ébauche du système nerveux du futur petit humain. En quelques mois, plusieurs dizaines de milliards de cellules y sont élaborées. À certains moments, leur rythme de production atteint même 250 000 par minute ! Seize semaines après la fécondation, les divisions des neurones s'arrêtent : bien avant la naissance leur nombre maximal définitif est donc atteint. Ensuite, ils migrent à l'intérieur du cerveau, pour trouver leur place définitive. Beaucoup meurent d'ailleurs au cours de cette pérégrination. C'est ainsi que les neurones, qui avaient survécu 122 ans dans le cerveau de Jeanne Calment, étaient déjà tous présents, et « adultes », un bon mois avant sa naissance ! Après les avoir fabriqués et mis en place, encore s'agit-il ensuite de les maintenir, de les entretenir. Le neurone est une sorte de château, dont les murs seraient repeints en permanence, les tentures substituées par d'autres, les briques échangées, les parpaings renouvelés, les solives restaurées, les fenêtres remplacées, les ardoises permutées, les chaudières minutieusement révisées. L'édifice reste identique à lui-même ; mais chacun de ses éléments doit être entretenu, renouvelé ! Sinon, il perd de son efficacité, se fragilise et finit par mourir. Or un neurone qui disparaît n'est pratiquement jamais remplacé par un autre. Les oméga-3 sont en première ligne.

L'homme naît donc avec un organe riche d'un nombre de neurones qui ne fera que diminuer. À la naissance, le cerveau pèse près de 300 grammes ; pour atteindre, à un an, 800 grammes environ. En fait, il multiplie par 2 son poids en 6 mois ; alors que la taille de l'enfant n'atteint le double de sa valeur à la naissance qu'à l'âge de 4 ans, c'est-à-dire à peu près un mètre. Durant les premiers mois de la vie, le poids corporel du nourrisson augmente quotidiennement d'à peu près 25 grammes. Le poids de son cerveau se majore, quant à lui, de 2 grammes par jour. Si l'accroissement du poids cérébral est très rapide jusqu'à la deuxième année, il progresse ensuite beaucoup plus lentement jusqu'à 20 ans.

Comparé aux autres organes, le cerveau du bébé humain croît vite et s'organise lentement. Avantage lui conférant plus de temps pour apprendre, pour s'ouvrir au monde. Mais il est extrêmement fragile : pendant la période de son développement, il est certes particulièrement sensible aux déficits alimentaires, mais aussi aux toxiques présents dans l'environnement, et donc éventuellement susceptibles de s'accumuler au travers de la nourriture qu'absorbe sa mère. Par exemple, le mercure, le plomb ou les dioxines ; ou bien encore les PCB (dérivés polychlorés du benzène !) récemment mis en exergue à juste titre, eux qui altèrent finement la construction du cerveau, et perturberont donc ultérieurement l'intelligence. Vaste problème, qui ne relève plus de la diététique, mais de la toxicologie !

La chaîne alimentaire marine ou lacustre contient au moins 5 fois plus de DHA que les viandes terrestres. L'exploitation des rivières et des estuaires, des poissons et coquillages, et même des œufs, a fourni à *Homo* ces précieux oméga-3 qui ont permis l'accroissement de son cerveau et l'ont fait devenir *Homo sapiens*. C'est du moins la séduisante théorie proposée par Michael Crawford et Stefen Cunnane.

L'intérêt porté à l'intervention des oméga-3 lors du développement du cerveau a notamment reposé sur deux constatations. La première découle de la richesse exceptionnelle du cerveau en oméga-3, qui est connue depuis 1973, grâce aux travaux analytiques du Suédois Lars Svennerholm, associé à la Française Marie-Thérèse Vanier ; ils représentent environ 15 à 20 % des graisses du cerveau dans son ensemble, mais 40 % dans les neurones et les terminaisons nerveuses, comme je l'ai découvert en 1984. La seconde repose sur la richesse du lait de femme en ALA, alors que les laits adaptés destinés aux nourrissons n'en contenaient pas, tout au moins en France et dans nombre de pays quand j'ai commencé mes recherches sur le sujet, au début des années 1980 ; l'huile de tournesol était en effet préférée à l'huile de colza.

La vérité sur l'ALA grâce aux expérimentations animales

Comment des rats et des souris ont-ils pu devenir moins « bêtes » grâce aux oméga-3 ? À tout seigneur, tout honneur, commençons par l'ALA.

Quelle source d'ALA a été sélectionnée par les chercheurs pour fabriquer les régimes alimentaires donnés aux animaux ? Ils ont utilisé l'huile de colza dans la grande majorité des travaux, puisqu'elle est de loin la plus intéressante ; sinon l'huile de soja, parfois celle de lin ; quant à l'huile de périlla, elle a fait florès dans les études japonaises. Les recherches ont principalement porté sur des animaux (rats ou souris) étudiés au sevrage, issus de mères soumises à un régime alimentaire carencé depuis 2 à 3 semaines avant l'accouplement, de manière à épuiser les stocks en oméga-3 dans leurs tissus adipeux avant le début de leur gestation. Sur ces modèles animaux, il s'agit de la période dite de « gestation-lactation ». Elle correspond à la mise en place, dans le cerveau, des principales cellules, selon une chronologie parfaitement précise. Les neurones des rats et des souris sont installés *in utero*, la multiplication des cellules gliales (les astrocytes et les oligodendrocytes, il en faut 4 ou 5 pour approvisionner et soutenir un seul neurone) est maximale 5 jours après la naissance. Les dépôts de gaines de myéline, qui entourent les prolongements des neurones (les axones), culminent vers le 18e jour de vie. Tous ces événements correspondent à la période périnatale chez l'homme.

Chez l'animal nourri avec un régime carencé en ALA (à base d'huile de tournesol ou d'arachide), le déficit très important en DHA dans les structures cérébrales est généralement compensé par un excès d'une substance de remplacement, de la famille oméga-6. À part cela, aucune des autres graisses (ni leurs acides gras) n'est modifiée. J'ai découvert, en 1984, que les structures nerveuses épargnent intensément l'ALA alimentaire, surtout s'il est fourni avec parcimonie, et réutilisent leur DHA, quand elles ont la chance d'en posséder. En effet, une division quantitative des oméga-3 par 21 dans l'alimentation ne se traduit que par une division par 5, au plus, dans les organes examinés, et par 2 seulement dans les neurones, les cellules les plus préservées et les plus prioritaires du corps humain. On peut facilement comprendre pourquoi : la nature les considère comme le patrimoine le plus essentiel, rien ne sert d'avoir un corps d'athlète piloté par un cerveau amoindri.

Curieusement, toutes les régions du cerveau ne sont pas également atteintes par la carence en oméga-3. En 2000, dans mon laboratoire, Isabelle Carrié a observé que le cortex frontal était le plus affecté, alors que normalement le DHA y est plus élevé que partout ailleurs. Or l'homme est l'espèce qui possède de très loin le cortex le plus grand, le plus performant, le plus efficace ; il constitue le siège de la personnalité, de la culture. Par ailleurs, au sein d'une structure cérébrale formidablement importante dans le cadre de la mémorisation, dénommée hippocampe du fait de sa forme particulière, le déficit alimentaire induit une diminution particulièrement notable du DHA. Elle y est associée à une réduction de la taille des neurones, mais pas de leur nombre. Il n'y a donc déjà pas à s'étonner des effets des oméga-3 sur la mémoire et l'intelligence.

Mais comment le cerveau répond-il à des quantités différentes d'oméga-3 dans les aliments ? Qu'ai-je observé en augmentant la dose d'ALA dans la nourriture des rats et des souris ? Une relation effet-dose entre la charge d'ALA alimentaire et la teneur en DHA des structures cérébrales, chez les animaux jeunes, comme d'ailleurs chez les adultes. Pour l'animal, les teneurs minimales sont de 0,4 % des calories alimentaires sous forme d'ALA ; en conséquence, cela transposé à l'homme, les apports nutritionnels conseillés pour la population française (ANC) proposent 0,8 % des calories, c'est-à-dire 2 grammes quotidien, compte tenu du rapport beaucoup plus élevé entre le poids du cerveau humain et le poids corporel.

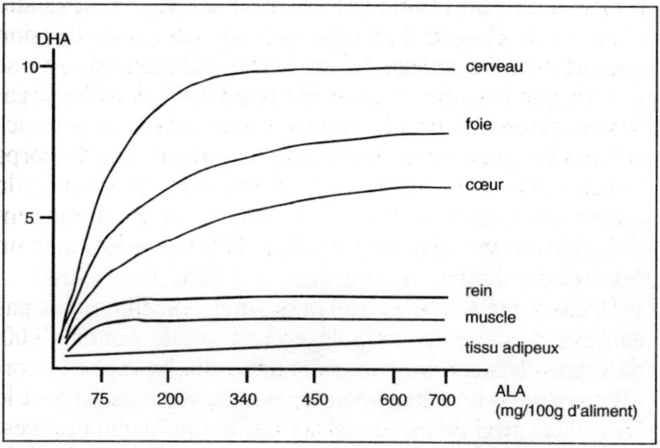

D'après Bourre, 1989.

Relation entre l'ALA alimentaire et le DHA des organes

Il s'agit d'expériences réalisées sur des animaux, des rats en l'occurrence, car elles sont impossibles à faire sur des humains, pour des raisons évidentes. Le point important est que le DHA augmente dans les organes, dont le cerveau, en fonction de la teneur de l'ALA dans l'alimentation ; jusqu'à un certain point, au-delà duquel un surplus d'ALA dans les aliments ne produit pas d'accroissement dans les organes, sauf le tissu adipeux.

Quelles peuvent être les conséquences d'un appauvrissement en oméga-3 des membranes biologiques ? Tout d'abord qu'en est-il au niveau de leurs comportements physico-chimiques ? En effet, elles sont constituées de films d'huile dans un milieu liquide ; une modification de leur composition en graisses induit donc des perturbations de leur souplesse. Avec Mustapha Zérouga, j'ai observé que la fluidité des sites de communication entre les neurones, dénommés terminaisons nerveuses, était perturbée par la carence alimentaire en ALA, en relation avec la diminution d'un certain nombre d'activités enzymatiques ! Cette conséquence est normale, car les enzymes sont des protéines fichées dans ce film, la bicouche lipidique. D'importantes déformations leur sont imposées lors de leur activation ; elles sont évidemment moins faciles si l'environnement est trop rigide. Ce qui est précisément prévenu par un bon statut en oméga-3. Par exemple, 60 % de la production de l'énergie cérébrale est liée à l'activité d'une enzyme dénommée Na-K-ATPase, véritable banque centrale qui fournit la monnaie énergétique et assure la conduction nerveuse. Alain Gerbi et moi-même avons mis en évidence que cette formidable enzyme était diminuée de moitié environ dans les terminaisons nerveuses carencées ; particulièrement sensibles à l'ALA, mais aussi à l'EPA et au DHA. Il existe donc une corrélation entre l'activité de cette formidable enzyme et le contenu en DHA dans la membrane dans laquelle elle est logée !

Pour faire outrageusement simple, le cerveau est constitué d'un prodigieux entrelacs de membranes biologiques. Quand celles-ci ne sont pas parfaitement normales, le fonctionnement de chacune est altéré, leurs relations sont affectées, d'où des perturbations dans la physiologie de l'organe, et de l'intelligence, puisqu'il s'agit du cerveau ! Dès 1989, j'ai déjà noté que la carence alimentaire en ALA induisait de réelles anomalies des capacités d'apprentissage et comportementales. Sans être désastreuses, car toutes les performances cérébrales et neuromusculaires ne sont pas touchées. Certains tests seulement sont perturbés, ceux évaluant plus particulièrement les activités liées à la mémorisation et à l'habituation, ainsi que je l'ai décelé avec Henriette Françès. Ces résultats ont été maintes fois confirmés sur de multiples modèles, en particulier par l'équipe de Norman Salem aux États-Unis et celle de Patricia Wainwright au Canada.

Pour l'anecdote, je tiens à évoquer une expérience, qui nous a permis de douter : celle de la tige tournante, « outil test » couramment utilisé en recherche pharmaceutique pour mesurer l'effet de médicaments destinés aux traitements psychiatriques. Il s'agit d'une sorte de barre fixe, pour souris, qui tourne lentement. Premier cas : elle est située à 10 centimètres du sol. On y accroche l'animal par ses pattes antérieures, et il s'efforce alors de se maintenir sur la tige. Au bout d'un moment, ras le bol, il se laisse tomber par terre, c'est-à-dire sur la paillasse. Le temps moyen de séjour accroché à la tige est le même, qu'il s'agisse des animaux normaux ou carencés en oméga-3. Conclusion momentanée : le déficit en oméga-3 n'altère pas la force musculaire. Mais les choses se sont corsées quand la tige a été élevée à 40 centimètres du sol. Stupeur en découvrant les résultats : les muridés nourris avec des oméga-3 restaient 9 fois moins longtemps sur la tige ! Étaient-ils vraiment si bêtes, ces animaux présupposés intelligents ? Le doute s'étant installé, il a bien fallu refaire le travail. La duplication de l'expérience a donné les mêmes résultats. L'analyse plus fine a donc permis de conclure, à l'inverse, qu'ils sont réellement futés : ils ont enregistré que, certes, il est désagréable de se laisser tomber de haut ; mais ils ont compris qu'ils y avaient néanmoins intérêt, et le plus vite possible, pour éviter une fatigue inutile de surcroît : persévérer à rester sur une tige qui tourne obstinément était dérisoire ! En revanche, les animaux déficitaires en oméga-3 continuaient, avec une bonne dose de stupidité, à rester agrippés, vainement...

À l'aide d'une « loupe », accédons à l'intimité du fonctionnement cérébral, en observant le mystère des zones de transmission des informations entre les neurones, dénommées « terminaisons nerveuses ». Les communications s'y font à l'aide de substances chimiques médiatrices, appelées « neuromédiateurs » ou encore neurotransmetteurs. En fait, une anomalie dans le comportement – social ou non – peut être le contrecoup de perturbations au sein des échanges d'informations entre les neurones. Nombre de médicaments psychotropes agissent d'ailleurs à ce niveau, pour les moduler. Or l'un des neuromédiateurs, la dopamine, particulièrement active dans la partie frontale du cerveau, est spécifiquement frappé par la carence en ALA chez le rat, comme l'a trouvé l'équipe tourangelle dirigée par Sylvie Chalon. En revanche, ne sont affectées ni la densité (leur nombre dans une surface donnée de contact) ni la fonction des transporteurs de cette substance. D'autres médiateurs sont concernés. Par exemple, l'acétylcholine, de grande importance. Pour illustrer son rôle, il faut « simplement » rappeler que les gaz de combat ont pour objectif d'empêcher son utilisation. Or l'imagerie médicale au PET (la fameuse caméra à positons) réalisée sur le singe conscient montre la modulation par le DHA de cette autre forme de neurotransmission (qualifiée de cholinergique, car mettant en jeu l'acétylcholine), en impliquant le débit sanguin cérébral.

Sur le plan électrophysiologique, le Japonais Takeuchi en 2002 a même trouvé que la carence en ALA allait jusqu'à induire des perturbations de l'électroencéphalogramme ! Les nombreuses anomalies mesurables par l'électrophysiologie au niveau des organes sensoriels seront révélées d'ici à quelques pages, avec notamment la vision, l'audition et leurs relations avec les oméga-3.

Existe-t-il une possibilité de *récupération* ? La restriction alimentaire en ALA subie au cours de la période périnatale induit-elle des anomalies susceptibles d'être réversibles, simplement avec le temps, ou bien en fournissant ultérieurement à doses forcées les oméga-3 qui ont manqué ? S'agit-il au contraire de perturbations définitives ? La réponse n'est malheureusement pas très optimiste, *a priori,* comme le montre l'expérimentation. En effet, mes travaux ont mis en évidence que, lorsque des animaux préalablement carencés en ALA sont soumis à un régime qui ne l'est plus, leur cerveau récupère certes une composition chimique normale, au bout d'un temps relativement long ; ils restent néanmoins perturbés dans leurs fonctions d'apprentissage. Cela veut dire que la chimie des membranes cérébrales se normalise, mais que le comportement reste affecté ; car, faute d'aliments adaptés fournis au moment adéquat, les connexions pertinentes entre les neurones n'ont pas pu s'élaborer. Après arrêt du déficit, la correction de la neurotransmission n'est que partielle. Malgré tout, après carence en ALA, la faible récupération peut être améliorée en fournissant des oméga-3 plus puissants : j'ai observé en 2002 que la supplémentation alimentaire avec des phospholipides d'œuf ou de cervelle de porc (contenant DHA et ARA), plus efficaces que les triglycérides formés d'ALA, permettait de rétablir une composition normale en acides gras dans toutes les régions, à l'exception du cortex frontal, malheureusement. Mais trêve de pessimisme : il s'agit là non pas de risque de vie ou de mort, ni de bonne santé ou de maladie, mais simplement de qualité de vie ; elle sera un peu moins optimale si les oméga-3 indispensables n'ont pas été apportés par la nourriture au moment voulu.

La relative impuissance du cerveau à se remettre du déficit en oméga-3 est-elle en relation avec une modeste capacité des vaisseaux sanguins ? En d'autres termes, qu'en est-il de l'interface entre le sang et le cerveau après arrêt de la carence ? Au retour d'un régime normal, les vitesses de récupération des microvaisseaux sanguins cérébraux restent lentes, alors qu'ils ont pourtant la chance d'être rapidement en contact avec les éléments du sang, de composition normale, étant donné la rapide récupération du foie qui les synthétise, comme l'a découvert Parvin Homayoun dans mon laboratoire. Les microvaisseaux sanguins du cerveau se révèlent bien incapables de transférer au cerveau des oméga-3 qu'ils sont inaptes à capter eux-mêmes ! Encore plus préoccupant : avec Zyia Ziylan, nous avons trouvé que la « barrière » entre le sang et le cerveau est alors moins efficace, que les fuites sont plus graves ! D'ailleurs, j'ai montré dès 1989 que la diminution quantitative du DHA dans le cerveau aggravait la susceptibilité de ces membranes aux agressions toxiques ! La protection de l'organe est donc altérée par le déficit alimentaire en oméga-3. Il est fragilisé, face aux neurotoxiques.

Jusqu'où ne pas aller trop loin ? Une équipe israélienne, animée par Ephraïm Yavin, a même osé affirmer qu'une injection intra-amniotique chez l'animal carencé en oméga-3 permettait de corriger en 24 heures le déficit du cerveau du fœtus ! Voilà qui est spectaculaire, mais difficilement transposable à l'homme.

Donner au cerveau son énergie !

> « S'il existe dans ton cerveau une fibre plus énergique que les autres, tu n'es plus propre qu'à une chose, tu es un homme de génie : l'animal et l'homme de génie se touchent. »
>
> Denis DIDEROT, *Essai sur la vie de Sénèque le philosophe, sur ses écrits, et sur les règnes de Claude et de Néron*.

Le déficit en oméga-3 pourrait moduler la production d'énergie dans le cerveau en perturbant le transport de son carburant privilégié, le glucose, comme l'a montré une équipe de Jouy-en-Josas, celle de S. Ximenes, en 2002 ; résultat à mettre en relation avec les altérations des cellules des microvaisseaux cérébraux que j'ai observées. Cette constatation est probablement assez lourde de conséquences : en effet, la source quasi exclusive d'énergie pour tout l'organe est le glucose. Comparons le cerveau à un moteur, dont le bloc ne serait pas en fonte ou en aluminium, mais... en graisses, dont beaucoup d'oméga-3 ! Le carburant, c'est-à-dire l'essence, est précisément le glucose (100 milligrammes par minute). Le comburant reste le même pour les deux machines : l'oxygène. L'injecteur est constitué par les microvaisseaux sanguins. La bougie, qui provoque l'allumage, est un ensemble d'enzymes, notamment l'une d'entre elles, extraordinaire, dénommée cytochrome oxydase, qui fonctionne au fer. La vitamine B1 participe activement au système.

Au repos, le cerveau adulte, à lui seul, dévore près de 20 % de l'énergie alimentaire consommée et 20 % de l'oxygène respiré. Or il ne représente que 2 % du poids du corps. Il consomme donc en moyenne 10 fois plus d'énergie que les autres organes ! Chez les enfants ce chiffre est évidemment plus élevé encore, pour culminer à 60 % chez les nourrissons. La part du glucose utilisée par le cerveau est considérable chez le nouveau-né.

Quelle est la traduction pratique de cette observation ? Globalement, en l'absence de morceaux de sucre et de confiture, le rôle exclusif de 40 % du pain de votre petit déjeuner sera de faire fonctionner votre seul cerveau ! En effet, selon les prescriptions récentes des nutritionnistes, vous devez absorber plus de 50 % de votre ration calorique sous forme de glucides « lents ». À lui tout seul, le cerveau exige les trois quarts d'une baguette chaque jour, à supposer qu'elle constitue son unique source de glucides !

Incidemment, même en dormant, le cerveau exige beaucoup d'énergie, sans la moindre défaillance ! Ce qui signifie que le repas du soir ne doit pas être trop léger... Il faut donc prendre des sucres « lents » au dîner. L'explication est simple : pendant le sommeil, le cerveau organise, classe et stocke les informations reçues pendant la journée. Les performances de l'imagerie médicale permettent de montrer que les régions cérébrales qui ont été sollicitées par un apprentissage durant la journée le sont elles-mêmes de nouveau pendant la nuit ! Il se passe alors une sorte de classement du « fichier mémoire ». Voire un véritable « défragmentage » du « disque dur cerveau », afin de libérer de la place pour le lendemain, de juxtaposer et de classer logiquement les informations, et d'éliminer définitivement tout ce qui est inutile. Par conséquent, si le sommeil est bon, la restitution de ce qui a été appris sera excellente le lendemain, médiocre si la nuit est légère ! Un mauvais sommeil dilapide l'effort intellectuel de la journée. Bien mieux, pendant le rêve, certaines régions cérébrales amplifient leur consommation d'énergie (c'est-à-dire de glucose) de 20 %, plus encore lors de cauchemars. Si le dîner est loin du coucher, une poignée de pruneaux, par exemple, sera profitable. Car la nécessité d'un sommeil de qualité est évidente, l'utilité des rêves est manifeste, avec ou sans les explications de Sigmund Freud.

L'ALA pour les nourrissons : bien naître pour bien être

> « Ma mère supportait tout cela avec un grand courage, mais elle ne pouvait vaincre le dégoût que lui inspiraient les oignons crus, les citrons verts et la graine de tournesol, dont je me contentais sans répugnance : quelle nourriture d'ailleurs pour une femme qui allaitait son nouveau-né ! »
>
> George SAND, *Histoire de ma vie*.

Il existe évidemment de multiples différences entre le prématuré et l'enfant né à terme. L'une d'entre elles réside dans le volume de leurs tissus adipeux. Chez le premier, il est réduit à sa plus simple expression, le privant de réserves énergétiques et de stock d'oméga-3. En revanche, le second bénéficie d'un tissu adipeux capable de lui apporter quantités d'oméga-3, dès que sa nourriture en est déficitaire ; à la condition expresse que sa mère en ait mangé. De ce fait, le prématuré est beaucoup plus dépendant de la qualité de son alimentation, les perturbations étant immédiatement perceptibles en cas de carence. Il a donc fait l'objet des observations initiales par les médecins et bénéficié des premières attentions thérapeutiques. Dès 1992, le Chilien Ricardo Uauy montrait qu'un lait adapté riche en ALA lui évite des altérations manifestes de l'électrorétinogramme. Robert Voigt à la très célèbre Mayo Clinic dans le Minnesota, aux États-Unis, a ensuite confirmé qu'il assure un meilleur statut neurologique des enfants de 1 an, nés quant à eux à terme avec des poids normaux.

Faute de pouvoir prélever le moindre fragment de cerveau d'êtres humains, on a recherché des « témoins » de l'état biochimique des neurones ; si possible dans le sang, dont l'accès est relativement facile. Les globules rouges constituent d'excellents candidats, car ils sont constitués de membranes biologiques, tout comme le cerveau. À la

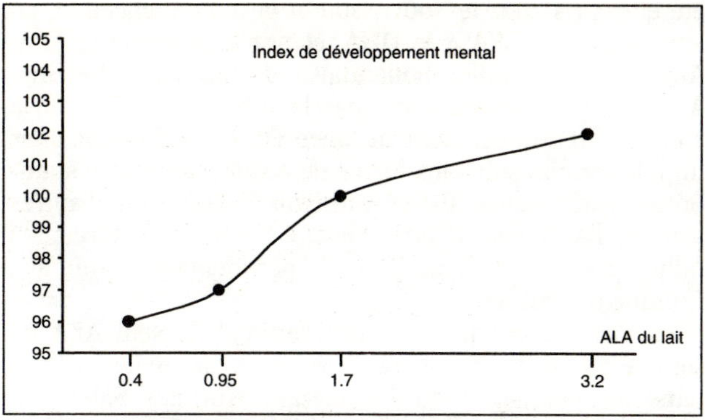

Effet de teneurs croissantes en ALA
sur les performances mentales du nourrisson
(D'après Voigt, 2002)

suite de nombreuses vérifications, il est désormais admis que les oméga-3 présents dans ces petites cellules sanguines témoignent plus ou moins fidèlement de ceux participant aux structures cérébrales. Pour réaliser le suivi des enfants, et mesurer les effets de divers types de nourritures, l'objectif a donc été d'améliorer le statut sanguin en oméga-3, grâce à des laits adaptés enrichis en huile de colza – programme réalisé en France par André Crastes de Paulet et Claude Billeaud. En 1994, les pédiatres hospitaliers lyonnais, sous l'égide de V. Chirouze, ont ensuite clairement démontré que l'effet est en proportion de la teneur en ALA du lait. Plus le lait en contient, moins ample est la diminution des oméga-3 dans le sang et les globules rouges du nourrisson. Et mieux il se porte.

Après l'ALA, puisque les oméga-3 sont 3, qu'en est-il de *l'intérêt spécifique de l'EPA et du DHA* ? Une question se pose : la conjonction d'ALA et de DHA est-elle optimale pour formuler les laits adaptés destinés aux nourrissons prématurés ? L'ALA seul ou le DHA isolé peuvent-ils au contraire suffire chacun de leur côté ? Évidemment donc, dans le déroulé de l'histoire des oméga-3, des essais ont été entrepris chez le nourrisson et la femme enceinte, en leur donnant l'EPA + le DHA, et non uniquement l'ALA. Ainsi, pour l'équipe hollandaise de Francien Velzing-Aarts, la prise quotidienne par la future mère de 500 à 1 000 milligrammes d'un mélange DHA + EPA, soit dans un lait enrichi, soit sous forme de gélules, accroît le statut oméga-3 du fœtus. Est-ce toutefois l'idéal ? En d'autres termes, l'ALA peut-il être « luxé » ? Pour répondre, il a fallu appeler à la rescousse l'expérimentation animale. Comme d'habitude.

Première constatation : chez l'animal, le seul ALA ne semble pas suffire à assurer une teneur optimale en DHA dans le cerveau, selon l'Américain Norman Salem en 2001. En revanche, l'addition de DHA et d'EPA améliore un certain nombre de performances cognitives. Il n'est évidemment pas question de remplacer l'ALA, mais de l'épauler avec le DHA et, éventuellement, l'EPA.

Des analyses réalisées par l'Australienne Maria Makrides sur des cerveaux ont conforté cette affirmation. Elles ont porté sur 35 enfants nés à terme, victimes pour certains du syndrome de mort subite entre l'âge de 2 et de 48 semaines. L'enquête alimentaire a permis de les répartir selon le mode d'allaitement suivi : au sein ou avec des laits adaptés. Au cours des premières semaines suivant la naissance, la teneur en DHA dans le cortex cérébral fut voisine pour les 2 modes d'allaitement. Donc tous les nourrissons étaient dans le même état. Mais rapidement une différence s'est dessinée entre les 2 groupes : le DHA s'accroît ensuite progressivement chez les enfants allaités au sein, et ce jusqu'à l'âge de 40 semaines ; contrairement aux enfants nourris au biberon, pour lesquels il demeure inchangé. Ces observations ont fourni par ailleurs en prime une confirmation : le DHA des globules rouges évolue quantitativement en parallèle avec celui du cortex cérébral ; il constitue donc un véritable témoin, par conséquent un facteur prédictif pour la qualité du cerveau de l'enfant. En d'autres termes, la marque du lait adapté laisse une signature jusque dans le cerveau ! Indubitablement, les enfants nourris au sein ont un meilleur statut cérébral et corporel en DHA que ceux qui reçoivent des laits adaptés dépourvus de DHA.

La biochimie et la physiologie de l'organe sont donc affectées par le déficit en oméga-3. Mais qu'en est-il des fonctions cérébrales ? Quels sont les effets des oméga-3 alimentaires sur les performances neurologiques et intellectuelles ? Le nourrisson est-il le seul concerné, les conséquences sont-elles encore ultérieurement décelables chez le jeune enfant ? Une analyse de l'ensemble des travaux publiés dans le monde et réalisée par le Chilien Ricardo Uauy en 2003 observe que, sur 14 essais cliniques comparant les laits adaptés avec ou sans DHA, 7 d'entre eux étudient spécifiquement les effets sur le développement cognitif. Le résultat est véritablement positif. Mais examinons un instant certaines de ces études. Pour fixer les limites que la science ou la médecine ne peuvent se permettre de dépasser. Afin de rester modeste, et de ne pas accorder crédit à des farfelus trop optimistes, sur le fil du dérisoire.

Dès 1997, l'Italien Ricardo Agostoni montre un bénéfice à 4 mois, déterminé par le quotient de neurodéveloppement. Toutefois, un réexamen des mêmes enfants plus tard, c'est-à-dire à l'âge de 1 et de 2 ans, ne révèle plus alors de différence. Ce n'est pas véritablement surprenant, car ils ont mangé chacun toutes sortes de nourritures, dès la diversification alimentaire acquise. De ce fait, un nourrisson nourri avec le meilleur des laits adaptés pendant les premiers mois de sa vie perdra une bonne partie du bénéfice si par la suite il est soumis à une alimentation déséquilibrée, pauvre en oméga-3. Mais d'autres études ont été menées. La supplémentation dès la naissance, réalisée par P. Willatts à Dundee en Angleterre, en 1998, améliore elle aussi les performances cognitives à 4 mois, déterminées par la mesure du QI, l'effet persistant à 10 mois ; il montre aussi l'existence d'une corrélation forte entre la teneur en oméga-3 des globules rouges et les performances neurodéveloppementales : le pont est jeté entre le témoin sanguin de la composition chimique du cerveau d'une part et l'intelligence d'autre part.

En pratique, s'il est logique que les oméga-3 produisent des effets sur le fonctionnement cérébral, la difficulté réside dans la mesure de ceux-ci. Les essais psychométriques sont extrêmement nombreux, ils font appel à des techniques très diverses, chacune sollicitant prioritairement des régions cérébrales différentes. En fait, les études ont été réalisées avec de multiples tests, dont on peut proposer que seulement certains d'entre eux soient modulés par les oméga-3, comme je l'ai par ailleurs expliqué dès 1996 chez les modèles animaux.

Le mieux pour le nourrisson : DHA et EPA en combinaison avec un oméga-6 : l'ARA

> « Ce qui n'est pas possible, à dix ans, c'est de reprendre le biberon. Pas plus que si un enfant est rachitique, parce qu'il n'a pas eu la nourriture qu'il lui fallait, qu'il a les signes osseux du rachitisme, on ne peut refaire son squelette, à dix ans, en lui donnant un lait complet qu'il n'a pas eu quand il était petit. »
>
> Françoise DOLTO, *La Cause des enfants.*

J'ai démontré, avec Isabelle Carrié en 2002, que l'utilisation alimentaire des seuls oméga-3 n'était pas satisfaisante. En effet, un régime enrichi en huile de poisson comme unique source d'oméga-3 favorise l'éveil et l'acquisition d'apprentissages chez la souris jeune ; en revanche, il diminue l'activité motrice et l'apprentissage quand elle est âgée ! En conséquence, le sectarisme oméga-3 n'est pas de rigueur. Car, outre l'ALA, les seuls DHA et EPA ne sont pas suffisants. Ils doivent être accompagnés d'oméga-6, pourtant leurs concurrents. Il faut qu'ils soient accouplés, en quelque sorte. Par exemple, en 2002, M. Champoux aux États-Unis a décelé que les singes rhésus ont un meilleur sens de l'orientation, et une plus grande dextérité, quand les oméga-3 et les oméga-6 sont harmonieusement dosés dans leurs aliments.

Les oméga-3 ne peuvent se prévaloir d'être les seules substances dignes de considération dans le paysage des graisses ! Le problème est leur insuffisance dans l'alimentation, alors que les autres omégas s'y trouvent soit en quantités à peu près normales, soit en excès. Il faut bien garder en tête que les oméga-6 et les oméga-3 ont pour particularités majeures d'être tous deux indispensables, strictement complémentaires, mais très compétitifs.

Donc, dès l'instant qu'ils sont formulés à partir de matières premières, il faut que les laits adaptés contiennent, outre l'ALA, le DHA et l'ARA simultanément, pour respecter les besoins en oméga-3 et en oméga-6. L'ARA est quant à lui l'acide arachidonique : avec ses 20 atomes de carbone, il est le « pendant » de l'EPA, dans la famille des oméga-6 ; il est important dans les structures cérébrales, lui aussi. Toutefois, son approvisionnement alimentaire ne pose absolument aucun problème en France. Nous le rencontrerons souvent. Par contre, dans les aliments de confection particulière qui se veulent complets, il convient de ne pas négliger d'ajouter simultanément les oméga-3 et les oméga-6, pour respecter l'équilibre naturel. Sans oublier les oméga-9, caractéristiques de l'huile d'olive (et de celle de colza, en l'occurrence), également nécessaires ! Et ce pour tous les aliments recomposés : non seulement ceux des nourrissons, mais aussi les préparations nutritionnelles destinées aux personnes âgées, celles données aux opérés incapables de consommer tout aliment solide, qu'ils soient nourris par la bouche, par sonde, par voie intraveineuse, ou à tout autre patient.

Par conséquent, malgré toutes leurs qualités, les huiles de poisson sont incomplètes, faute d'oméga-6 pourtant présents – eux aussi – dans le lait de femme. Il y a quelques années, un moyen particulièrement élégant a été déniché : ajouter au lait adapté un extrait de lipides d'œufs de poules pondeuses, judicieusement nourries (avec des aliments riches en oméga-3). Ces œufs seront présentés dans les pages de ce livre dédiées aux manières d'alimenter les animaux pour que les produits dérivés soient nutritionnellement équilibrés pour l'homme qui les consomme. Chez les nourrissons nés à terme, ce type de lait adapté normalise (par rapport aux enfants recevant le lait maternel) les oméga-3 du sang et des globules rouges, alors que ce n'est pas le cas avec un lait adapté formulé « classiquement », c'est-à-dire dépourvu d'ARA et de DHA. Des phospholipides extraits de cervelle de porc ont même été prescrits avec succès à des enfants hypotrophes ! Mais la cervelle ayant mauvaise presse, prion de vache folle oblige, cette excellente idée a été mise au rebut, au pilori.

À la fin de la grossesse, le futur enfant accumule chaque semaine dans son cerveau près de 30 milligrammes d'acide oméga-3 (aux neuf dixièmes sous forme de DHA). Il importe donc que la future maman absorbe les oméga-3 en quantités judicieuses, ALA comme DHA. Les réserves d'un prématuré (de 35 semaines de grossesse) sont inférieures à un seul jour de lait de sa mère ; l'enfant à terme bénéficie de plusieurs jours. Ne jamais oublier que, rapporté en kilos de poids, le nourrisson a besoin de 5 fois plus de lipides qu'un adulte. Malheureusement, à quelques exceptions près en France, les laits infantiles ne contiennent pas encore de DHA !

Si l'on se réfère à une consommation moyenne observée de 170 millilitres de lait par jour et par kilogramme de poids corporel, l'enfant nouveau-né devrait absorber chaque jour plus de 100 milligrammes d'omégas ; chiffre qui représente environ 10 fois la quantité contenue dans son cerveau.

Les bénéfices secondaires pour les enfants malades

Si les enfants normaux trouvent donc un bénéfice certain à consommer les oméga-3 dans leur alimentation, ceux qui souffrent de maladies y sont contraints. Par exemple, quand ils sont atteints par l'hyperphénylalaninémie, ils ingèrent peu d'oméga-3, en raison du sévère régime restrictif imposé par leur maladie ; les supplémenter avec le DHA améliore leur statut en cet acide, ainsi que leurs performances visuelles. Dans un autre domaine, la malnutrition protéino-énergétique sévère se dénomme kwashiorkor ; il s'agit d'une effroyable pathologie qui afflige des millions d'enfants dans le monde, victimes de guerres, de luttes tribales et fratricides, de désastres climatiques. Or un pédiatre tropical allemand, M. Leichsenring, a trouvé que la supplémentation en DHA est éminemment recommandable pour eux.

Chez les hypotrophes, c'est-à-dire les enfants nés à terme mais souffrant d'un poids beaucoup trop faible en venant au monde, la restriction sanguine intra-utérine a modifié le statut en oméga-3, légitimant les supplémentations. D'une manière générale, il est évident que l'addition de DHA (et d'ARA) devrait améliorer l'état neurologique et neurosensoriel des enfants de petit poids, et de ceux qui ont été mal nourris. Le Néerlandais Hylco Bouwstra, en 2003, a montré que la supplémentation avec le DHA et l'ARA pendant les deux premiers mois de la vie diminue la fréquence des mouvements légèrement anormaux, c'est-à-dire que l'état neurologique des petits est meilleur. Mais il ne faut pas pousser trop loin le bouchon des oméga-3, et leur conférer tous les pouvoirs : la supplémentation en DHA (à raison de 35 milligrammes par jour) n'améliore pas, par exemple, les symptômes des enfants hyperactifs souffrant de déficit d'attention. Il s'agit de troubles particuliers, qui affectent le comportement et confinent à la psychiatrie.

J. Forsyth, dans la ville anglaise de Dundee, a mis en évidence 2 résultats prometteurs, l'un sur le court terme, l'autre sur le long terme. Tout d'abord, la supplémentation avec les EPA et DHA pendant l'enfance amoindrit la constipation de l'enfant. Ultérieurement, elle diminue la pression sanguine et, de ce fait, pourrait réduire le risque cardio-vasculaire, quand ces enfants bien alimentés seront devenus adultes, c'est-à-dire des années après l'intervention nutritionnelle !

La qualité et la durée de la grossesse

> « Je range mes dossiers dans la boîte osseuse qui me sert de crâne. J'ai des fiches sur le placenta qui est obligé d'utiliser le cholestérol de ma mère. Je sais que sans le foie de ma mère et sans ses urines, je ne vaudrais pas grand-chose. »
>
> François WEYERGANS, *La Vie d'un bébé.*

Il y a 40 ans déjà, à la suite d'interventions nutritionnelles réalisées en Angleterre sur un grand nombre de femmes, on savait que l'huile de poisson (en l'occurrence l'huile de foie de flétan) permettait de réduire le nombre des naissances prématurées, et celui des toxémies (redoutable maladie de la grossesse provoquant œdème et hypertension, pouvant aboutir à l'éclampsie). Depuis plus de 15 ans, il est admis que la durée de grossesse est un peu plus longue (de 5,7 jours en moyenne) chez les femmes vivant dans les îles Féroé que chez les Danoises. Or les habitantes des îles en question, archipel situé à 350 kilomètres au nord de l'Écosse, mangent traditionnellement énormément de poisson gras. Fort logiquement, puisque la grossesse est un peu plus longue, le poids du bébé est en moyenne un peu supérieur. Ce privilège est attribué au bénéfice des fortes quantités d'EPA et de DHA (substances caractéristiques des poissons) dans l'alimentation de ces femmes.

Depuis lors, de nombreux essais de supplémentation avec les oméga-3 ont confirmé leur efficacité sur la réduction des prématurités, l'augmentation du poids à la naissance et la durée de grossesse, un peu supérieure. Par exemple, l'absorption de 133 milligrammes quotidiens de DHA pendant le troisième trimestre (un tout petit peu plus que les apports nutritionnels conseillés en France, quantité toutefois très inférieure à celle ingurgitées par les Esquimaux) prolonge la durée de la grossesse de 6 jours, avec pour effet secondaire d'accroître les oméga-3 dans les lipides du plasma sanguin de la mère, ce qui est très bien ; et de l'enfant, ce qui est extraordinairement profitable. Une équipe de l'Université de Kansas, avec Cornelius Smuts, a trouvé que la consommation journalière d'un « œuf oméga-3 » augmentait la durée de la grossesse de 6 jours en moyenne. L'estimation de la consommation d'oméga-3 avant la 30e semaine de grossesse permet même de prévoir sa durée.

En conséquence, cette supplémentation en oméga-3, et particulièrement en DHA, s'avère intéressante pour prévenir certaines grossesses à risque, susceptibles de donner naissance à des enfants de petit poids. Les oméga-3 constituent donc de nouvelles pistes d'intervention, mises en œuvre grâce à un simple régime alimentaire, pour contribuer à la prévention des accouchements prématurés, source majeure de mortalité et de pathologies néonatales.

D'aucuns pourraient se demander s'il est *a contrario* judicieux d'allonger systématiquement la durée de la grossesse, d'autant que les derniers jours sont pénibles pour la mère, et qu'accoucher d'un bébé plus gros n'est pas sans inconvénients. Mais, en réalité, beaucoup d'enfants sont trop maigres à la naissance. Les gynécologues se sont penchés sur le problème. Ils ont clairement démontré que la supplémentation avec des huiles de poisson pendant le troisième trimestre de la grossesse allongeait la durée de la grossesse, sans effet délétère sur la qualité de l'accouchement. Enfin, pas d'inquiétude quant à la régulation des naissances : en Hollande, l'absence de toute relation entre le statut en DHA des femmes et leur nombre d'enfants a été observée !

L'*éclampsie* constitue un état convulsif paroxystique se manifestant dans les derniers mois de la grossesse, ou durant le travail de l'accouchement, ou bien encore pendant les premiers jours suivants. Elle peut également survenir au cours de maladies qui affectent la circulation sanguine des reins (syndromes dénommés vasculo-rénaux, avec élimination de protéines dans les urines, œdèmes et hypertension artérielle). Déjà dramatique en elle-même, elle peut évoluer spontanément vers le coma, par accès répétés. La toxémie gravidique est une appellation (critiquable) pour désigner une néphropathie obstétricale (*cf.* le *Dictionnaire de médecine* Flammarion).

L'éclampsie est caractérisée par la constriction des vaisseaux sanguins, fréquemment associée à une augmentation de l'agrégation des plaquettes (induisant donc un risque de formation de caillots sanguins), à une diminution du flux sanguin dans l'utérus et le placenta (ce qui est mauvais pour le vorace fœtus), et finalement à un accouchement prématuré. Elle est absolument redoutable, et tout doit être mis en œuvre pour l'éviter. Or une forte consommation de poisson permet très vraisemblablement d'abaisser la tension artérielle, et par conséquent de diminuer les risques d'éclampsie, comme le montrent, entre autres, les études épidémiologiques réalisées chez les femmes esquimaudes. Avantage supplémentaire subsidiaire, la consommation de poisson pendant la grossesse serait en relation avec la diminution du risque de paralysie cérébrale, complication de l'accouchement très rare, mais extrêmement dangereuse.

Le *placenta* occupe un place cruciale. Il est évident, mais toutefois très utile de rappeler que l'état de santé général de la mère influe sur la qualité de la grossesse et, dans une certaine mesure, sur celle du fœtus. Par conséquent, les oméga-3 ayant une action notable de protection cardio-vasculaire, il est logique qu'ils puissent interférer avec la grossesse. D'autant que le placenta est extraordinairement irrigué par le sang. Sa capacité à transférer (dans la circulation fœtale) l'oxygène et les substances nutritives d'origine maternelle conditionne le développement harmonieux du futur bébé. L'ensemble est indissociable au point qu'il est même dénommé « unité fœtoplacentaire ». Dans ce placenta, la surface d'échange (représentée par des structures anatomiques dénommées villosités) est multipliée par 4 entre la 10e et la 40e semaine de grossesse ; dans le même temps, le débit sanguin y passe de 50 à 500 millilitres par minute !

Pour être plus précis encore, l'accroissement de volume des composants placentaires pendant la première moitié de la grossesse conditionne la croissance fœtale pendant la fin de celle-ci. À défaut, il faut craindre une réduction des apports en oxygène, en glucose, en acides aminés et, bien évidemment, en oméga-3. Les besoins du fœtus sont considérables. S'il le faut, il va puiser chez sa mère, au risque de l'épuiser ; et même de la rendre malade, véritablement dépressive, des études épidémiologiques récentes en donnent des indications. Ainsi, conséquence de ce comportement, le statut en DHA diminue dans les globules rouges et le sang maternels, car le métabolisme de la femme présente alors des difficultés à satisfaire la demande. Ces cellules sanguines de la mère pourraient jouer le rôle de stock pour le DHA et de transporteurs vers le placenta, avant utilisation par le fœtus. Bien plus préoccupant, le statut en DHA est encore moins bon lors de grossesses multiples, chez les multipares, chez les nouveau-nés prématurés.

En 2000, K. Ghegremeskel, de Londres, a montré que les oméga-3 sont corrélés entre le sang maternel et celui du cordon ombilical ; en fait, il existe une véritable biomagnification pour ce qui les concerne, entre la mère et son fœtus. Si la mère absorbe des oméga-3, leurs concentrations augmentent dans son sang, mais encore plus dans la veine ombilicale qui alimente le fœtus. L'Écossais C. Montgomery, en 2003, a observé que la supplémentation alimentaire en DHA accroît le DHA maternel et participe à un transfert préférentiel de la mère au fœtus. Il existe même une corrélation entre la taille du placenta et les teneurs en DHA dans le sang du cordon ombilical ; de ce fait le développement de cette précieuse structure constitue un paramètre important dans le déterminisme du passage des nutriments vers le fœtus, donc dans sa croissance elle-même ! Il est possible que le fœtus régule lui-même le transport des nutriments qui lui sont destinés. On ne sait pas très bien encore comment, mais il est certain que cela doit parfaitement fonctionner.

La *naissance prématurée* constitue un problème majeur de l'obstétrique moderne, elle concerne environ 10 % des naissances, mais implique 75 % de la mortalité et de la morbidité néonatale. Le placenta y a son mot à dire. Les oméga-3 aussi. Quel lait pour les prématurés ? Rappelez-vous que la mise en place des structures du cerveau s'effectue selon une chronologie parfaitement précise. De ce fait, au moment de la naissance du prématuré, nombre d'étapes ne sont pas encore achevées, voire pas commencées pour certaines.

Pour s'alimenter, le fœtus *in utero* reçoit (en provenance du sang de sa mère, à travers le filtre sélectif placentaire) des substances nutritives différentes en quantité et en proportion de celles contenues dans le lait maternel (qui est adapté à un enfant naissant à terme normal). Sinon en nature, car le placenta pourrait transformer certaines d'entre elles, après les avoir puisées dans le sang de la mère, avant de les délivrer au sang du fœtus. Par conséquent, le lait de femme ne constitue pas la meilleure solution pour les prématurés, mais la moins mauvaise. Car, à cet âge chronologique, et pour ce poids corporel, quand le bébé est dans le sein de sa mère, il se nourrit de ce que capte et délivre sélectivement le placenta. Il faudrait donc savoir donner au prématuré tout ce que sa mère lui aurait apporté, chose encore mystérieuse ! D'autant que la mère le nourrit au jour le jour, selon ses besoins, variables de semaine en semaine, du fait de la mise en place chronobiologique des organes de son enfant et de leur fonctionnement. La composition nutritionnelle du meilleur des laits ne peut rivaliser avec celle du sang du cordon ombilical. On sait cependant que des supplémentations des laits sont indispensables, en protéines, minéraux et oméga-3. Quoi qu'il en soit, le lait de femme constitue une base de composition qu'il convient de respecter.

Les hypotrophes (enfants nés à terme de petit poids) sont, quant à eux, parfois assimilés à des prématurés sur le plan nutritionnel. Cette conception est une erreur, étant donné les multiples origines – et conséquences – de l'hypotrophie. En tout état de cause, ils sont nés à terme sur le plan de la chronobiologie, alors qu'ils ont été mal nourris pendant la grossesse.

Attention ! Tout déficit *in utero* peut être responsable de perturbations plusieurs années après la naissance. Ainsi, l'insuffisance placentaire induit une altération de l'utilisation des graisses au niveau du foie du fœtus ; en persistant, elle peut contribuer ultérieurement à des anomalies des lipides du sang, chez l'adulte, ancien hypotrophe. Cela représente pour lui un risque accru de maladie cardio-vasculaire ou d'obésité, entre autres. Plus généralement, le Niçois Gérard Ailhaud a constaté que l'augmentation du rapport entre les oméga-6 et les oméga-3 pendant la grossesse risque de favoriser le surpoids de l'enfant, voire son obésité ultérieure ! En effet, un surdosage des oméga-6 dans les graisses de l'alimentation de la mère favorise le développement du tissu adipeux du fœtus, le contraire étant observé avec l'ALA.

Allaiter : honnir gras, c'est mal penser

> « Enfanter, ce n'est rien ; mais nourrir, c'est enfanter à toute heure. »
>
> Honoré DE BALZAC,
> *Mémoires de deux jeunes mariées*.

Environ 70 % de l'énergie alimentaire ingérée par le nourrisson est uniquement dédiée à la construction et au fonctionnement de son cerveau. Or, dans le lait de femme, 60 % environ de celle-ci est issue des graisses. Les oméga-3 et oméga-6 équivalent à peu près quantitativement aux acides aminés indispensables, maillons des protéines. Bien plus, au lieu d'être source d'énergie, ils contribuent à édifier les structures des cellules, celles des neurones au premier chef. Toutefois, ils pourraient cependant présenter un intérêt énergétique pendant la courte période suivant la naissance, comme l'a montré Stephen Cunnane. Cette possibilité reste à explorer, tant sur le modèle animal que chez l'être humain.

En France, à l'Institut national de la recherche agronomique (INRA) de Jouy-en-Josas, Philippe Guesnet, dès

1993, a définitivement montré que le lait de femme contient sans conteste du DHA. Sa concentration reste relativement constante pendant la durée de la lactation, en dépit des variations des autres oméga-3 (l'ALA principalement) mais aussi des oméga-6. Le fort contenu en oméga-3 du lait humain peut s'interpréter comme une spécificité favorisant le développement cérébral du petit homme. Alors que pour des espèces phylogénétiquement inférieures, comme les herbivores, la grande concentration en protéines de leur lait n'a pour dessein que d'assurer la croissance de la masse musculaire, indépendamment d'un cerveau peu évolué. En tout état de cause, unique en son genre sur la cimaise de la vie, seul le lait de femme contient d'appréciables quantités de DHA. En plus de l'ALA, évidemment.

Ce qui semble tout à fait logique a cependant fait l'objet de vigoureuses controverses : les oméga-3 du lait de la mère proviennent *et* de son alimentation *et* de ses réserves, c'est-à-dire de son tissu adipeux. À Tours, J.-C. Martin est clair sur le sujet. Rappelez-vous qu'un tiers seulement des oméga-3 du lait maternel proviennent de l'alimentation de la mère à ce moment-là, les deux tiers restants étant puisés dans son tissu adipeux de réserve, constitué avant la grossesse ; la qualité de l'allaitement se décide ainsi des mois avant la fécondation... Mais il faut de toute manière en manger en permanence. Étant donné le déficit chronique en oméga-3 de l'alimentation française, comme de celle des pays occidentaux, il est prévisible qu'une complémentation généralisée en oméga-3 se révèle nécessaire ! À moins d'utiliser généreusement l'huile de colza, en combinaison éventuelle avec des huiles de fruits, olive, par exemple, pour équilibrer les oméga-3 avec les oméga-6.

L'ALA alimentaire seul est-il suffisant ? Non, semble-t-il, puisque Cindy François, Américaine de l'Université de Portland, a montré que l'absorption par la mère d'huile de lin (riche à plus de 50 % en ALA) induit, dans son lait et ses hématies, une augmentation de l'ALA et de l'EPA, mais pas du DHA. Comme si le processus de transformation de l'ALA en DHA s'arrêtait en cours de route, au niveau de l'EPA. Le débat reste donc ouvert quant à l'efficacité relative de l'apport d'ALA et de DHA dans les aliments, dans le but d'augmenter simultanément ces deux substances dans le lait. Une femme qui réduit son absorption de graisses saturées tout en augmentant sa consommation de poisson (600 grammes par semaine) et celle de légumes verts (3 kilogrammes par semaine) multiplie par 3 la concentration en DHA dans son lait. En fait, la teneur en DHA du lait est dans une certaine mesure proportionnelle à la ration de poisson ; l'optimum de concentration en DHA est obtenu au bout de deux semaines de consommation. En pratique, Maria Makrides, en Australie, a calculé que la prise orale par une femme, 5 jours après son accouchement, d'une huile de poisson enrichie en DHA (0,2 à 1,3 gramme quotidien) exerce un effet puissant sur la teneur en DHA de son lait, mesuré 3 mois après ; ainsi que dans ses propres globules rouges. En bon accord avec l'Américain C. Jensen, qui supplémente en DHA (0,17 à 0,26 gramme quotidien) avec des triglycérides purifiés d'algues ; subsidiairement, l'originalité de son travail réside dans la démonstration que cela induit une plus grande concentration du DHA dans le sang du nourrisson lui-même. Encore plus intéressant, un Canadien d'Edmonton, G. Cherian, a établi que la consommation d'œufs enrichis de manière naturelle en oméga-3 (grâce à une nourriture adaptée à la poule pondeuse) induit une augmentation de l'ALA et du DHA dans le lait maternel. Pour la Norvégienne d'Oslo Ingrid Helland en 2003, la supplémentation pendant la grossesse (ce que l'on savait) et l'allaitement (ce qui était nouveau) reste sans doute la meilleure indication, capable d'améliorer les performances mentales, au moins jusqu'à 4 ans !

Non seulement il convient d'être en bonne santé, mais il faut aussi éviter d'être malade, sinon de se traiter efficacement ! Car la future maman doit se soigner et préparer attentivement sa grossesse, y compris en combattant nombre de maladies, notamment le diabète. En effet, toute pathologie peut perturber la composition idéale de son lait : quand elle est diabétique, il contient en général 2 fois moins de DHA !

En fait, les prérogatives des oméga-3 dépassent largement le strict cadre de la grossesse. D'après l'équipe tourangelle de Philippe Bougnoux, l'avantage subsidiaire de la consommation d'ALA réside dans la réduction du danger du cancer du sein. Autre bénéfice digne d'intérêt : absorber des oméga-3 diminue la dépression après l'accouchement, en proportion de la consommation de poisson, et de la teneur en DHA du lait. Quoi qu'il en soit, après la mise au monde, la supplémentation en DHA relève de la prudence. Le principe de précaution oblige à le prescrire. D'abord en dégustant du poisson gras de qualité ; ensuite, éventuellement si besoin, à l'aide de gélules d'huile de chair de poisson.

Allaitement au sein et QI : l'effet des oméga-3 ?

L'allaitement au sein favorise la croissance harmonieuse de l'enfant et améliore son QI. Sans aucun doute ! Sachant que le geste compte évidemment autant que les nutriments qu'il apporte Il améliore l'état neurodéveloppemental des nourrissons. Pour autant qu'il dépasse 6 semaines en ce qui concerne, par exemple, l'état neurologique évalué par la motricité : comme l'a montré une équipe hollandaise de Groningen, celle de Hylco Bouwstra en 2003, l'effet est mesurable jusqu'à 1 an. Ce bénéfice est particulièrement dû à la présence d'oméga-3, notamment de DHA.

Un avantage de 8,3 points de QI a été mesuré à l'âge de 18 mois par un Anglais de Cambridge A. Lucas, dès 1992. D'après le Néo-Zélandais N. Horwood, le « plus » de l'allaitement maternel reste perceptible jusqu'à 7-8 ans, voire 9 ans selon le Hollandais C. Lanting. Assez curieusement, dans une étude australienne, l'allaitement s'avère favorable jusqu'à 1 an pour les garçons, mais pas pour les filles ! Allez donc savoir pourquoi ! Comme quoi le machisme peut trouver sa justification dans nombre de domaines. En fait la relative disparité des résultats s'explique par l'hétérogénéité et la diversité des tests mis en œuvre ; mais elle n'est pas la conséquence de divergences ou de contradictions entre les pédiatres. Contrairement à ce que certains esprits sceptiques voudraient faire croire.

Pour l'OMS, qui édicte des règles universelles et qui doit donc tenir compte des habitudes culturelles et alimentaires de toutes les civilisations, la diversification est obligatoire à partir du sixième mois. Sinon, il y a danger pour le nourrisson, en particulier risque de carence, donc de retard de croissance, voire déficit intellectuel. En France, varier à partir du quatrième mois semble judicieux, à condition de le faire petit à petit. On garde le lait, on lui ajoute petit à petit d'autres aliments.

Végétarisme et végétalisme ?
Les laits « bidons »

> « Le végétarien n'est pas difficile : tout ce qu'il demande, c'est une salade de trèfles à quatre feuilles. »
>
> Jacques PRÉVERT, *Spectacle*.

Le végétalien est celui qui refuse tout ce qui provient du monde animal. Cette vision des choses ne respecte pas la biologie de l'homme. Il s'agit d'une conception de l'alimentation très discutable sur le plan de la physiologie. L'être humain est en effet obligatoirement omnivore, donc aussi carnivore. Les ovo-lacto-végétariens acceptent les produits laitiers et les œufs. Ils peuvent donc être à peu près bien nourris, car les œufs figurent parmi les meilleurs aliments, les produits laitiers aussi, notamment sur le plan des protéines. Ce sont des végétariens stricts. Pour d'autres, les fruits de mer sont autorisés, mais pas au-delà de la moule ou de l'huître. Pour d'autres encore, les crevettes sont permises. Voire les poissons, pour les plus laxistes.

En fait, le lait des femmes macrobiotiques n'affiche pas de différence de teneur en DHA, par comparaison avec celui des omnivores. Chez les végétariennes en revanche, l'ALA est significativement plus élevé, ce qui est normal, puisqu'il se trouve en quantité dans le monde végétal. Le DHA, quant à lui, est réduit de moitié ; ce qui est pour le moins préoccupant. Toutefois, il reste difficile d'émettre un avis, car les quelques résultats publiés concernant les végétariennes trouvent le moyen d'être peu homogènes, sinon contradictoires ! Les femmes « végétariennes » qui consomment cependant du poisson offrent 2 fois plus de DHA dans leur lait que celles qui le refusent.

Quelques travaux indiquent que le végétarisme induit une augmentation du nombre des accouchements précoces, associée à une obligation plus fréquente de césarienne. Par ailleurs, la durée moyenne de grossesse est réduite de 5,6 jours. Le poids à la naissance et le périmètre crânien des enfants sont légèrement inférieurs, après élimination des autres paramètres qui pourraient interférer, tels que la durée de la grossesse, la taille de la mère, le nombre d'enfants, le tabagisme. Les enfants présentent une concentration en DHA dans leurs artères qui est diminuée.

Ovo-lacto-végétarienne, peut-être, mais de grâce ajoutez du poisson gras régulièrement, ou des gélules à base d'huile de chair de poisson, non modifiée par des traitements technologiques ; c'est-à-dire non enrichie en tel ou tel oméga-3. Et abusez de l'huile de colza ou de noix. Adhérez peut-être à une nouvelle mode de tolérance excessivement « tendance », promue par les flexitariens, flexibles dans leur approche de l'alimentation, plus ou moins végétarienne.

Halte à la désinformation ! Il ne faut pas se laisser abuser par la dénomination de *lait de soja*. Sur le plan nutritionnel, il n'a strictement rien à voir avec le lait de mammifères ! Les nourrissons allergiques au lait de vache recevaient pourtant du lait de soja ; argument massue avancé par les sectaires de ce lait. En réalité, ce produit ne constitue que le support liquide blanchâtre d'un aliment complet, qui doit impérativement être enrichi en de multiples minéraux, vitamines et éléments essentiels qui ne sont pas naturellement présents dans ce « lait ». Il est obligatoirement supplémenté avec de l'huile de... colza. Quant à celui que vous achetez dans les rayonnages des supermarchés et des magasins de diététique, il ne contient par contre aucun oméga-3. Attention donc !

Comment accentuer le parti du ridicule ? Prenez du plâtre (plus exactement de l'hydroxyde de calcium) et ajoutez de l'eau : vous obtiendrez du lait de chaux. Avez-vous pour autant envie de boire goulûment une lampée agressive, décapante et mortelle de ce lait tout à fait spécial ? Plus digeste est certainement le suc blanchâtre issu de certains végétaux, comme celui de la laitue, dénommé laiteron, pour désigner une sorte de latex contenu dans les tiges et les feuilles de ces plantes (répondant au charmant nom de composacées). Il est vrai que ce laiteron est parfois baptisé lait d'âne ! Le lait de coco présente une composition radicalement différente du lait d'amande, qui est une émulsion d'amande. Le lait de beauté ne se consomme pas plus que le lait démaquillant. Quant au lait de poule, il n'est qu'une sorte de mutant culinaire de ce gallinacé, le jaune d'œuf étant battu dans du lait sucré et aromatisé... parfois avec de l'alcool !

Le cerveau phosphore grâce aux oméga-3

> « Ainsi, selon moi, l'idiot serait celui dont le cerveau contiendrait le moins de phosphore ou tout autre produit de l'électromagnétisme, le fou celui dont le cerveau en contiendrait trop, l'homme ordinaire celui qui en aurait peu, l'homme de génie celui dont la cervelle en serait saturée à un degré convenable. »
>
> Honoré DE BALZAC, *La Recherche de l'absolu*.

Pourquoi une telle expression populaire : « phosphorer » ? Historiquement, son origine est quelque peu macabre. En effet, les premiers chimistes qui analysèrent le cerveau humain (notamment sur des cadavres déterrés du cimetière des Innocents à Paris lors de leur transfert dans les catacombes) ont observé qu'il contenait beaucoup de phosphore. Relation un peu simpliste entre la cause et l'effet : ils en conclurent que le cerveau pense grâce au phosphore, entre autres. Depuis lors, les aliments qui en sont riches ont évidemment fait l'objet de préconisations pour le dynamiser, soutenir les neurones, attiser la mémoire et rendre l'esprit flamboyant. On sait aujourd'hui que ce fantastique phosphore n'est pas tout nu, ni strictement isolé dans le crâne, il est généralement inclus dans de très précieuses graisses aux formules chimiques complexes, dénommées phospholipides. Ce sont elles qui contiennent les oméga-3. Elles participent directement aux structures et donc aux fonctions de toutes les membranes biologiques, celles des neurones en premier lieu, mais aussi des plus petites cellules (les globules rouges) aux plus grandes (l'œuf de l'ovaire).

En vérité, la nature de l'aliment « support » n'est absolument pas indifférente, puisque la structure de la molécule qui contient le phosphore est fondamentale. Dans ce que nous mangeons, le phosphore minéral n'a pas la même destinée que celui des phospholipides. Car ces derniers sont présents dans toutes les substances vivantes ou qui l'ont été. En effet, la vie, végétale ou animale, est constituée de cellules formées de membranes biologiques. Toutefois, les phospholipides d'origine végétale ne présentent pas les mêmes oméga-3 que ceux d'origine animale, car ces derniers ont le privilège d'être élaborés avec l'EPA et le DHA. D'où l'intérêt de l'alimentation carnée, plus précisément du poisson. De tout un peu, animal et végétal. Il faut savoir choisir le phosphore ! J'ai observé expérimentalement que, pour le cerveau, les phospholipides de cervelle ou d'œuf sont équivalents pour fournir les oméga-3, mais meilleurs que les phospholipides des végétaux. La cervelle étant désormais proscrite (au moins celle de veau) restent les œufs, à condition qu'ils soient oméga-3, c'est-à-dire que les poules pondeuses aient été nourries convenablement, comme la nature l'a prévu. Cette exigence sera expliquée dans un chapitre à venir.

CHAPITRE III

Du stress à la psychiatrie

> « En forme pour quoi faire ? Mais... je ne sais pas moi... pour être en forme ! C'est la vie, quoi ! »
> Éric-Emmanuel SCHMITT, *La Secte des égoïstes*.

Pour ce qui concerne les oméga-3, dans la chaîne de la vie qui débute à la fécondation, le maillon entre les nourrissons et les adultes est constitué des enfants et des adolescents. Historiquement, la première observation de carence spécifique en ALA (alpha-linolénique) a porté sur une petite fille, soumise à une alimentation artificielle, qui présentait divers troubles, parmi lesquels de graves anomalies neurologiques. L'effet curatif de l'addition d'ALA fut démontré pour la première fois, en l'ajoutant dans sa ration alimentaire. Depuis, de multiples autres études ont également confirmé ce résultat.

Après le nourrisson et l'enfant, qu'en est-il de l'adulte ? Un minimum d'oméga-3 doit être apporté pour permettre aux membranes biologiques, y compris et surtout cérébrales, de maintenir un équilibre judicieux, pour assurer un fonctionnement normal. Il s'agit donc d'un problème afférent au fonctionnement subtil du cerveau, dont les dérèglements peuvent aboutir à des perturbations, dont certaines confinent à la psychiatrie. Des pathologies de carence en ALA ont été décrites chez l'homme adulte et âgé, notamment par le Suédois K. Bjerve. Un syndrome des sociétés modernes, à forte connotation psychiatrique, a même été proposé par David Horrobin comme étant une déficience en oméga-3 ; il serait provoqué, entre autres, par certains régimes « cafétéria » et « fast-food ».

Compte tenu de la richesse du cerveau en oméga-3, il est logique qu'ils aient été incriminés dans les maladies neuropsychiatriques. De prime abord, pour faire simple, il convient de distinguer deux modalités d'action des oméga-3 : l'une sur le long terme, l'autre sur le court terme. Pour le long terme, ils agissent sur la composition chimique des membranes biologiques, et donc sur leurs fonctions ; cette hypothèse est étayée par maintes études, en particulier celles que j'ai réalisées sur le développement cérébral et celles qui établissent la prévention possible de la démence, y compris celle d'Alzheimer, par les oméga-3 alimentaires. Pour le court terme, il est raisonnable de suggérer que ces oméga-3 interviennent au niveau de la modulation des transmissions des signaux chimiques entre les cellules, les neurones en tête ; mais il ne s'agit actuellement le plus souvent que d'hypothèses. Elles ne doivent en aucun cas être transformées en certitudes, voire en justificatifs de prescription, comme cela se pratique pourtant abusivement.

C'est ainsi que sont évoquées les relations avec l'inflammation. En effet, il est parfaitement exact que la dépression s'accompagne fréquemment des signes biologiques d'inflammation ; il est tout aussi vrai que les oméga-3 préviennent ces signes, et les traitent dans une certaine mesure. Mais il est prématuré (cela constitue un euphémisme, compte tenu des connaissances actuelles) d'affirmer que les oméga-3 évitent la dépression en traitant l'inflammation. Il peut ne se produire que des relations de concomitance, et non pas de causalité. Il pourrait simplement exister un facteur en amont, commun à la dépression et à l'inflammation, sur lequel agissent précisément les oméga-3. La question est posée.

Ces considérations amènent à distinguer fondamentalement deux conceptions d'implication des oméga-3 au niveau de la physiologie du cerveau. La première concerne leurs effets sur l'élaboration et le maintien des structures cérébrales, par conséquent sur leur fonctionnement. La seconde met en cause des mécanismes physiologiques dans lesquels ces oméga-3 gras sont partie prenante. Par exemple, dans la schizophrénie, voire dans l'autisme, le métabolisme des oméga-3 – entre autres – est impliqué, mais il s'agit de chemins biochimiques que l'alimentation peut moduler, plutôt que contrôler. En d'autres termes, quand l'admission de l'essence se fait mal dans le moteur, l'injecteur étant bouché ou la durite percée, il ne sert à rien de rajouter du carburant dans le réservoir !

Les médicaments neuroleptiques modifient-ils les oméga-3 du sang ou du corps du malade ? Pour le moment tout du moins, non. Mais, puisqu'ils sont actifs, à la limite, peu importe. Les mécanismes d'action pourraient même se révéler totalement différents.

L'humeur

Dans le gigantesque domaine de la psychiatrie, qui va de la morosité à la démence, commençons par l'humeur. Pour les médecins et les scientifiques, le terme de « thymie » est usité, voire celui d'« affect » qui est, quant à lui, un état psychique immédiat exprimant certaines nuances du désir, du plaisir et de la douleur. Les fluctuations de l'humeur sont modulées par la satisfaction ou bien l'insatisfaction d'une grande variété de besoins, qu'ils soient instinctuels (soif, faim, sexualité, sommeil), relationnels (vie conjugale, familiale, sociale, professionnelle), voire culturels (repos, vacances, loisirs). Le grand psychiatre français Jean Delay définit sa complexité : « L'humeur est une disposition affective fondamentale, riche de toutes les instances émotionnelles et affectives, qui donne à chacun de nos états d'âme une tonalité agréable et désagréable, oscillant entre les deux pôles extrêmes du plaisir et du déplaisir. »

Quand les variations de l'humeur s'effectuent dans un sens excessivement négatif, il s'agit de dépression ; dans un sens trop positif, il s'agit d'expansivité. Qu'en est-il des exaltés, des expansifs, des colériques ? Dans son expression extrême, l'humeur peut s'inscrire dans une indifférence plus ou moins manifeste, la plus grave s'identifiant dans la schizophrénie. L'humeur dépressive est elle-même graduée en de multiples états. De la morosité, de la langueur, de la nostalgie, au spleen et au « cafard », puis au découragement, pour atteindre la dépression réelle, éventuellement très profonde avec une énorme tristesse tout à fait pathologique, accompagnée d'une grande douleur morale. Cet état est qualifié de « dysphorie » par les psychiatres, il s'accompagne d'un sentiment de dévalorisation de soi-même, de pessimisme, d'inhibition et bien évidement de fatigue. Une formidable anxiété peut s'y associer, mais pas obligatoirement.

La dépression est une maladie unipolaire, c'est-à-dire que les symptômes convergent tous dans le même sens ; l'épisode dépressif peut être qualifié de léger, moyen ou sévère, avec ou sans caractéristiques psychotiques. Mais les définitions varient selon les « écoles de pensée » et bien évidemment avec les pays. Car la psychiatrie échappe encore à la mondialisation : la même maladie ne porte pas le même nom des deux côtés de la Manche, donc, évidemment, des deux côtés de l'Atlantique. Ainsi, la dépression majeure ressemblerait, pour certains isolés, à ce que l'on appelle chez nous la mélancolie. La maladie bipolaire doit se distinguer d'une psychose, mais tout le monde n'est pas d'accord. Loin s'en faut.

Le maniaco-dépressif est sujet à la maladie bipolaire ; à la limite, il peut d'ailleurs n'être pas trop dépressif ou modérément maniaque. Sa pathologie se situe au-delà de l'extrême des humeurs expansives. Car, selon les personnes, l'humeur exubérante est très variable, toute une palette peut se manifester. En partant de la satisfaction, du bien-être, du plaisir, de la joie, de l'euphorie, pour aller jusqu'à des paroxysmes comme l'exultation ou même l'extase. En pratique cela va de l'hypomanie habituelle (juste un peu moins que malade maniaque) de la personne hyperactive, très entreprenante, mais réussissant dans une bonne mesure à réaliser ses objectifs, jusqu'à la grande excitation thymique, avec manie. Ce dernier cas peut être illustré, si l'on peut dire, par le cas du SDF-RMiste dont le projet de carrière serait de racheter la Banque de France pour venir en aide au tiers-monde ou résoudre le vaste problème du chômage ; par celui de la jeune femme, de condition financière modeste, qui jugerait indispensable de s'acheter subitement 7 voitures de même marque, mais de couleurs différentes : une pour chaque jour de la semaine.

D'innombrables gélules inondent le marché de la parapharmacie et du complément alimentaire, avec très récemment des visées sur le fonctionnement cérébral ; leur justification n'est généralement pas étayée par plusieurs études sérieuses, surtout quand il s'agit d'utiliser des mélanges d'acides gras riches en EPA pour les uns, en DHA pour d'autres. Affirmer que l'EPA améliore la composition chimique des neurones et permet de voir la vie en rose plus soutenu relève de la fantaisie intellectuelle, au moins pour le moment. Un mélange d'acides gras oméga-3, riche en EPA, élaboré dans le but de « réguler l'équilibre émotionnel » et de favoriser les « émotions positives » ne repose actuellement sur aucune publication scientifique ou médicale référencée. L'affirmation selon laquelle les oméga-3 seraient capables de remplacer nombre de médicaments psychotropes est dangereuse ; à tout le moins extrêmement prématurée pour certains d'entre eux, compte tenu de l'absence de données scientifiques et médicales, en clinique humaine comme en expérimentation animale.

Car les études directement dédiées aux mesures des effets des oméga-3 sur l'humeur sont pour le moins rares. Par exemple, l'équipe de K. Silvers a découvert en 2002, sur une cohorte néo-zélandaise de 4 664 personnes âgées de plus de 15 ans, que la perception personnelle d'un meilleur état de santé mentale et physique est en proportion de la consommation de poisson, donc très vraisemblablement d'oméga-3, qui sont de ce fait proposés comme d'hypothétiques stabilisateurs de l'humeur. Mais tout n'est pas aussi simple, car il existe un fossé entre bien se sentir et être sujet à une véritable dépression !

Pour moduler cet enthousiasme, en Angleterre, A. Ness, en 2003, a observé que la consommation de poisson n'améliore pas l'humeur de personnes non dépressives. En fait, toujours chez les Anglo-Saxons, c'est peut-être un Australien, C. Lombard, qui est le plus sensé : pour lui, améliorer l'humeur et les performances cognitives s'obtient en mangeant régulièrement des repas normaux (incluant des oméga-3) et en prenant un petit déjeuner consistant. Certains ont même tenté de traiter le syndrome de « fatigue chronique », mais, d'après G. Warren, de Sheffield, les résultats sont pour le moins inconstants ! Quitte à sombrer dans la mode et la divagation, l'effet de l'huile d'olive a également été étudié ! Certainement tendance, mais sans efficacité.

Les oméga-3 participent donc certes à une hygiène générale de vie. Il est de surcroît encourageant de noter qu'ils diminueraient la perception de la douleur, en impliquant directement les processus neuronaux et gliaux engendrant la douleur inflammatoire. Mais transformer les oméga-3 en panacée de la joie de vivre et en élixir de jouvence, il y a beaucoup plus qu'un pas !

Et pourquoi pas l'attrait du sexe ?

> « L'érotisme a fait naître chez lui, pour ainsi dire, un sixième sens : la perception de la femme, et de la femme invisible, par les atomes amoureux qu'elle dégage. »
>
> Edmond et Jules DE GONCOURT,
> *Journal : mémoires de la vie littéraire.*

Les deux extrémités de la colonne vertébrale, objets de tous les sentiments et ressentiments, sont exceptionnellement riches en oméga-3. Il est vrai que ceux-ci occupent une place quantitative importante dans les spermatozoïdes et les testicules. Sans omettre leur efficacité prouvée dans certains processus gynécologiques. Enfin, bien entendu, le cerveau en est très riche, inutile de le rappeler encore. Certains ont donc allégrement franchi le pas :

associant sans vergogne ces diverses constatations, ils n'ont pas hésité à parer les oméga-3 d'un pouvoir sur la qualité de la libido ! Cette prescription tout à fait excessive est donc manifestement injustifiée.

Sauf cas particuliers, le stress exacerbé ou la dépression ne sont pas des plus favorables à une libido harmonieuse, sinon lyrique ! Or les oméga-3 sont alors peut-être intéressants, en adoucissant le stress ou en prévenant la dépression. Par ailleurs, pour prendre en compte certaines particularités directement anatomiques, le sexe est formidablement irrigué, et doit l'être abondamment au moment crucial. À ce niveau, les oméga-3 sont peut-être utiles. Car ils le sont pour de nombreux vaisseaux sanguins. La démonstration reste cependant encore à faire pour ceux du sexe. Hélas, personne n'a encore déterminé la vigueur des érections des Esquimaux, par exemple ! Par pudeur ?

Stress : un motif d'espoir ?

> « Toute maladie est aussi une cause psychique, un choc, un "stress", comme on dit, au même titre que les deuils, les soucis, les déceptions, les amours brisées dont s'est si longtemps régalée la littérature romantique de la folie. »
>
> Hervé BAZIN, *La Fin des asiles*.

N'oubliez pas que, écrit à l'envers, *stressed* devient desserts ! Inutile de chercher bien loin les effets positifs d'une bonne petite décontraction à l'aide d'un excellent repas, haut en variété et subtil en goûts. Mais restons sérieux.

En première intention, le stress est utile. Mais il devient nuisible quand il provoque des réactions physiologiques exagérées. Une lampée d'oméga-3 avant une épreuve ne permettra certainement pas de mieux l'affronter, sauf sensation relevant de la méthode Coué et de l'effet placebo, tous deux très puissants. En revanche, un fond permanent d'oméga-3 permet à l'organisme de réagir au mieux et dans les temps, c'est-à-dire rapidement, mais sans excès.

D'entrée de jeu, de quoi s'agit-il ? D'abord, le mot stress lui-même trouve son origine, au milieu du XIXe siècle, dans le mot anglais *distress*, qui signifie en fait « affliction », « épreuve ». Le latin d'origine *stringere* équivaut à « serrer », « resserrer », dont un autre dérivé est... étreindre. L'inventeur canadien, Hans Seyle, vers 1936, était endocrinologue. Il n'est donc pas surprenant que les hormones aient été massivement impliquées dès le départ. Au cours des ans, son sens s'est lentement modifié, pour finalement désigner de nos jours une contrainte, un effort intense, une émotion vive, un surmenage, une commotion ou un choc, voire une indisposition ou un malaise. En bref, actuellement, il se résume presque à la signification d'agression, quelle qu'elle soit.

Quand elle se présente, pour réagir l'organisme met en place une adaptation physiologique et psychologique ; afin de lutter contre l'action stéréotypée de fuite, au moins chez l'animal, chez lequel le processus a été relativement bien étudié. Les sécrétions les plus connues sont celles de cortisol et d'adrénaline. La fameuse poussée d'adrénaline. La finalité « animale » du stress est de stimuler la vigilance et d'optimiser la motricité corporelle. Par exemple, le cœur s'accélère, la pression sanguine augmente, les vaisseaux sanguins régionaux se dilatent pour mieux approvisionner les organes. Mais quand l'organisme commence à être débordé, dépassé par les événements, des manifestations aiguës apparaissent : sueurs importantes, tremblements, rythme du cœur exagérément accéléré, irritabilité, sensations de vertige. D'où des troubles psychiques et comportementaux : colère, agressivité déplacée, peur, agitation désordonnée, baisse notable des performances. Auxquels s'additionnent, si le stress s'installe, des troubles du sommeil et des perturbations alimentaires, allant de l'anorexie à la boulimie ! Toutes ces réactions constituent le pire des comportements face à une situation dangereuse. À la longue peuvent émerger une anxiété généralisée, une véritable dépression et même d'authentiques maladies psychosomatiques, strictement médicales. Ainsi, il existe une relation statistique entre les accidents vasculaires cérébraux et les facteurs majeurs de stress, d'ailleurs mauvais ou bon : perte du conjoint, du travail, divorce et même... mariage ! Car le stress peut être désagréable, mais aussi agréable, réalité si souvent oubliée ! Quoi qu'il en soit, il justifie tout de même en France 10 % des consultations en psychiatrie et 30 % des visites chez le généraliste.

Le stress n'est certainement pas exclusivement psychologique. Il peut être aussi engendré par toute agression corporelle, à quelque niveau que ce soit. L'agresseur peut être vivant (une bactérie), physique (le froid intense) ou chimique (un poison alimentaire, un irritant de la peau), lésionnel (une hémorragie, interne ou externe), nerveux (un effort désagréable ou agressant). Une banale intervention chirurgicale constitue une attaque stressante pour le corps, même chez la personne la plus aguerrie et la plus dure au mal ! Par exemple, le cancéreux doit faire face à deux types de stress majeurs : celui des cellules de son corps qui sont agressées, et celui de son esprit, qui l'est tout autant.

La gestion du stress repose sur un certain nombre de méthodes, par exemple le contrôle de la respiration, la régulation des battements cardiaques par le calme, la maîtrise de la gestuelle corporelle. Soutien psychologique et traitement médical complémentaires peuvent s'avérer nécessaires. Le tabac, l'alcool, voire les excitants sont tous évidemment à éviter. L'alimentation est souvent négligée. Erreur capitale. L'objectif est d'apprendre à assujettir le stress ; tel un judoka, qui utilise le poids de son adversaire pour le terrasser. À se l'approprier pour en dégager un levier positif. Les acteurs géniaux sont souvent très stressés : malgré les répétitions et le métier, ils le restent et persévèrent dans leur génie, ayant à vaincre l'épreuve. « Je n'ai pas de tract », disait une jeune actrice. « Ne vous inquiétez pas, cela viendra avec le talent », lui répondait un véritable artiste. En pratique, pour employer une comparaison, la répétition de stress maîtrisés est « désensibilisante », alors qu'à défaut elle devient « sensibilisante », c'est-à-dire que la « piqûre de rappel » provoque une catastrophe. À tous les niveaux, les oméga-3 labourent le terrain, du cerveau, des nerfs et des organes, ils facilitent donc une meilleure adaptation au stress.

En pratique, un rapport alimentaire optimal oméga-3/oméga-6 (en l'occurrence égal à 1/4, administré sous forme de combinaison d'huiles végétales) a été défini en Israël par Shlomo Yehuda pour lutter contre le stress. En particulier, en agissant à l'encontre des excès de sécrétion de cortisol et de corticostéroïdes qu'il engendre, il protégerait notamment une structure cérébrale très impliquée dans les phénomènes de mémorisation et dénommée « hippocampe » du fait de sa forme. Comment les chercheurs ont-ils démontré cela ? En administrant un mélange riche en oméga-3 à des rats sur une période de 3 semaines, avant immersion dans un bain d'eau salée à 10 °C, épreuve qui constitue le stress. Ils ont constaté que le traitement évitait l'élévation du cortisol et du cholestérol sanguin, tout en réduisant le déficit d'apprentissage. Le stress mal maîtrisé nuit manifestement au cerveau.

Du stress à l'agressivité, il n'y a qu'un pas. En fait, une étude japonaise conduite par Tomohito Hamazaki a établi que le DHA aurait une activité antistress et de ce fait réduirait l'agressivité. Il a pour cela observé le comportement de 40 Thaïlandais qualifiés de « cols blancs », âgés de 50 à 60 ans. Certains d'entre eux ont reçu des gélules leur apportant 1,5 gramme de DHA par jour (plus de dix fois les ANC français !) pendant 2 mois. Les stress était généré par le visionnage d'une cassette. On se demande de quel type, dans ce charmant pays. Le résultat est que l'administration de DHA diminue de 30 % l'agressivité liée au stress. Le même médecin nippon a publié des résultats analogues, mais cette fois-ci sur de jeunes étudiants de son pays ; le stress inducteur d'agressivité était l'examen final. Sur un autre continent, cela vient d'être confirmé par une équipe d'Oackland, animée par C. Iribarren : l'agressivité de jeunes adultes citadins (il est précisé qu'il s'agit de 3 581 Blancs et Noirs...) est réduite en proportion de leur consommation de poisson, et parallèle à l'absorption de leur DHA ; après évidemment élimination des autres causes d'agressivité comme l'âge, le sexe, l'échelon de scolarité, le statut marital, le degré d'obésité, la consommation d'alcool, le tabagisme et le niveau d'activité physique.

Quoi qu'il en soit, les oméga-3 de l'huile de poisson ne sont pas utiles dans les cas de stress monstrueux, tels que ceux imposés par E. Papakonstantinou, qui soumettait des animaux à une contention forcée ou à une longue privation de sommeil.

Dépressions : des résultats et des incertitudes

> « En bref, le patient se situe dans un état de manie dépressive constante, pouvant évoluer vers la confusion, et même jusqu'à la psychose délirante aiguë. Dans un cas comme celui-ci, le délire se fait si j'ose dire de façon ordonnée. »
>
> J.-M. G. Le Clézio, *Le Procès-Verbal.*

La dépression se traduit par une perte d'intérêt, d'envie, de désir, associée à un sentiment de culpabilité. Son meilleur traitement préventif est l'investissement dans une tâche, une activité, une œuvre ; la dépression est également sociale. Bien se nourrir peut tout autant la prévenir, dans une certaine mesure. Mais comment les oméga-3 ont-ils été impliqués ? Tout d'abord en observant l'accroissement de la prévalence de la dépression depuis une cinquantaine d'années, qui peut probablement être mis en parallèle avec de profondes modifications des comportements alimentaires, et surtout avec l'amoindrissement de la valeur nutritionnelle des nourritures consommées. Principalement caractérisée par une diminution de celles qui contiennent des oméga-3. Ensuite en réalisant des observations de populations : pour tout un chacun, il existe une relation entre la consommation de poisson gras et le risque de dépression. Sur un plan épidémiologique, d'après le Finlandais Tanskanen, le risque varie de 1 à 50 selon les pays, cette constatation est proportionnelle à la consommation de poisson. Mais un autre Finlandais, R. Hakkarainen, n'est pas aussi enthousiaste.

En Colombie-Britannique, région située à l'est du Canada, C. Bates a découvert en 1988 que, chez les autochtones inuits, c'est-à-dire les fameux Esquimaux, l'incidence de la dépression s'est accrue avec la perte des habitudes alimentaires traditionnelles caractérisées par leur exceptionnelle richesse en poisson gras ; la maladie a ensuite diminué avec la réintroduction volontaire de ces aliments... En Crète, G. Mamalakis a clairement trouvé, en 2002, une relation inverse entre la teneur en DHA dans le tissu adipeux et le risque de maladie. Or, nous venons de le voir, les oméga-3 du tissu adipeux sont en relation directe avec ceux qui sont consommés. Joseph Hibbeln a effectué une analyse des résultats publiés, obtenus dans 41 études réalisées à travers 23 pays ; il montre qu'une faible consommation de poisson induit une teneur basse du lait maternel en DHA (défavorable pour le nourrisson) et accroît le risque de dépression après l'accouchement (en *post-partum*) chez la mère, par contre il ne trouve aucune relation ni avec l'EPA ni avec l'ARA. Pour voir la bouteille à moitié pleine, les femmes venant d'accoucher sont d'autant moins susceptibles d'être atteintes de dépression qu'elles consomment plus de poisson gras, et cela en proportion de la teneur en DHA de leur lait, ce qui est par ailleurs tout bénéfice pour leur enfant !

En termes de témoin biologique, la sévérité de la dépression est parallèle à la diminution des oméga-3 dans le sang et dans les membranes des globules rouges ; ce qui pourrait d'ailleurs être consécutif avec des dommages oxydatifs. S. Otto, de Rotterdam, et S. De Vriese, de Gand, ont tous deux observé que la diminution du DHA sérique, en proportion de la dépression *post-partum*, justifie l'intérêt de la supplémentation en EPA et DHA pendant la grossesse et la période qui suit l'accouchement. Une réduction de la consommation d'oméga-3 induirait un risque de dépression et de suicide, peut-être en déséquilibrant les activités des neuromédiateurs, vraisemblablement en augmentant l'activité de l'un d'entre eux, la sérotonine. Selon Michel Hamon, son nom trouve sa racine dans la juxtaposition de « sérum » et de « tonus » : elle assure un bon tonus du sang, elle exerce une puissante action vasoconstrictrice !

En pratique thérapeutique, l'EPA sous forme d'ester éthylique, à la dose de 1 gramme par jour, serait efficace dans le traitement de dépressions rebelles aux traitements psychiatriques classiques, d'après l'Anglais M. Peet et l'Israélien B. Nemets. Ajouté aux traitements conventionnels, l'EPA non seulement améliorerait les signes cliniques, mais engendrerait des modifications morphologiques, telle une diminution du volume des ventricules cérébraux latéraux, tout au moins d'après B. Puri, sur un seul malade ! Ce qui est pour le moins trop peu afin de généraliser. Une seule étude, portant sur une seule malade soignée par le Taïwanais Chih-Chiang Chiu, a mis en évidence l'efficacité des oméga-3 dans le traitement de la dépression de la grossesse et du *post-partum* ; en revanche, pour L. Marangell, l'huile de poisson ne s'est pas encore révélée efficace. Alors que le DHA est lui-même utile pour les dépressions mineures. Les oméga-3 (à raison de 9,6 grammes quotidiens pendant 8 semaines) ont permis d'obtenir des résultats prometteurs dans les cas de dépression majeure. Mais il ne s'agit évidemment plus du coup de *blues* passager, contrecoup d'une contrariété.

Même si les oméga-3 n'agissent que sur certaines formes de dépression, leur secours pourrait indubitablement être précieux en santé publique, ne serait-ce qu'en évitant un nombre non négligeable de suicides ; sachant que 50 % environ des 12 000 suicides en France sont commis lors d'états dépressifs. Par ailleurs, bien évidemment, réduire la dépression, avec son cortège de conséquences invalidantes, ne peut être que bénéfique, pour la société comme pour le patient. En tout état de cause, une étude européenne dirigée par J.-P. Lépine a montré que 43 % des personnes médicalement dépressives ne consultaient aucun médecin et ne demandaient donc pas un quelconque traitement ! Pis encore : une bonne proportion des patients dépressifs traités... n'ont pas de prescription d'antidépresseurs, mais d'autres médicaments ! Alors que la consommation de médicaments par l'ensemble de la population est excessive : cherchez l'erreur. En réalité, nombre d'utilisateurs d'antidépresseurs n'ont pas réellement besoin d'être soignés ; pendant que d'autres, qui en ont besoin, ne le sont pas. Des études épidémiologiques de valorisation des oméga-3 fournissent des indications positives. Mais il ne s'agit encore que d'observations, car seul le lien avec la consommation d'un aliment semble établi, le poisson gras en l'occurrence. Évidemment, sa spécificité réside dans sa richesse en oméga-3, surtout lorsqu'il est très gras ; mais il reste encore à fournir la preuve que l'absorption d'oméga-3 seuls – sous forme d'huile de chair de poisson – provoque les mêmes avantages que la consommation de poisson gras. Rendez-vous dans quelques mois ou quelques années. Car il convient d'attendre les résultats d'études d'intervention, randomisées (avec tirage au sort des personnes concernées), multicentriques (c'est-à-dire réalisées dans plusieurs centres, situés dans différents pays) et en double aveugle (en d'autres termes, ni le patient ni le médecin ne savent si le médicament pris contient du principe actif) !

Dans les graisses des poissons, la proportion entre le DHA et l'EPA varie de 0,5 à 2 selon l'espèce, environ. Il s'agit de produit naturel : ces oméga-3 ne sont pas isolés. Affirmer l'efficacité de gélules extrêmement riches en l'un de ces oméga-3, purifié qui plus est, relève malheureusement à ce jour de la révélation transcendantale, à mille lieues de résultats sérieux d'essais cliniques. L'explication est simple, en reprenant une métaphore que j'ai déjà exploitée dans ce livre : les oméga-3 participent à des constructions moléculaires relativement simples, dénommées triglycérides. Ceux-ci sont comparables à des « voitures » munies de 3 roues, dont les « roues » sont chacune un acide gras, 1 sur 6 pouvant être un oméga-3. Incidemment, toutes les « voitures » ne contiennent pas obligatoirement des oméga-3. Pour enrichir en tel ou tel oméga, il est indispensable de démonter un grand nombre de « roues » de multiples « voitures », de les stabiliser en les liant à...

l'alcool, avant de les empiler dans une même gélule (qui contiennent donc des substances identifiées sur les étiquettes comme des « esters éthyliques d'EPA », par exemple). Cela marche-t-il ? Cela roule-t-il ? Ce n'est pas certain. En tout état de cause, il est déjà connu que ces « roues » sont 2 à 3 fois moins bien absorbées au niveau de l'intestin. En d'autres termes, enrichir par 2 en EPA une gélule est parfaitement inutile, puisqu'il sera 2 fois moins bien digéré. Mais il coûte beaucoup plus cher... et rapporte gros et gras à celui qui le commercialise ! En d'autres termes, l'ester éthylique d'oméga-3 relève du produit chimique, et non pas du naturel, contrairement au triglycéride d'oméga-3. Les maquereaux au vin blanc ou la matelote (d'anguille, de lotte), pourtant associés à l'alcool du bon vin, ne contiennent pas le moindre début du commencement d'une trace d'ester éthylique. Le bonheur que ces mets procurent est à rechercher ailleurs...

Chez les personnes âgées, il existe une relation entre les oméga-3 et le niveau de dépression, exclusion faite des phénomènes inflammatoires, de l'athérosclérose et d'autres facteurs susceptibles d'interférer. Or les personnes âgées sont fréquemment dépressives. Affaire à suivre avec la plus grande attention.

Sans qu'il soit utile d'en référer à la boule de cristal ou au marc de café, il n'est pas illusoire de concevoir que les oméga-3 puissent jouer un rôle dans la prévention de la dépression hivernale saisonnière, dans la mesure où ils modulent chez l'animal certaines activités de la glande pinéale, en particulier la sécrétion de mélatonine ! Substance par ailleurs impliquée dans la régulation physiologique de l'alternance des jours et des nuits, par l'horloge circadienne cérébrale. De ce fait, Monique Lavialle se demande même si le rythme nycthéméral ne serait pas modulé par les oméga-3 ! Et donc peut-être aussi les effets du fameux *jet lag* !

Quittons un instant le psychiatre pour consulter le neurologue, le neurochirurgien ou l'endocrinologue : ces spécialistes savent que nombre d'affections peuvent induire des dépressions. Or ils pourraient observer que les oméga-3 sont d'intérêt probablement modeste dans le traitement, voire la prévention, des dépressions de gravité variable susceptibles d'accompagner certaines maladies neurologiques. Et qu'il n'y a d'ailleurs pas de relation entre la gravité de la dépression et celle de la maladie neurologique, qu'il s'agisse de la maladie de Parkinson, de tumeurs, d'épilepsie temporale, de traumatismes cranio-cérébraux. Les perturbations endocriniennes (l'hypo- ou l'hyperthyroïdie, principalement) sont aussi suspectées d'interférer. Sans négliger la déficience en vitamine B12 (et dans une moindre mesure celle en folates, nom commun de la vitamine B9), dont les symptômes psychiatriques précèdent les signes hématologiques.

Et le *maniaco-dépressif* ? Chez lui, au regard de sa maladie bipolaire, les résultats sont contradictoires, notamment, en raison des classifications différentes selon les pays. À New York, S. Noaghiul a observé qu'une corrélation existe entre la prévalence de la maladie et la moindre consommation de poisson. En fait, il semble exister une sorte de seuil de vulnérabilité : en dessous de 65 grammes de poisson par jour, le risque de maladie augmente. Certes, les globules rouges des malades concernés affichent une diminution de leur concentration en DHA, sans modification des teneurs totales en oméga-3 et oméga-6. Le traitement par les acides gras oméga-3 pourrait être efficace, au moins sur le court terme, d'après Andrew Stoll, de Houston. En revanche, le DHA en monothérapie s'est montré inefficace. Mais il faut encore attendre les résultats d'autres études, qui seront certainement intéressants.

Démences : des résultats prometteurs

> « Tu oublies, tu te répètes, tu dis n'importe quoi, tu es guetté par Alzheimer. »
>
> Jean D'ORMESSON, *La Douane de mer.*

Cette redoutable démence foudroie pas moins de 700 000 personnes dans l'Hexagone, dont 400 000 alzheimériens. Redoutable, douloureux et ruineux ! Toute intervention susceptible d'éviter un pourcentage – même restreint – d'apparition de la maladie est donc un espoir. L'alimentation figure parmi celles-ci : en France, la consommation de poisson sauvage protégerait de la démence ! Et ce dans des proportions non négligeables. Tel est le très intéressant résultat obtenu par Pascale Barberger-Gatteau, en 2002, avec Serge Renaud, l'inventeur des oméga-3 du paradoxe crétois. Cet effet a été démontré par le suivi médical des membres de la cohorte dite PAQUID (sorte d'acronyme signifiant : personnes âgées *quid* ?) portant sur 1 416 personnes âgées de plus de 67 ans habitant dans le Sud-Ouest, suivies pendant 7 ans. Durant cette période, au sein de cette population qui n'est plus très jeune, les médecins ont dénombré l'apparition de 170 démences, dont 135 de type d'Alzheimer. Or ceux qui mangent du poisson au moins une fois par semaine présentent un risque diminué de 34 %, toutes démences confondues. Cette réduction atteint 31 % pour celle de type Alzheimer spécifiquement. Un autre travail, réalisé aux États-Unis à Chicago, portant sur un suivi moyen pendant 3,9 années, de 815 malades âgés de 65 à 94 ans, entre 1993 et 2000, montre qu'une forte consommation d'acides gras insaturés et de graisses non hydrogénées agit contre la maladie d'Alzheimer, le contraire étant observé avec les graisses saturées.

Dans le plasma du sang, des teneurs basses en oméga-3 (y compris en DHA) constituent des facteurs de risque pour divers types de démences, y compris celle d'Alzheimer. Mais, outre les neurones et leurs acolytes, les vaisseaux sanguins peuvent aussi être incriminés. Comment cela ? Avant de répondre à la question, il convient de rappeler que la démence résulte de la destruction massive de neurones, certaines régions cérébrales étant plus exposées que d'autres. En particulier celle qui est dénommée « cortex frontal », qui confère sa spécificité à l'être humain, lui procurant sa culture et assurant la personnalité de chaque individu. Cette singularité explique pourquoi il est très difficile d'évaluer les tenants et aboutissants de la démence : il n'existe pas d'espèce animale sur laquelle travailler, pour faire une recherche, c'est-à-dire découvrir ses mécanismes d'installation et inventer de nouveaux médicaments. Quoi qu'il en soit, la mort des neurones peut être la conséquence délétère de phénomènes complexes altérant leur fonctionnement propre, le contrecoup en est, par exemple, la démence d'Alzheimer. Mais ils peuvent aussi mourir par manque d'approvisionnement, sous l'effet de la mauvaise qualité et de la médiocre fonctionnalité des vaisseaux sanguins, dans certaines régions du cerveau, surtout s'ils sont obstrués ou trop rigides : on parle alors de « démence vasculaire ». Les vaisseaux sanguins étant alors affectés, par voie de conséquence les neurones en aval souffrent et meurent. Il existe des facteurs nutritionnels communs entre la démence vasculaire et la maladie d'Alzheimer, au niveau de l'excès d'oméga-6 et du déficit en oméga-3, ce déséquilibre induisant des altérations au niveau de la microvascularisation, avec inflammation chronique, agrégation plaquettaire et dysfonctionnement des cellules des vaisseaux et microvaisseaux sanguins du cerveau. Cette observation expliquerait que les perturbations cognitives, chez l'homme très âgé, soient positivement corrélées avec sa consommation d'oméga-6, négativement avec celle de poisson, comme le montre l'étude dite de Rotterdam, avec S. Kalmijn. C'est ainsi que l'existence même du péril cardio-vasculaire suffit à induire un danger pour la vascularisation cérébrale, et par voie de conséquence un risque de démence ! M. Otsuka, au Japon, observe que la démence vasculaire a été majoritaire pendant longtemps, supérieure en nombre à celle d'Alzheimer. Depuis le début des années 1990, c'est l'inverse, du fait d'un meilleur contrôle des maladies cardio-vasculaires. Et d'une alimentation qui est devenue déséquilibrée.

Assez curieusement, l'implication des acides gras oméga-3 dans la prévention de l'alcoolisme et de la démence alcoolique n'a pas encore été étudiée. Bien que mon laboratoire, avec Françoise Beaugé, ait montré que leur présence module les effets de l'alcool, par exemple au niveau des terminaisons nerveuses.

	Alzheimer	Autres démences	Altérations cognitives	Normaux
DHA PL totaux	3,1	3,8	3,7	4,6
DHA PC	3,2	3,8	3,6	4,9
DHA PE	4,6	6,1	5,5	8,2

D'après Conquer, 2000.

Réduction du DHA du sang
dans divers types de démences

PL : phospholipides. PC : phospholipide dénommé phosphatidylcholine, plus connu sous le nom de lécithine, présent en grande quantité dans l'œuf, d'ailleurs en grec, *lekithos* signifie jaune d'œuf (son analogue est trouvé dans nombre d'aliments, à titre d'additif). PE : un autre phospholipide, dénommé phosphatidyl-éthanolamine, *alias* céphaline, le nom est donc parfaitement évocateur de sa présence en grandes quantités dans le cerveau, c'est-à-dire l'encéphale.

Une gélule pour les alzheimériens ? L'efficacité du mélange d'acides gras de Shlomo Yehuda (oméga-6/oméga-3 = 4) a été testée pendant 4 semaines, sur 100 patients atteints de la maladie d'Alzheimer, 60 d'entre eux recevant le mélange et les 40 autres absorbant un placebo. Une batterie de 12 tests a été initiée, ils montrent une amélioration de l'humeur, de l'appétit, de la mémoire à court terme, de l'autonomie. Les effets indésirables sont rares, seule une diarrhée est parfois signalée.

Schizophrénie : implications, mais seulement indirectes ?

> « Je l'ai vu, un jour, qui préparait soigneusement une vinaigrette... où il jeta ses fraises, tandis qu'il se mettait à sucrer la salade. Ce refus peut aussi conduire à la schizophrénie, détérioration lente, souvent précoce, de la personnalité qui se replie sur elle-même, s'enferme dans un monde clos, impénétrable, parfois même dans l'immobilité. »
>
> Hervé BAZIN, *La Fin des asiles*.

Cette redoutable maladie concerne environ 1 % de la population mondiale, ce qui représente tout de même 600 000 personnes en France. Les hommes comme les femmes sont touchés, ces dernières à un âge généralement plus avancé. En fait la maladie débute entre 15 et 35 ans ; les formes avant 10 ans sont très rares, et celles à début tardif (après 50 ans) s'avèrent exceptionnelles. La surmortalité des schizophréniques est notable par suicide ; de l'ordre de 10 % « réussis » sur 30 % de tentatives. Schématiquement, cette maladie se caractérise par une dissociation des fonctions psychiques, avec perte de l'unité de la personnalité, sentiment d'anéantissement de l'intégralité corporelle, rupture de contact avec la réalité et tendance à se replier dans un monde intérieur, en s'isolant donc de l'univers extérieur. Il existe des possibilités de rémission, voire de guérison. Nombre de symptômes caractérisent cette maladie : hallucinations, idées délirantes, troubles de la pensée avec désorganisation, mégalomanie, pensées bizarres, méfiance exagérée, hostilité et tension, maniérisme et excitation. Tous ces signes positifs ont leur image en miroir : émoussement des affects, apathie, retrait social et affectif, anhédonie (l'impossibilité au plaisir), préoccupation hypertrophiée sur un organe, ralentissement moteur, anxiété, sentiment de culpabilité et tendance dépressive majeure.

Toutes les hypothèses existent, y compris celles qui incriminent la génétique. Ainsi, une région du chromosome 22 de l'homme pourrait contenir un facteur de risque. Une autre hypothèse met en cause des anomalies du métabolisme d'un acide aminé particulier dénommé proline – d'autant que chez l'animal il exerce des effets toxiques au niveau de l'hippocampe, région du cerveau particulièrement dédiée à la mémoire. Des neuromédiateurs pourraient aussi être perturbés. Récemment, dans un tout autre domaine, on a constaté que ceux qui sont frappés par la maladie cœliaque (l'intolérance au gluten, une protéine) sont 3 fois plus susceptibles de faire une schizophrénie. Le plomb lui-même serait impliqué. En fait, malheureusement, on ne sait pas encore grand-chose de précis sur cette maladie.

David Horrobin a émis l'hypothèse séduisante que certaines altérations du métabolisme des lipides cérébraux (notamment les phospholipides riches en oméga-3) seraient impliquées dans la genèse de la schizophrénie, comme prix à payer de l'humanisation. D'autant que, contrairement à la plupart des maladies, sa présence est la même quels que soient les espèces, les cultures et les pays, laissant supposer une apparition très ancienne dans l'évolution de l'*Homo sapiens*, sa manifestation pouvant être contemporaine de l'apparition du langage et de la créativité. Hypothèse réellement hasardeuse ?

Le Hollandais J. Assies et l'Américain J. Hibbeln ont observé que les concentrations en DHA et EPA sont diminuées dans les membranes des globules rouges des malades, sans qu'il y ait de relation entre le degré d'altération du profil en acides gras et la gravité des signes cliniques ; ces différences ne sont assujetties ni au sexe, ni à l'état hormonal, ni à l'usage du cannabis.

Le traitement avec une huile de poisson (10 grammes par jour) améliore les symptômes, d'après l'Anglais de Sheffield, J. Laugharne. En Inde, M. Arvindakshan n'a pas trouvé mieux : pendant 4 mois, la combinaison quotidienne d'EPA (120 milligrammes), de DHA (150 milligrammes) et de vitamines C (500 milligrammes) et E (400 UI) n'est pas plus active. Pour d'autres psychiatres, le traitement serait efficace en supplément des thérapies antipsychotiques. Chez un seul malade, qui n'avait jamais été traité auparavant, le Londonien B. Puri a même vu l'atrophie cérébrale régresser ! Mais il est trop prématuré de proposer un traitement basé sur les oméga-3. D'autant que, en fait, pour un même groupe de médecins, appartenant au même service hospitalier, anglais en l'occurrence, les résultats obtenus sont contradictoires ! En fait, il pourrait exister des sous-groupes de schizophrènes, dont la maladie serait individualisable, et qui seraient sensibles aux oméga-3. Tout reste à faire, maintenant que l'hypothèse est émise.

Handicaps infantiles et toxicomanies

Du fait de leur pathologie, et des difficultés qu'ils rencontrent pour simplement manger, les enfants handicapés neurologiques absorbent insuffisamment d'oméga-3, ce qui n'est évidemment pas favorable au maintien de leurs structures cérébrales, déjà par ailleurs déficientes. D'autres patients, dont les atteintes sont beaucoup moins graves, pourraient être concernés.

Par exemple, des perturbations dans le profil en lipides (précisément au niveau des acides gras du sang, suggérant une anomalie de leur métabolisme) ont été mises en évidence dans la *dyslexie* (seulement chez les garçons mais pas chez les filles, dans une étude). Une telle pauvreté de données rend pour le moins prématuré de vouloir traiter ces enfants avec des mélanges d'oméga-3 !

Concernant les *autistes*, les résultats sont un tout petit peu moins rares. L'étude française de Sylvie Vancassel a montré une diminution de 23 % du DHA dans les phospholipides plasmatiques d'enfants autistes, le total des oméga-3 étant quant à lui diminué de 20 %, alors que les oméga-6 ne sont pas affectés. Des anomalies similaires existent également dans les phospholipides des globules rouges. L'Américain Stewart Johnson a traité avec succès par l'EPA un jeune autiste âgé de 11 ans, à raison de

540 milligrammes par jour pendant 4 semaines, trouvés dans une huile de poisson. Mais les formes d'autisme sont très vraisemblablement multiples, certaines sont la conséquence d'une mutation génétique sur le chromosome X, par exemple. Au moins pour le moment, proposer les oméga-3 en traitement relève de la pure utopie.

Dans le domaine des *toxicomanies*, l'implication des oméga-3 (et d'ailleurs aussi des oméga-6) n'est pas à exclure. En effet, une étude, réalisée à Brooklyn par L. Buydens-Branchey, montre que la rechute à la cocaïne est d'autant plus rapide que le sujet est déficitaire en omégas des deux familles. Il n'est pas inimaginable de suggérer que l'altération des membranes biologiques de certains neurones cérébraux, pour des causes alimentaires, induise une plus grande fragilité de certains sujets, par ailleurs déjà éventuellement prédisposés à la toxicomanie, pour d'autres raisons. Tout cela est parfaitement complexe, mais bien plausible. En tout état de cause, l'état nutritionnel des « drogués » est fréquemment très mauvais, pour ne pas dire exécrable. Dans quelle mesure peut-il aggraver leurs pathologies, nuire à l'efficacité du sevrage ou augmenter le risque et la rapidité des rechutes ? Voilà une question de grande importance ! D'autant que j'ai montré avec Henriette Françès que le déficit alimentaire en ALA module les effets de la morphine, au moins sur l'animal !

Vieillissement, mémoire et pertes intellectuelles

En 2003, le travail français de Barbara Heude a mis en évidence la relation entre le déficit cognitif lié au grand âge et la diminution du rapport oméga-3/oméga-6 des globules rouges. Mais les modifications observées au cours du vieillissement (tant chez les modèles animaux que chez l'homme) sont particulièrement complexes, selon les régions cérébrales, les structures, les cellules, les organites concernés et les lipides considérés. Les organites sont les divers compartiments qui constituent la cellule : par exemple, les mitochondries qui produisent de l'énergie, les noyaux qui enserrent le matériel génique. Quelques observations montrent que, lors du vieillissement tardif chez l'homme, la présence alimentaire des oméga-3 est en relation avec un meilleur maintien des performances cognitives. La phosphatidylcholine améliore l'apprentissage, la concentration, l'humeur et la mémoire, surtout celle des mots. Associée à la vitamine B12, cette substance facilite un meilleur niveau des performances d'apprentissage. Quoi qu'il en soit, il reste incontournable qu'un approvisionnement adéquat en oméga-3 assure un bon renouvellement des membranes, et protège donc, dans une certaine mesure, contre le vieillissement cérébral.

Dans le strict cadre du déclin cognitif, comme d'ailleurs pour ce qui concerne la démence, les rôles respectifs de la composante vasculaire d'une part et du tissu (parenchyme) cérébral d'autre part ne sont pas encore clairement définis. Ainsi, une relation est faite entre la démence et le risque cardio-vasculaire, le dénominateur commun étant le déficit en oméga-3, auquel se rajoute d'autres facteurs, par exemple un manque en vitamines B6, B9 (les folates) et B12.

Maladies et accidents neurologiques

> « Les yeux s'étaient arrêtés ; arrêtés les passants au cabas, parmi lesquels je distinguais une petite vieille qui fréquentait le Mercury, atteinte de la maladie de Parkinson, dont la tête dépassant à peine au-dessus du comptoir bougeait en rond, telle une toupie qui tourne encore mais était déjà prête à défaillir. »
>
> Hector BIANCIOTTI, *Sans la miséricorde du Christ*.

Parmi divers facteurs alimentaires d'origine animale, le risque de maladie de Parkinson semble corrélé à la consommation de graisses ; les produits laitiers ont été d'abord incriminés, pour être ensuite innocentés. En revanche, les graisses saturées, le cholestérol ainsi que le fer seraient plus particulièrement impliqués. En fait, les résultats sont trop peu nombreux. Mais la logique voudrait que les oméga-3 soient utiles, au moins très indirectement.

Concernant la *sclérose en plaques*, l'efficacité éventuelle des oméga-3 résulterait de l'exceptionnelle richesse du cerveau en lipides, notamment due à la présence de myéline, cette gaine constituant un manchon « graisseux » qui assure le bon fonctionnement des prolongements neuronaux, les axones. Si elle est altérée, abîmée ou détruite, les courts-circuits sont au rendez-vous, les informations sont transmises beaucoup moins vite dans les neurones et, qui plus est, de manière anarchique. C'est précisément ce qui se passe lors de la sclérose en plaques. L'intérêt des acides gras insaturés, dont évidemment les oméga-3, dans le cadre de la prévention et de l'accompagnement du traitement de cette maladie, est évoqué depuis de nombreuses années ; d'autant qu'une réduction des oméga-3 est notée chez ces patients. D'après l'Anglais de Newcastle D. Bates, la supplémentation alimentaire permettrait une diminution de la sévérité et de la fréquence des rechutes, au moins sur une période de 2 ans.

Et les *traumatismes crâniens* ? Quand ils se produisent, certaines régions du cerveau sont lésées. Elles peuvent se réparer partiellement lors de la phase de récupération, à la condition toutefois que leurs perturbations ne soient pas trop graves. Pour assurer physiquement cette reconstruction membranaire, la présence des oméga-3 est évidemment requise, parmi bien d'autres. Mais rien n'est démontré, il semble même difficile de penser pouvoir un jour le prouver : il n'existe pas deux personnes atteintes de la même manière. Comment donc apprécier l'effet positif des oméga-3, en comparant deux groupes de malades, ayant exactement les mêmes atteintes et des symptômes identiques, l'un recevant les oméga-3, l'autre un placebo ? Effroyable hécatombe, les traumatismes cérébraux sont à l'origine de 12 000 morts annuelles en France, ils sont la première cause de décès avant 20 ans, représentent 50 % des morts accidentelles et concernent 2 % de la population générale. Cela vaut la peine d'essayer d'aider le cerveau à se reconstruire : avec les oméga-3, associés aux autres nutriments...

CHAPITRE IV

Un cœur bien rythmé, des artères et des veines souples et dégagées

« Deux cardiologues décèdent subitement à des milliers de kilomètres de distance dans des conditions étrangement similaires. Martin Solal mène l'enquête et se trouve très vite sur la piste des oméga-3, fascinante molécule dont les études scientifiques les plus récentes prouvent qu'elle peut protéger des maladies cardiovasculaires. Cette molécule, venue du fond des océans, lui révèle que les grands mythes qui font du poisson le symbole même de la vie disent vrai. »

Frédéric SALDMANN, *Oméga-3*.

Les artères qui se bouchent (dans le cerveau, le cœur ou tout autre organe), le cœur qui bat la chamade ou s'arrête, voilà la tragique conséquence d'une accumulation de facteurs, parmi lesquels le cholestérol n'est qu'un. L'alimentation déséquilibrée est une grande coupable dans cet infernal enchaînement. Mais elle n'est pas la seule. Le problème est en réalité multifactoriel, chaque cause agissant pour son compte, ou en combinaison : le « top » du danger est d'être fumeur, sédentaire invétéré, buveur erratique de boissons alcoolisées, tout en mangeant et grignotant gros, gras et sucré. Si vous êtes diabétique, en surpoids, hypertendu, ou les trois à la fois, attention ! Commencez sans attendre par lutter contre ces défauts ; les oméga-3 pourront d'ailleurs vous y aider un peu. Mais ils ne vous aideront pas à arrêter de fumer, ni à faire plus de sport. Sous l'égide du ministère de la Santé, dans le cadre du PNNS, le programme national nutrition santé, dont les objectifs sont strictement nutritionnels, l'année 2004 est exclusivement consacrée à la promotion de l'exercice physique. Voilà qui le met singulièrement en avant !

D'autant qu'il est favorable aux performances cognitives, car l'irrigation du cerveau est meilleure, l'organe est mieux oxygéné par le sang. Les microvaisseaux du cortex cérébral sont d'ailleurs extraordinairement concernés. L'amélioration des fonctions cardio-vasculaires augmente l'efficacité des activités cérébrales, notamment au cours du vieillissement, ce qui réduit les conséquences biologiques et cognitives de la sénescence. L'effet se manifeste après 6 mois de pratique. Au moins 30 minutes de marche rapide chaque jour : le jeu en vaut la chandelle de l'illumination du cerveau. En revanche, tout sport débridé de temps en temps est totalement contre-indiqué.

Tous les partenaires de la famille oméga-3 sont utiles, car chacun joue un rôle spécifique, différent de celui de son voisin, voire complémentaire. Grâce à eux, les vaisseaux et le muscle cardiaque sont moins oxydables, les cellules du sang sont plus souples et plus déformables, pouvant alors s'immiscer dans les plus petits microvaisseaux sanguins pour aller oxygéner les neurones, les cellules cardiaques et toutes celles du corps. Les structures musculaires cardiaques sont alors plus efficaces, mieux synchronisées. Les oméga-3 agissent aussi sur l'activité des plaquettes, la qualité de l'écoulement du sang (c'est-à-dire sa rhéologie), la pression sanguine. Sans toutefois lutter directement contre le cholestérol, ils améliorent le fonctionnement de vos artères, qu'il s'agisse de leur enveloppe (le tuyau doit être souple, pas trop rigide, pour répondre aux sollicitations) ou de leur contenu, en amoindrissant l'accumulation de graisses particulières dénommées triglycérides. Toutes les femmes les connaissent : il leur faut les faire doser avant d'être autorisées à prendre la « pilule ». Leur accumulation constitue un facteur de risque de maladie cardio-vasculaire ! Le cholestérol n'est donc pas tout ! D'autant que depuis quelques années, comme le rappelle Philippe Moulin, une théorie de l'inflammation se substitue partiellement à la théorie lipidique, une dangereuse cohabitation. Or les oméga-3 luttent aussi contre l'inflammation.

Mais, tout d'abord, quels sont, très schématiquement, les mécanismes en cause dans les maladies cardiovasculaires ? À tout bouc émissaire, tout honneur : qu'en est-il de la plaque de cholestérol ?

Comment boucher les artères ?

> « Il dit que votre grand régime devait être dans les aliments, que c'était un remède que la nourriture, que c'était le seul qui le soutînt, que cela adoucissait le sang, réparait les dissipations, rafraîchissait la poitrine, redonnait des forces, et que, quand on croit n'avoir pas digéré après huit ou neuf heures, on se trompait. »
>
> Mme DE SÉVIGNÉ, *Correspondance.*

Il existe, trop souvent encore, une confusion qui suscite une relation directe entre cholestérol alimentaire et cholestérol sanguin. En réalité, le cholestérol dosé dans le sang possède une origine double. S'il est pour la plus grande partie produit par l'organisme lui-même (pour plus des deux tiers du cholestérol sanguin total), il ne provient que pour une part restreinte de l'alimentation (le tiers restant). De plus, pour la grande majorité de la population, les neuf dixièmes environ, la teneur en cholestérol du sang est relativement peu variable ; ainsi, quand les apports alimentaires augmentent, la synthèse réalisée par les organes diminue spontanément, celle du foie principalement. La plupart des sujets réagissent donc relativement bien au cholestérol de leur alimentation, d'où ce niveau à peu près constant de la concentration sanguine. Sous réserve évidemment de ne pas s'adonner à des excès trop manifestes, confinant aux déséquilibres alimentaires. Ce qui devient malheureusement monnaie courante !

En fait, le cholestérol est devenu l'objet d'angoisses surmédiatisées pour plusieurs raisons. La première est que son augmentation sévère dans le sang se traduit immanquablement par un accroissement du risque de maladie cardio-vasculaire, et par conséquent de mort. L'excès de cholestérol dans le sang, l'hypercholestérolémie, est, sans conteste chez l'homme, l'un des facteurs d'obstruction des artères par l'athérome de l'athérosclérose ; phénomène vérifié auprès de diverses espèces animales. En outre, les résultats, attestés par un grand nombre d'enquêtes épidémiologiques, menées en France ainsi que dans de nombreux pays, sont remarquablement cohérents. La fréquence des réductions de l'oxygénation du muscle cardiaque – les cardiopathies ischémiques, c'est-à-dire l'infarctus – croît avec la cholestérolémie de façon continue, positive et exponentielle.

En réalité, ce n'est pas le cholestérol en lui-même qui est à redouter, mais plutôt un excès de cette substance dans le sang. Le cholestérol est une molécule soluble dans les graisses, mais insoluble dans l'eau. Il ne peut donc pas circuler seul dans le sang, tel quel ; il doit être intégré dans de grosses molécules, composées par une association de protéines et de lipides (lui-même, des phospholipides et des triglycérides). Ce sont des transporteurs que l'on appelle des lipoprotéines. Il existe différentes classes de lipoprotéines, qui peuvent aisément être séparées au laboratoire d'analyse en fonction de leur densité. Les trois catégories principales sont celles de haute densité ou HDL (*high density lipoprotein*, en anglais) ; celles de faible densité ou LDL (*low density lipoprotein*) et celles de très faible densité ou VLDL (*very low density lipoprotein*). Le cholestérol est avant tout transporté par les HDL et les LDL, alors que les VLDL contiennent des triglycérides.

Une distinction est généralement faite entre le *bon* et le *mauvais cholestérol*. Elle constitue un abus de langage, une simplification excessive ; mais très pratique sur un plan pédagogique. En effet, il n'existe pas en réalité deux molécules distinctes de cholestérol, l'une hideuse et l'autre séduisante. Le cholestérol est absolument unique ; mais il est véhiculé dans le sang par deux systèmes de transport, des sortes de taxis, qui jouent des rôles radicalement différents, ce sont précisément les LDL et les HDL. Dans un sens, les LDL apportent le cholestérol fabriqué par le foie aux organes qui en ont besoin ; dans l'autre sens, les HDL, au contraire, collectent le cholestérol dans les organes qui en ont en excès, tout particulièrement celui qui pourrait se déposer au niveau des parois artérielles et les obstruer, pour le rapporter au foie où il est ensuite éliminé.

De nombreuses études épidémiologiques ont clairement montré qu'une augmentation du taux sanguin de cholestérol-LDL est un facteur de risque de maladies cardio-vasculaires. C'est pourquoi le cholestérol des LDL est familièrement traité de « mauvais » cholestérol. Au contraire, les HDL nettoient les artères en jouant un véritable rôle de ramoneur. C'est pourquoi les mêmes études épidémiologiques ont montré qu'une augmentation de la concentration du cholestérol-HDL dans le sang diminue le risque de maladies cardio-vasculaires. Le cholestérol des HDL est par conséquent dénommé le « bon » cholestérol.

L'objectif de santé est donc de diminuer les LDL, d'abord simplement avec des règles nutritionnelles, dans la mesure où leur quantité est liée aux habitudes alimentaires. Ensuite, si le résultat n'est pas satisfaisant, comme le souligne Éric Bruckert, à l'aide d'aliments additionnés de substances actives, comme les phytostérols ; éventuellement modifiés, tels les stanols. En dernier lieu, en ayant recours aux médicaments si l'anomalie persiste. En revanche, le cholestérol-HDL ne peut varier que dans des limites assez étroites. Ainsi, toute augmentation importante du cholestérol total du sang porte obligatoirement sur le cholestérol-LDL. Hélas.

Un gros problème réside au niveau de l'*anarchie de la capture*. En effet, les LDL doivent être saisies par un très grand nombre de cellules du corps, qu'elles approvisionnent. Ce mécanisme est facilité par la présence de récepteurs, situés à la surface de leurs membranes biologiques. Ceux-ci reconnaissent spécifiquement ces LDL, et plus particulièrement leur partie protéique. Le couple récepteur-LDL étant formé grâce à une affinité chimique qui les fait s'enlacer, il est transféré à l'intérieur de la cellule (on dit qu'il est internalisé), site où le cholestérol est alors libéré et donc mis à disposition. Ces récepteurs sont fabriqués par les cellules elles-mêmes, mais leur élaboration est autorégulée : ils sont en nombre d'autant plus grand que la cellule contient moins de cholestérol, ou qu'elle en a besoin en quantités plus importantes. Inversement, si la charge de cholestérol à l'intérieur de la cellule excède ses besoins, la synthèse du récepteur est diminuée et le cholestérol ne peut plus s'accumuler dans la cellule. Donc, normalement, tout se passe en souplesse, sans à-coups, sans excès ni déficits. Et pourtant le cholestérol s'amoncelle souvent ! Par quelle malédiction ?

Celle, entre autres, d'une sous-population de LDL, coupable d'être plus athérogène que les autres, indiquant l'existence d'un autre mécanisme épurateur des LDL, différent des récepteurs classiques. Ces LDL particulières sont anormalement oxydées (on les dit peroxydées), leur identité est par conséquent perdue ; elles ne sont plus reconnues par les récepteurs standard des cellules normales. Mais, pour s'en débarrasser, l'organisme, qui pense à tout, a prévu des récepteurs éboueurs situés à la surface de cellules sanguines appelées macrophages. Ce sont elles qui se gonflent de cholestérol, deviennent spumeuses, ne sont plus mobiles, s'accumulent... et bouchent les artères ! Afin d'être efficaces, elles ne régulent évidemment pas leur quantité de cholestérol, contrairement aux autres cellules ; c'est-à-dire que la surcapture de cholestérol ne diminue pas leur synthèse de récepteurs. Elles accumulent donc sans retenue le cholestérol, ce processus est redoutable, la gloutonnerie se révèle mortelle. Mais cette « grande bouffe » est leur travail : soustraire de la circulation sanguine le trop-plein de cholestérol dont les organes n'ont que faire. Or la probabilité de posséder des LDL peroxydées est évidemment d'autant plus grande que la quantité de LDL est elle-même plus importante, et que celles-ci sont moins bien défendues contre les dérivés toxiques de l'oxygène. Fort heureusement, la vitamine E possède la faculté de les protéger. Son efficacité a été récemment démontrée par des études épidémiologiques, dans la prévention des maladies cardio-vasculaires.

Mauvaise plaque : l'athérome

> « Je me promène à grands pas en montrant le poing à un être imaginaire, à un bouc émissaire idéal, auquel je rapporte toutes mes douleurs. »
>
> Pierre LOTI, *Aziyadé*.

Lorsque la concentration sanguine de cholestérol transporté par les LDL augmente trop, il se dépose sur les parois artérielles. Il se forme alors, petit à petit, de véritables plaques de graisse, appelées athéromes. Au départ, elles ne provoquent aucune perturbation sur la circulation sanguine. Mais, au fil des années, elles finissent par réduire le diamètre interne de l'artère, ce qui perturbe le débit sanguin et freine l'écoulement du sang. L'irrigation des organes s'en trouve alors moins bonne, moins efficace. Mais ce n'est que lorsque l'obstruction atteint 70 % qu'elle induit des signes cliniques. Le « tuyau » est alors déjà sérieusement bouché. Mieux vaut donc prévenir, longtemps avant. Des dizaines d'années.

Si la plaque d'athérome continue à grossir, différentes anomalies se manifestent. Notamment des douleurs au niveau des organes qui ne reçoivent plus assez de sang. Si le cœur est touché, c'est l'angine de poitrine. S'il s'agit des jambes, les douleurs obligent systématiquement à l'arrêt de la marche, au bout d'une certaine distance, laquelle ne fait que diminuer avec la progression de la maladie ; c'est la claudication intermittente. Toutes les artères sont susceptibles de se boucher de cette façon, mais celles du cœur sont particulièrement vulnérables. Enfin, si aucune précaution n'est prise, en dépit des crises douloureuses, la plaque d'athérome peut finir par obstruer totalement l'artère.

Un autre mécanisme est terriblement dangereux : le décollement total ou partiel d'une plaque plus ou moins volumineuse, sous l'effet d'une *pression artérielle* élevée, ou encore d'à-coups. Entraînée par le courant sanguin, elle va obstruer une petite artère dont le diamètre est trop faible pour la laisser passer. Ce mécanisme, médicalement connu sous le nom d'infarctus, concerne souvent les artères du cœur, mais atteint aussi d'autres organes et divers tissus. Quand il frappe le cerveau, la redoutable traduction peut en être l'hémiplégie, l'« attaque », séquelle du défaut d'irrigation de toute une région cérébrale.

Malheureusement, dans les pays occidentaux, les *habitudes alimentaires* favorisent l'augmentation du cholestérol sanguin transporté par les LDL. Les deux principaux déséquilibres sont avant tout la surconsommation de graisses saturées, associée à une sous-consommation d'oméga-3, mais aussi un déficit en aliments riches en fibres. L'excès de cholestérol alimentaire n'étant pas le premier ni le seul coupable.

Ces graisses saturées se cachent insidieusement, mais massivement, dans certaines fritures (faites avec des huiles de palme ou de coprah, ce qui est habituel en restauration collective, pour des raisons économiques). Par contre, peu dans les viandes et charcuteries : supprimer les unes ou les autres ne diminuerait en France que de 8 % les quantités de graisses saturées ingérées ! Nous ingurgitons inconsciemment un bon tiers du total des graisses saturées dans les biscuits, les sucreries, quelques viennoiseries, les apéritifs et *snacks* que les Anglo-Saxons dénomment *junk food*, littéralement « bouffe de merde ». Les nutritionnistes, et les publicitaires, ont une révision culturelle déchirante – pécuniaire et urgente – à entreprendre massivement. Dans une bonne poignée de cacahuètes, vous trouvez autant de calories que dans un repas moyen ! Choisissez donc le repas. Un croissant équivaut en calories à un petit sandwich aux rillettes. Évidemment, il est inadapté de tremper ce type de sandwich dans le chocolat du matin, mais la comparaison reste percutante.

Le fameux paradoxe français ? Pour des apports alimentaires de cholestérol sensiblement comparables, les Français meurent deux fois moins d'infarctus que leurs voisins belges et... trois fois moins que les Américains du Nord. Il a même été calculé que la mortalité coronarienne baisserait de 78 % si les Américains mangeaient mieux ! C'est moins mauvais chez nous, mais tout de même ! La France semble encore favorisée. Pourquoi ? Sûrement en partie parce que l'alimentation y est encore relativement variée. Mais il n'en reste pas moins que le nombre annuel d'infarctus myocardiques aigus, mortels ou non, atteint 110 000 personnes en France, dont 65 000 survivants seulement parviennent à être hospitalisés ! La dépense de santé s'élève annuellement à près de 1,5 milliard d'euros en coûts indirects d'arrêts de travail, d'invalidité et de décès prématurés. Le coût total des maladies cardiovasculaires est de 3 milliards d'euros. Ruineux ! C'est pour cela que le PNNS a été lancé, sachant par ailleurs que les cancers coûtent 8 milliards d'euros, l'obésité 1,8 et l'ostéoporose plus de 1 milliard. Une bonne hygiène alimentaire ferait réaliser de gigantesques économies. Sans compter le « coût humain » et les souffrances induites.

Finalement, « cardio-vasculaire » ne signifie pas uniquement athérosclérose ! Il ne faut pas systématiquement limiter les maladies cardio-vasculaires aux seules complications de l'athérosclérose. Car, si l'on prend comme exemple le cœur et le cerveau, les causes de maladie sont multiples. En effet, la définition du terme d'accident vasculaire cérébral recèle des pathologies très différentes comme les infarctus cérébraux liés à l'athérosclérose, mais aussi les hémorragies cérébrales (c'est-à-dire les ruptures de vaisseaux sanguins). En outre, l'âge constitue un facteur de risque important : l'athérosclérose des vaisseaux à destinée cérébrale débute souvent à un âge plus avancé que celle des vaisseaux coronaires. De ce fait, l'infarctus cérébral lié à l'athérosclérose survient en partie chez ceux qui ont survécu à la maladie coronaire ! Le sortilège de la mal-bouffe ne perd rien pour attendre ! En revanche, la maladie des coronaires (c'est-à-dire des artères qui irriguent le cœur) est, dans la très grande majorité des cas, liée à la seule athérosclérose ou à ses complications.

Sous le terme générique de maladies cardio-vasculaires – dans leurs composantes cardiaques – se retrouvent indistinctement englobées toute une série de pathologies dont les causes sont extrêmement variables : les complications de l'athérosclérose, avec notamment celles de l'infarctus du myocarde et de l'angine de poitrine évidemment, mais aussi les cardiopathies valvulaires, l'insuffisance cardiaque, les troubles du rythme et de la conduction cardiaque. De plus, avec le vieillissement, les cellules musculaires tendent à disparaître, ce qui augmente les risques d'arythmie cardiaque. Pour ce qui concerne les altérations du muscle cardiaque lui-même, ce sont les protéines qui sont responsables, par diminution de leurs quantités et de leurs qualités.

Quoi qu'il en soit, il convient de rendre à César ce qui lui appartient, c'est-à-dire de distinguer d'une part les effets propres de l'ALA, le chef ; et d'autre part les effets des acides gras oméga-3 qu'il engendre : notamment ceux des huiles de poisson, EPA et DHA. Certains végétaux apportent des acides gras oméga-3 sous forme d'ALA, dont l'action n'est pas moins remarquable que celle de l'EPA et du DHA. L'ALA et l'EPA ne sont pas biologiquement équivalents, bien que le premier soit le précurseur métabolique du second.

Gloire aux huiles de colza et de noix !

« Savez-vous que le colza ouvre sur le cardio-vasculaire ? »

Philippe SOLLERS, *Le Cœur absolu.*

Dans un premier temps, mettons donc à l'honneur le rôle spécifique de l'ALA, d'autant qu'il a été négligé ! Y compris chez les Esquimaux, réputés pour leur résistance à la maladie coronaire. Car ils bénéficient, dans leurs globules rouges, d'un niveau trois ou quatre fois plus élevé d'ALA que leurs compatriotes canadiens (ceux de Vancouver dans l'étude en question). Ils ont donc une consommation élevée d'ALA, ne provenant pas que des poissons (qui en sont généralement pauvres, quoique quelques-uns, comme le hareng, en contiennent jusqu'à 5 %), mais des mammifères marins.

Ensuite, braquons le projecteur sur les populations qui ont le privilège de la plus grande longévité, les Japonais (ceux vivant sur la côte, et non à l'intérieur des terres) et les Crétois : toutes deux consomment beaucoup d'ALA (et d'ailleurs peu de graisses saturées). Les Japonais trouvent cet acide dans les huiles de colza (36 % de leur consommation) et de soja (35 %), ainsi que dans une variété locale l'huile de périlla. En Crète, la réduction de la mortalité cardio-vasculaire culmine à 95 %, comparée aux autres pays du pourtour de la Méditerranée (Corfou, Italie, Yougoslavie), et à 98 %, par rapport à l'Europe du Nord (Hollande, Finlande). Or le sang crétois contient trois fois plus d'ALA que celui des Hollandais ! En Crète, l'ALA provient en grande partie des noix et de leur huile, tout autant que des légumes, de salades telles que le pourpier, des fromages de brebis ou de chèvre, des œufs, des lapins et des escargots. Cet apport alimentaire en ALA (0,6 à 1 % des calories) lui permet de s'accumuler dans le plasma sanguin, pour être transformé dans le foie en EPA et en DHA, si le besoin s'en fait sentir. Après enquêtes alimentaires poussées, il a été montré que la protection exceptionnelle des habitants de cette île trouve bien sa source dans les habitudes alimentaires. Elles ont pour spécificité, outre les aliments riches en ALA, une consommation élevée de pain, de légumes secs et verts, de fruits et d'huile d'olive, une dégustation modérée de poissons et de vin rouge, mais faible en viande.

Globalement, seul l'ALA est inversement relié aux infarctus du myocarde non mortels. Une augmentation de 1 % de l'ALA dans l'alimentation induit une réduction de 40 % des risques d'infarctus non mortels.

Après observation des populations, qu'en est-il de la capacité d'intervention ? En effet, au sein de la région méditerranéenne, dont le bénéfice alimentaire relève partiellement de la consommation d'huile d'olive, se distingue donc le paradoxe crétois, avec ses oméga-3. Pour prouver qu'ils sont les véritables clefs du succès, encore a-t-il fallu réaliser une étude d'intervention. C'est-à-dire qu'une population a reçu dans son alimentation des oméga-3 en quantités équivalentes à ce que consomment les Crétois, avant d'être assignée en observation. Cela fut précisément mis en pratique lors de *l'étude dite de Lyon*, conduite sous la houlette de Serge Renaud et de Michel de Lorgeril.

Quelques semaines après leur premier infarctus, 605 patients lyonnais ont été sélectionnés et répartis en 2 groupes. L'un était constitué des témoins. L'autre était qualifié d'expérimental, car ses membres recevaient l'alimentation particulière, adaptation du régime crétois, obtenue en prodiguant des conseils dans le choix des aliments. Encore plus de pain, de légumes verts et secs, de poissons ; des fruits tous les jours, moins de viande ; ni beurre ni crème, mais à la place une margarine spécialement fabriquée pour l'occasion, riche en ALA car élaborée avec de l'huile de colza, elle-même exclusivement recommandée avec celle d'olive. Tandis que le groupe témoin consommait essentiellement les huiles de tournesol et de maïs, et les margarines du commerce d'alors.

La conclusion fut spectaculaire ! La mortalité de toutes causes, décès cardiaques et infarctus non mortels, fut réduite de 70 à 76 % au sein du groupe recevant l'ALA. De plus, le nombre de tous les événements cardio-vasculaires additionnels suivis d'une hospitalisation (angor instable, insuffisance cardiaque, accidents vasculaires cérébraux, thrombo-embolies) fut également abaissé dans les mêmes proportions. Au bout des 2 ans, le résultat s'est révélé particulièrement probant : le nombre d'infarctus a été divisé par 3 et la mortalité par 5. La preuve irréfutable de l'intérêt de l'ALA a ainsi été apportée. Ces résultats ont d'ailleurs été confirmés aux États-Unis.

Cette étude, véritable intervention nutritionnelle, montre même que l'ALA est plus efficace que la pharmacopée ! En effet, la protection contre les accidents cardio-vasculaires se manifestait déjà après 2 mois de régime.

Alors qu'avec les médicaments diminuant les lipides du sang (hypolipémiants), il faut patienter de nombreux mois, voire des années, avant d'amorcer toute réduction des récidives et de la mortalité. D'autant que ce bénéfice ne pouvait être attribué à une réduction de l'athérosclérose, étant donné qu'il est inimaginable de réduire les plaques en si peu de temps, puisqu'elles sont relativement inertes, hypothèse corroborée par l'observation de la similitude des teneurs en lipides du sang dans les deux groupes. Quels sont donc les mécanismes qui mériteraient d'être mis en exergue pour rendre compte de ces résultats ? Tout d'abord l'amélioration de la fréquence des battements du cœur. En effet, une action qui se manifeste dès la première année doit impliquer vraisemblablement une régulation du rythme cardiaque ; sachant qu'un indice expérimental existe : l'huile de colza est plus efficace que l'huile de poisson, pour prévenir les arythmies chez le rat. Deuxième mécanisme d'intérêt considérable : la thrombose. Cette rapidité d'action la désigne, puisque les artères se bouchent moins, ou plus difficilement. De quoi s'agit-il ? De la formation des caillots, tout simplement.

En pratique médicale, la *thrombose*, la *formation de caillots*, constitue un mécanisme responsable de la dangerosité (la morbidité) et de la létalité de l'athérosclérose ; d'autant que le point de départ du « bouchon », dénommé thrombus par les médecins, dépend de l'activité d'agrégation des plaquettes du sang, qui est malheureusement accrue chez les malades athéroscléreux. La croissance de la plaque d'athérome représente le socle du processus thrombotique ; l'agrégation des plaquettes constitue une modalité fondamentale qui s'ajoute et s'avère redoutable. Elle est associée à la coagulation, toujours dangereuse si elle est excessive, surtout lorsqu'elle se forme à l'intérieur des vaisseaux sanguins.

L'hypothèse n'est pas véritablement révolutionnaire, car l'effet spécifique de l'ALA dans le cadre de la prévention de la thrombose a été formulé... il n'y a pas moins de 40 ans ! Il fut alors observé que la réduction de l'adhésion plaquettaire pouvait être obtenue par l'ingestion d'huile

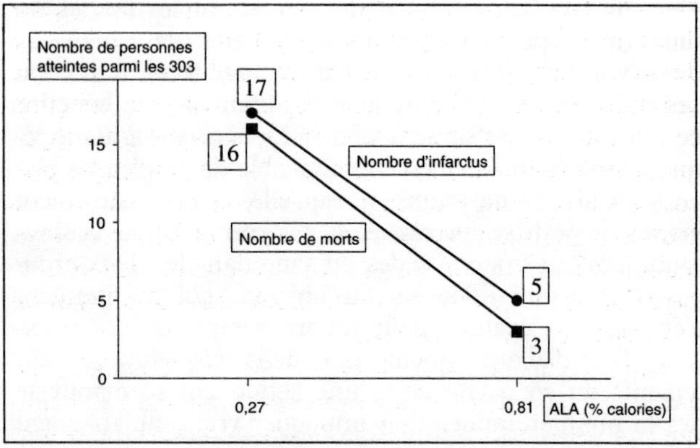

(D'après Lorgeril) Étude sur 2 ans, régime enrichi en utilisant une margarine contenant 4,8 % de ses acides gras sous forme d'ALA (avec un profil général similaire à celui de l'huile d'olive).

Régime méditerranéen riche en ALA
et maladie cardio-vasculaire

de soja, mais pas de celle de maïs, pauvre en oméga-3. Ces résultats ont été reproduits ultérieurement avec de l'huile de lin, qui contient 53 % d'ALA. La preuve finale a même été apportée en utilisant de l'ALA purifié. Mais, point particulièrement intéressant, l'huile de foie de morue (dépourvue d'ALA, mais contenant ses dérivés EPA et DHA) ne s'est pas révélée aussi probante. Le poisson n'est donc pas la panacée ; l'huile de colza (ou de noix) doit absolument être au menu, chez nous absolument.

Pour expliquer ces résultats, il faut toutefois évoquer des choix contradictoires dans les mécanismes d'action possibles des oméga-3, tous deux valables et pertinents. En d'autres termes, avec l'un, on améliore les mécanismes qui évitent l'agrégation ; alors qu'avec l'autre on diminue d'autres processus qui la favorisent. En effet, l'efficacité biologique et pharmacologique peut résider soit dans l'augmentation d'un mécanisme antiagrégant (ce que réalise l'ALA), soit dans la diminution d'un autre qui est pro-agrégant (avec l'EPA et le DHA : les huiles de poisson diminuent l'agrégation plaquettaire). *A contrario*, à l'opposé de l'ALA quant à son action, l'acide linoléique, le chef de la famille oméga-6, induit une hyperactivité plaquettaire, ce qui est manifestement défavorable. Ces résultats expliquent pourquoi l'augmentation de l'acide linoléique préconisé dans l'alimentation (les oméga-6 des margarines proposées en remplacement du beurre, et la surconsommation d'huile de tournesol) n'a pas abouti depuis plusieurs décennies aux succès escomptés dans la prévention des maladies cardio-vasculaires !

Autre qualité de l'ALA : il évite l'enfer de l'*attaque*, c'est-à-dire qu'il prévient l'infarctus cérébral (on le dit ischémique, car une région du cerveau est asphyxiée, par défaut d'irrigation sanguine). Ce drame implique environ 75 % des AVC, accidents vasculaires cérébraux, les autres catastrophes étant les hémorragies cérébrales ou les ruptures d'anévrisme. Or les globules rouges de patients déclarant un infarctus cérébral contiennent moins d'ALA ! Dans l'étude de Lyon, 4 sujets ont fait un accident vasculaire cérébral dans la population témoin, contre aucun dans le groupe recevant de l'ALA. Ailleurs, en Finlande, en l'espace de 20 ans, la consommation de fruits a été multipliée par 2, celle de légumes par 3, le lait écrémé ou demi-écrémé a été utilisé par 80 % de la population, le beurre a été remplacé par de la margarine, formulée avec de l'huile de colza, elle-même utilisée par ailleurs comme huile de cuisine ; la consommation de poisson et de fromage a augmenté. P. Pietinen, d'Helsinki, observe que ce retour à un bon équilibre alimentaire chez les Finlandais induit une diminution miraculeuse des accidents vasculaires cérébraux, de 66 % chez les hommes et de 60 % chez les femmes. Cet exploit constitue l'heureux rapprochement du régime méditerranéen, en particulier dans son contenu en ALA. Comme un bonheur n'arrive jamais seul, il est à noter que les deux études, de Lyon et de Finlande, montrent que l'intervention nutritionnelle diminue de surcroît les cancers.

Évidemment, l'ALA n'est pas le seul héros ! Par exemple, une protection du cœur et des vaisseaux provient des fruits et des légumes. L'acide folique (c'est-à-dire la vitamine B9) ainsi qu'une consommation très modérée et régulière d'alcool ont aussi un effet bénéfique ; en revanche, une forte ingestion d'alcool multiplie par 10 le risque d'infarctus cérébral. Exercice favorable : lever très modérément le coude, mais régulièrement. Quotidiennement, oui à l'unique verre de vin par repas et à 30 minutes de marche rapide ; mais absolument non à une bouteille et 2 heures de jogging tous les dimanches, sans rien pendant la semaine !

Pour pacifier le tout, l'ALA assure des *battements cardiaques* et un *pouls* réguliers ! Il contribue à éviter l'arythmie, une rupture de la régularité du rythme cardiaque, qui se met à battre une chamade redoutable, précédant sa reddition. Elle constitue la cause principale de mort subite pour motifs cardio-vasculaires, représentant environ 50 % des décès d'origine cardiaque chez les sujets n'ayant pas d'antécédents cardio-vasculaires. Elle cause en France 50 000 morts par an, survenant moins d'une heure après l'infarctus. En d'autres termes, environ un tiers des victimes d'infarctus n'arrivent pas vivantes à l'hôpital ! Sur le plan anatomique, la diminution de l'irrigation sanguine induit une arythmie ventriculaire maligne avec soit tachycardie (le rythme s'accélère considérablement), soit fibrillation (il n'y a plus de rythme, les battements sont complètement désordonnés sinon anarchiques, du fait de contractions désorganisées de fibres musculaires du cœur). Les deux crises induisent une perte de l'efficacité de la « machine » ventriculaire, d'où un collapsus général circulatoire, c'est-à-dire un effondrement de la circulation sanguine, dû à la déficience de la pompe cardiaque. Ce qui entraîne immanquablement une réduction catastrophique de l'approvisionnement en oxygène et en énergie des organes vitaux, comme le cerveau et le cœur.

Tous ceux qui ont vu *Urgences* à la télévision ou, mieux car bien réel, le reportage réalisé aux urgences de l'hôpital de Grenoble pour M6 ont mémorisé le caractère spectaculaire d'opérations de sauvetage, avec ces défibrillateurs qui envoient des chocs électriques soulevant par spasmes impressionnants le malade sans connaissance. Leur nombre serait réduit si la population consommait de plus grandes quantités d'ALA.

Quel pourrait-être le mécanisme d'action ? Électrique ? Oui, dans la mesure ou l'effet antiarytmique de l'ALA peut résulter d'une élévation du seuil induisant la fibrillation ventriculaire. Car l'ALA améliore l'électrophysiologie des cellules musculaires cardiaques : elles deviennent plus stables. D'ailleurs, les organes travaillant sous l'impulsion de conductions électriques sont les plus riches en oméga-3 (le cerveau, le cœur) ; par comparaison entre diverses espèces, plus la fréquence des battements est grande, plus riche est le contenu cardiaque en oméga-3.

Dans l'étude de Lyon, l'utilisation de margarine à l'huile de colza, sur les 2 ans de l'intervention, a évité toute mort subite, alors que 8 furent à déplorer dans le groupe témoin. Ailleurs, une population de 73 283 femmes américaines, suivies de manière prospective pendant 10 ans, a fourni des résultats similaires. C'est bien l'ALA qui agit, car les autres facteurs de risque ont été écartés dans le calcul : l'âge, le tabagisme, l'histoire familiale d'infarctus du myocarde, l'utilisation d'hormones lors de la ménopause, l'hypertension, le diabète et l'hypercholestérolémie. Dans la gigantesque étude réalisée sur des infirmières des États-Unis, le risque d'incident coronaire fatal est diminué de moitié chez celles qui consomment le plus d'ALA par rapport à celles qui en consomment le moins ; l'huile de la vinaigrette joue un rôle important si elle est consommée plus de 5 à 6 fois par semaine, l'utilisation de vitamine E en complément améliore encore les résultats. Tel est l'un des pragmatiques enseignements de cette étude. Une fois de plus, c'est l'huile de colza qui est à l'honneur. Il est à noter que, outre le régime méditerranéen, l'aspirine est elle aussi efficace.

Bien entendu, le décryptage de ces effets passe par l'expérimentation animale : souris et rats ont été sacrifiés

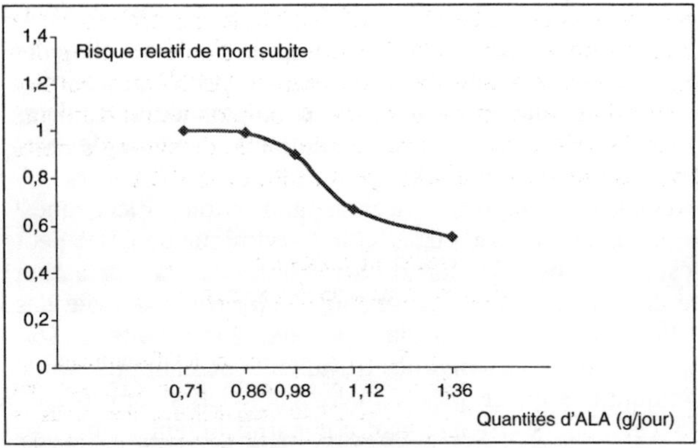

Risque de mort subite cardio-vasculaire
en fonction de la consommation d'ALA

D'après Hu et coll., 1999. Dans cette étude, la population a été divisée en 5 groupes (les quintiles), en fonction de leur consommation d'ALA. Sur chacun a été déterminé le risque de mort subite. Le résultat est parlant de lui-même.

sur l'autel de la sauvegarde de la vie humaine. Ainsi, l'arythmie est reproduite grâce à des occlusions artérielles suivies de reperfusions. Nourrir des animaux avec de l'huile de colza réduit l'arythmie, la fibrillation ventriculaire et la mortalité. L'huile de soja n'est pas efficace, probablement en raison de sa forte teneur en oméga-6. De plus, toujours chez le rat, l'ALA est plus actif que l'EPA ou le DHA.

Le cœur n'est pas seul concerné par l'ALA, les *artères* le sont aussi ! En ce qu'il permet une meilleure élasticité de la paroi des vaisseaux sanguins. En effet, dans la maîtrise de la qualité de la circulation sanguine, l'élasticité, ou mieux, la compliance (qui mesure la capacité à revenir à l'état antérieur après une distorsion) constitue un paramètre important. Quand elle diminue, le risque cardio-vasculaire augmente. En Australie, P. Nestel a clairement démontré que l'utilisation d'une margarine enrichie en

ALA accroît considérablement l'élasticité des artères, en la multipliant presque par 2, y compris d'ailleurs chez des diabétiques, qui souffrent souvent de problèmes cardio-vasculaires. Incidemment, l'huile de poisson réduit d'ailleurs aussi la « dureté » des artères ; exemple de synergie entre l'ALA d'une part et d'autre part l'EPA et le DHA.

Huiles de poisson : d'authentiques médicaments

> « Le rôle du renne envers les Esquimaux : ce précieux animal arrache pour eux, sur des roches désertiques, des lichens, des mousses qu'ils ne sauraient ni découvrir, ni utiliser, mais qui, une fois digérés par le renne, deviennent pour les habitants de l'Extrême Nord un aliment assimilable. »
>
> Marcel PROUST, *À la recherche du temps perdu.*

Pour prévenir d'abord, guérir ensuite si nécessaire, faut-il avantager l'ALA, l'EPA ou le DHA ? Ou bien les trois ensemble ? En pratique, chacun offre sa part de gloire. Comme le prouve une étude d'intervention secondaire (c'est-à-dire portant sur des personnes ayant déjà fait un incident cardio-vasculaire) dirigée par R. Singh. Elle a duré 1 an et enrôlé 120 patients en Inde, pour montrer que l'huile de moutarde (riche en ALA, 2,9 grammes par jour) et l'huile de poisson (1,08 gramme par jour d'EPA) réduisent le risque cardiaque, qu'il s'agisse d'arythmie, de dilatation ventriculaire, d'angine de poitrine. L'ALA élimine un risque, l'EPA et le DHA en écartent un autre.

Qu'en est-il donc spécifiquement des poissons et de leurs oméga-3 ? En fait, rappelez-vous, occasion supplémentaire, que ce sont des études épidémiologiques, réalisées chez certains peuples, qui ont mis en évidence pour la première fois l'utilité des huiles de poisson. Avec les observations des Danois J. Dyerberg et H. Bang, les Esquimaux ont tracé la voie : ils ignorent les maladies cardio-vasculaires obstructives (de type athérosclérose), car ils mangent beaucoup de poisson gras. Ils sont en outre très protégés contre certaines maladies dermatologiques (en particulier le psoriasis qui touche quand même 1 Français sur 10), et certaines affections allergiques et inflammatoires.

Les premières observations faites sur les Esquimaux ont été ensuite confirmées sur d'autres populations du globe. Puis des dizaines d'études ont corroboré cette formidable découverte ; elles ont porté sur des expérimentations animales et des essais cliniques sur l'homme. Elles ont clairement montré que la consommation de poisson gras protège contre les maladies cardio-vasculaires ischémiques, en d'autres termes des infarctus. En conséquence, souvenez-vous que l'huile de chair de poisson a constitué un médicament remboursé par la Sécurité sociale. Mais il se trouve toujours un quidam pour produire une étude réfutant les meilleurs résultats. Avec succès médiatique de surcroît, car il est spectaculaire de mettre en doute, sur une petite étude, une multitude d'autres travaux. Ce genre de travail est souvent modérément utile. Refaire étant toujours faire, de nouvelles analyses s'ajoutent obligatoirement aux anciennes pour entériner un résultat renforçant un travail, qui confirme lui-même la trouvaille initiale. Les Russes et leurs Sibériens n'étant pas encore entrés dans la danse, des sous-groupes d'autochtones, d'Esquimaux ou d'Inuits, sont donc re-re-re-examinés. La première au Danemark, la suivante au Canada. Avec toujours le même succès. Ainsi, une étude réalisée en 2003 au Québec montre que multiplier par 12 la quantité d'EPA et de DHA dans les aliments divise par plus de 2 le risque cardio-vasculaire. Il s'agit d'Esquimaux modernes, vivant avec leur temps, tout en ayant gardé quelques coutumes culinaires : ils ne vivent plus dans des igloos, ont troqué la lampe à huile contre des ordinateurs reliés évidemment à Internet, leurs traîneaux à chiens relèvent du musée, car remplacés par de surpuissantes motoneiges, qu'ils dirigent éventuellement avec le GPS. Mais ils mangent toujours du poisson, certes en quantités moindres que leurs parents et ancêtres. Mais suffisamment pour que cela reste efficace.

Les huiles de poisson sont donc manifestement actives pour réduire le risque de mort subite. Parmi 100, je tiens à citer 2 études : DART (Diet And Reinfarction Trial) et GISSI (Gruppo Italiano per lo Studio della Sopravvivenza nell'Infarto miocardico). L'étude DART, portant sur plus de 2 000 hommes qui ont survécu à un infarctus du myocarde, montre que ceux qui mangent du poisson bénéficient d'une diminution de la mortalité de 29 % ; résultat conforme d'ailleurs à la gigantesque étude des infirmières et médecins américains : Christine Albert a suivi 20 551 médecins américains âgés de 40 à 84 ans, pour découvrir que le risque de mortalité subite est divisé par 5 chez ceux qui ont le plus fort taux d'oméga-3 dans le sang, en proportion de ce qu'ils en ont mangé ! L'étude GISSI a utilisé des acides gras purifiés (quotidiennement 570 milligrammes EPA et 290 milligrammes DHA, sous forme d'esters éthyliques, avec 300 milligrammes d'alpha-tocophérol synthétique) ; le résultat est spectaculaire, montrant une réduction considérable de la mortalité (de 30 %), surtout subite (de 45 %).

D'autre part, le poisson, comme l'ALA du colza, prévient aussi les redoutables *hémorragies cérébrales*. D'après H. Iso, ceux qui en consomment au moins 5 fois par semaine courent presque 2 fois moins de risques que ceux qui en absorbent de 1 à 3 fois par mois !

Tout le monde sait qu'il faut manger du poisson, beaucoup de personnes savent même pourquoi ; mais le passage à l'acte semble difficile. C'est ce que démontre une enquête canadienne, réalisée auprès d'adolescents. En effet, 89 % d'entre eux pensent que manger du poisson est bénéfique pour la santé, 59 % que cela prévient les maladies cardio-vasculaires, 29 % l'inflammation et 25 % les cancers. La plupart savent que les oméga-3 sont d'origine marine et peuvent se trouver dans le saumon (67 %), le thon (46 %), le maquereau (30 %), la morue (36 %), mais seulement 36 % d'entre eux ont une idée des quantités qu'il convient d'absorber. L'information est fournie par les parents dans 58 % des cas. En revanche, seulement 1/3 des ados consomment du poisson 1 fois par semaine et 29 % une

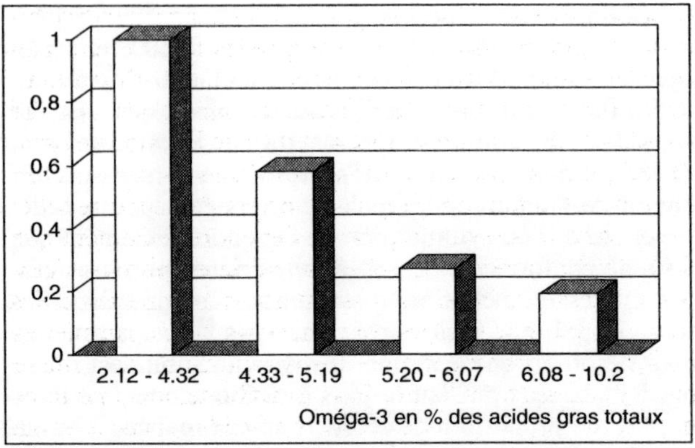

D'après Albert, 2002.

Risque de mort subite cardio-vasculaire
selon la concentration en oméga-3 totaux dans le sang

seule fois par mois ! La répulsion (22 %) et l'allergie (3 %) sont les principales raisons d'exclusion. Par ailleurs, la consommation d'ALA est supérieure chez les garçons (0,38 gramme par jour) que chez les filles (0,31 gramme par jour) ; ce qui représente 30 % des RDA (*recommended dietary allowances*, les apports nutritionnels conseillés de chez eux) pour les garçons et 29 % pour les filles. Les Françaises et les Français ne font malheureusement pas mieux, comme ce sera expliqué dans quelques pages.

Puisqu'on néglige les poissons gras, les gélules les remplacent. En effet, depuis plus de 10 ans, les huiles de poisson sont médicalement utilisées avec succès dans la prévention et le traitement de nombreuses pathologies, au premier rang desquelles les maladies cardio-vasculaires. Elles constituent un lien entre la nutrition, la physiologie, la pharmacologie et la pathologie. En gélules, la constance de leur composition, garantie par le producteur, représente un atout important.

Parmi les paramètres biologiques fondamentaux facilement quantifiables, l'effet majeur des huiles de poisson est d'abaisser la teneur des *triglycérides* du sang (la triglycéridémie). C'est d'ailleurs à ce titre qu'elles figurent au rang des médicaments dans le dictionnaire Vidal. Des centaines de publications scientifiques et médicales ont été consacrées à cette prescription, tant sur les modèles animaux que pour présenter des essais cliniques réussis chez l'homme. D'autant que la maladie artérielle peut être indépendante du cholestérol, pour ne dépendre seulement que de la triglycéridémie. En effet, selon de nombreuses études épidémiologiques rétrospectives et prospectives, les triglycérides et le cholestérol représentent des paramètres biologiques fondamentaux à mettre en cause, facilement quantifiables par ailleurs. Plus spécifiquement, pour ce qui concerne les transporteurs des lipides dans le sang, c'est-à-dire les lipoprotéines, l'effet des huiles de poisson est de diminuer les triglycérides liés aux VLDL et aux chylomicrons. L'action est particulièrement nette chez les femmes sous œstroprogestatifs.

Le bénéfice profite aussi à la *pression sanguine* et aux parois des vaisseaux. Mais, tout d'abord, en quoi la tension est-elle dangereuse ? Parce que nombre d'accidents cardio-vasculaires sont strictement provoqués par la rupture d'une plaque d'athérome. Or, bien que ce soit le déséquilibre alimentaire qui ait engendré cette plaque catastrophique, c'est le « coup » de tension qui l'a détachée. L'un des dangers de l'excès de sel se situe précisément à ce niveau.

Or les huiles de poisson produisent un effet hypotenseur encore inexpliqué, d'autant que les mécanismes impliquant les régulations de la souplesse des vaisseaux (que l'on dénomme la « vasodilatation ») sont extrêmement complexes. Les deux partenaires du « tuyau » interviennent : ses cellules endothéliales et ses cellules musculaires. Pour le moment, on sait que les huiles de poisson modulent la pression sanguine et la contractilité vasculaire, au moins chez le primate. Plus précisément, une expérimentation a montré que le DHA, mais pas l'EPA, augmente l'effet vasodilatateur et diminue la réponse de vasoconstriction dans la microcirculation sanguine.

L'équipe hollandaise de Marianne Geleijnse a réalisé une compilation de toutes les publications scientifiques et médicales consacrées à l'homme. Elle conclut que les oméga-3 sont définitivement efficaces pour abaisser la pression sanguine. Pas moins de 90 essais différents ont été répertoriés, parmi lesquels 36 ont été retenus car répondant à toutes les exigences les plus sévères des statisticiens. Le résultat montre que la pression systolique est abaissée de 2,1 millimètres de mercure, la diastolique de 1,7 millimètre.

Grâce aux oméga-3, les vaisseaux sanguins sont donc meilleurs ; leur réparation peut, elle aussi, s'en trouver améliorée après une *intervention chirurgicale*, notamment après un infarctus ! Comment l'expliquer ? Quand une artère du cœur se bouche, le chirurgien ôte la portion obstruée, pour la remplacer par un fragment de veine, le plus souvent. L'opération se dénomme angioplastie coronaire. La revascularisation est meilleure après supplémentation avec de l'huile de poisson, probablement parce qu'elle réduit l'inflammation des cellules qui reconstituent les vaisseaux sanguins. Cet effet profite aussi à d'autres organes. Par exemple, une atteinte rénale touche de jeunes adultes, la néphropathie (dont la caractéristique majeure est d'être à immunoglobulines A), c'est-à-dire la glomérulonéphrite la plus commune au monde ; elle présente des signes cliniques variables impliquant une atteinte progressive des reins, qui se termine par une insuffisance rénale dans 20 à 40 % des cas. Les traitements prolongés par les oméga-3 ralentissent la progression de la maladie, probablement en réduisant l'inflammation rénale et en évitant dans une certaine mesure la destruction des structures de l'organe, les glomérules (l'unité morphologique et fonctionnelle du rein est le néphron, constitué des glomérules et de tubules ou tubes urinifères). Le bénéfice est donc considérable : améliorer la qualité de vie, retarder la greffe. Une étude allemande a établi que la supplémentation avec des huiles de poisson diminue le taux d'infection après une intervention chirurgicale et réduit le temps de séjour des patients. Une meilleure microcirculation sanguine grâce aux oméga-3 est évoquée.

Médecine de l'extrême, presque : une perfusion d'oméga-3 protège les patients équipés de défibrillateurs, implantés chez eux en permanence. L'Allemand R. Schrepf pense qu'ils pourraient constituer une alternative intéressante aux antiarythmiques traditionnels, notamment pour éviter leur toxicité.

Pour rester encore un instant en compagnie des vaisseaux sanguins : il faut favoriser tout ce qui peut éviter qu'ils ne se bouchent. Or la *thrombose* est elle-même diminuée par les huiles de poisson. Nous avons vu que l'ALA était très efficace aussi. ALA, EPA et DHA, même combat ! Tout va mieux pour le contenant et le contenu !

Enfin, les oméga-3 sont impliqués dans la lutte contre les effets pervers de l'*inflammation*. Celle-ci constitue un ensemble de phénomènes réactionnels qui se produisent en un point irrité ou agressé par un agent pathogène, quelle que soit sa nature. Habituellement, elle se caractérise par 4 symptômes : chaleur, rougeur, douleur et tuméfaction. Chacun le sait bien. Il s'agit d'un processus de défense normal de l'organisme, qui évolue parfois de manière excessive, au point de déclencher des maladies. Le médecin s'y oppose avec des médicaments qualifiés d'anti-inflammatoires, certains sont stéroïdiens (la cortisone en est un), d'autres non stéroïdiens (l'indométacine, et même la formidable aspirine). L'inflammation anarchique peut, par exemple, détruire les articulations : c'est l'arthrite. À ne pas confondre avec l'artérite, qui est une lésion inflammatoire ou dégénérative des parois des vaisseaux sanguins, aboutissant à leur épaississement, leur rigidification et leur oblitération. L'arthrose, quant à elle, est une affection dégénérative et inflammatoire des articulations, avec lésions et destructions du cartilage et de l'os. Dans les 3 cas, les oméga-3 sont intéressants, à des degrés divers.

Parmi les 3 oméga-3, l'EPA serait le plus efficace, semble-t-il. Car, pendant le traitement de l'inflammation par l'huile de poisson, son EPA entre en compétition avec le métabolisme de l'ARA, ce qui induit une moindre production de substances inflammatoires et chimio-actives. Car l'ARA est un oméga-6 dont les dérivés sont pro-inflammatoires, ce qui est pour le moins peu intéressant ; tout ce qui le contrarie est bon à prendre, ce que fait précisément l'EPA. La théorie inflammatoire de l'athérosclérose est donc à prendre en compte, outre les théories lipidiques et infectieuses.

D'autres mécanismes expliquent l'efficacité des huiles de poisson. Ainsi, la *peroxydation* est diminuée, écartant un véritable rancissement des structures biologiques. Par exemple, l'incorporation d'EPA dans les membranes des plaquettes sanguines y accroît la concentration en *antioxydant*, les protégeant contre les radicaux libres et réduisant leur agrégabilité, diminuant conjointement le risque de thrombose. Par ailleurs, les oméga-3 pourraient constituer par eux-mêmes de véritables protecteurs.

Que sont donc ces peroxydations, que sont les radicaux libres ? La vie nécessitant l'emploi obligatoire de l'oxygène en quantités importantes, il n'est pas surprenant que les mécanismes qui assurent son utilisation génèrent des sous-produits ; il s'agit principalement de substances « superoxygénées » ou « peroxydées ». Or certaines sont extrêmement toxiques. Ce sont par exemple des entités chimiques dénommées « radicaux libres », très agressifs du fait précisément de leur pouvoir oxydant. Ils sont par ailleurs également générés par d'autres processus, telles les radiations. Heureusement, de nombreuses molécules les neutralisent, elles servent donc d'antioxydants. Un déséquilibre entre les pro-oxydants et les antioxydants s'appelle précisément le « stress oxydatif ». Les micronutriments indispensables intervenant directement dans cette lutte sont les vitamines E et C et certains oligoéléments comme le sélénium, le cuivre, le zinc et le manganèse. Mais ce peuvent également être des caroténoïdes, des polyphénols et des tanins ; c'est-à-dire d'autres micronutriments, qui, eux, sont dits non indispensables. Ce qualificatif est mérité, car leur absence dans l'alimentation n'induit pas la mort, ni même de graves maladies ; en revanche, de spectaculaires découvertes récentes montrent que la qualité de la vie peut être altérée par leur déficit. Ne pas oublier qu'une simple bouffée de cigarette contient 10^{15} radicaux organiques ! Il est difficile d'imaginer plus polluant, plus toxique dans l'air respiré...

CHAPITRE V

La peau, les os et le reste

Oméga-3 et ossification

> « Nos os plient, courbés, déjetés, par la trop faible nourriture qui ne fait que tromper la faim ; ils sont ramollis, chancellent. »
>
> Jules MICHELET, *La Mer nourricière*.

De manière inattendue, les os et les articulations sont directement concernés par les oméga-3 ! Pour le prouver, Paola Albertazi a réalisé une analyse approfondie des quelques publications scientifiques et médicales sur le sujet, pour conclure que l'augmentation du rapport oméga-3 sur oméga-6, c'est-à-dire l'accroissement des oméga-3, exerce un effet bénéfique sur l'ossification. Ce n'est pas une totale surprise, car les adipocytes et les cellules osseuses partagent une même origine embryologique. En culture de cellules, *in vitro*, il est possible de transformer des ostéoblastes en adipocytes ! Les cellules qui fabriquent l'os sont les « ostéoblastes » ; celles qui le détruisent, les « ostéoclastes ». Il doit régner un équilibre entre elles ; si les secondes prédominent, la déminéralisation est au rendez-vous. Impliquer les graisses dans l'ossification n'est pas nouveau, car on sait qu'elles modulent l'ossification depuis... 1931. Il a néanmoins fallu attendre 1965 pour observer que le déficit en acides gras indispensables (que l'on savait tout juste être des oméga-3 et des oméga-6) induit une perte de la matrice osseuse, une réduction du cartilage et une déminéralisation. L'avantage se situe aussi en amont et en aval : la supplémentation en oméga-3 et oméga-6 améliore l'absorption du calcium au niveau des intestins – et réduit son excrétion au niveau des reins. En fait, une égalité des oméga-3 et des oméga-6 constitue l'indice le plus favorable à la minéralisation. Pour l'Américain de Lafayette S. Reinwald, complémenter en oméga-3 restaure le bon rapport oméga-6/oméga-3 et rétablit une ossification qui était compromise !

Chez l'animal, des fractures osseuses pathologiques ont été observées à la suite de déficience en oméga-3 et oméga-6, sans pouvoir les éviter à l'aide d'un simple traitement avec la vitamine D. Les oméga-3 ont même une influence favorable sur la solidité de l'implantation des dents dans les gencives. Chez le rat, la diminution de 80 % de l'activité des ostéoclastes, qu'ils induisent, réduit les mouvements des dents de 60 % (d'après Iwami-Morimoto, du département d'orthodontie d'Hiroshima).

Une étude française réalisée à Montpellier, par P. Requirand, a porté sur 150 patients, dont 78 souffraient de perte osseuse autour des dents, mesurée par radiographie. Constatation de grand intérêt : le sang de ces derniers contient moins de DHA ! L'huile de poisson aurait donc des indications dans les pathologies ostéo-articulaires !

Les os sont donc intéressés par les oméga-3, mais qu'en est-il donc des articulations ? Une pathologie fréquente et invalidante est la *polyarthrite rhumatoïde*, maladie chronique caractérisée par des manifestations articulaires inflammatoires, frappant de préférence les extrémités des membres. Elle procède par poussées, accompagnées de fièvre. Elle affecte l'état général et entraîne douleurs, déformations et attitudes vicieuses de certaines articulations, conduisant à une véritable impotence. Cette maladie frappe beaucoup les femmes au moment de la ménopause, le froid humide aggrave son évolution.

Comme de nombreuses études attestent de l'effet favorable des huiles de poisson sur les processus inflammatoires, l'arthrite rhumatoïde est donc concernée. Les doses et les délais d'action, après administration des huiles, varient selon les médecins, leurs patients et les populations. Toujours est-il qu'une consommation journalière minimale de 3 grammes d'EPA + DHA semble nécessaire pour être efficace. Ce qui représente quotidiennement tout de même plus de 100 grammes de sardine ou de maquereau frais. Pas rédhibitoire !

Toutefois, il persiste certaines zones d'ombre. Tout d'abord, pourquoi seules certaines populations avides de poisson sont protégées contre la maladie, alors que d'autres ne le sont pas, comme les Scandinaves ? Ensuite, pourquoi, chez certains patients traités avec des huiles de poisson, la maladie continue-t-elle à évoluer, mais à plus bas bruit, avec beaucoup moins de sévérité ? Ensuite, pour quelles raisons tous les patients ne répondent-ils pas aux oméga-3 ? Enfin, comment se fait-il que les doses d'huiles efficaces correspondent à des quantités de poisson supérieures à celles des doses courantes chez les populations indemnes de la maladie ? Un élément de réponse à certaines de ces questions est fourni en insistant une fois de plus sur la concurrence entre les oméga-3 et les oméga-6. En effet, de nombreuses observations en expérimentation animale, comme en clinique humaine, convergent pour prouver que trop d'oméga-6 devient dommageable, car antagoniste. Toujours le problème de l'équilibre entre les oméga-3 et les oméga-6 !

Incidemment, il est véritablement pertinent et opportun d'enrichir une huile multi-usage (c'est-à-dire utilisable en assaisonnement comme à la cuisson) avec de la *vitamine D*, ce qui est maintenant le cas d'Isio 4, du fait même de ses caractéristiques physico-chimiques : la vitamine est un lipide, qui se dissout donc dans d'autres graisses, que sont les huiles végétales. L'huile de foie de morue ou de flétan en constitue un exemple bien connu ; elle est certes riche en oméga-3, mais aussi en vitamines D et A. Physiologiquement et culinairement parlant, le plus efficace est de rajouter des morceaux de fromage dans la salade composée assaisonnée avec Isio 4, afin de bénéficier de la synergie du calcium et de la vitamine D. Incidemment, la supplémentation du lait avec la vitamine D est une innovation tout aussi intéressante, pour une autre raison : le calcium s'y acoquine avec la vitamine. Mais quel est l'intérêt d'une supplémentation en vitamine D, quasi obligatoire ?

Parce que la vitamine D dont l'être humain dispose trouve son origine dans deux sources radicalement différentes : la fabrication par la peau et les aliments. Malheureusement, double insuffisance, la peau est largement improductive, alors que les aliments riches en vitamine D sont négligés. La fabrication dermatologique de vitamine D varie selon les conditions climatiques, les habitudes alimentaires et vestimentaires ; elle s'effectue dans les couches profondes du derme, sous l'action des rayons ultraviolets de la lumière solaire (UV B). Les stérols naturellement présents dans l'organisme se transforment alors en vitamine D3. Cette production devait normalement couvrir l'essentiel des besoins de l'homme adulte, vivant presque nu au soleil. Ce qui n'est plus le bonheur le plus commun. Pour le citadin habillé, elle ne peut donc que se révéler insuffisante par défaut quantitatif ou qualitatif du soleil. D'autant que d'autres inconvénients se surajoutent : évidemment les obligations vestimentaires, mais aussi la pollution de l'air qui filtre les UV, un faible ensoleillement permanent, ainsi que la couleur de la peau. Blanche, elle peut par exemple en synthétiser 50 à 100 fois plus que si elle est noire. Pour couronner le tout, 70 % de l'exposition totale au soleil, pendant une vie humaine, se fait avant 17 ans. Enfin, les vicissitudes des ans se manifestent aussi : pour une même exposition au soleil, l'efficacité de synthèse est triple à 20 ans de ce qu'elle est à 80 ! Mieux vaut être jeune et blanc à Nice, que vieux et noir à Lille ! Ce qui est malheureusement démontré par des études épidémiologiques.

L'une d'entre elles, SUVIMAX, révèle que les Français sont fréquemment carencés en vitamine D : près de 1 personne sur 7 en manque, les femmes plus que les hommes, ceux qui vivent dans le Nord plus que ceux vivant dans le Sud (5 % de carences en Provence, 30 % à la frontière belge). En France, le statut en vitamine D est donc proportionnel à l'ensoleillement. Conclusion à tirer : augmenter le temps passé au soleil. Comme cela est loin d'être toujours possible, d'autant que le soleil est déconseillé pour cause de cancer cutané, il faut consommer des aliments riches en vitamine D et assaisonner avec une huile qui la contient.

La vitamine D joue un rôle majeur dans l'ossification des 208 os du corps humain, du fait de son action sur le métabolisme du calcium (et du phosphore). Sa fonction première est d'accroître l'absorption digestive de ce minéral, mais elle intervient aussi dans son dépôt dans la cellule osseuse sous forme de phosphate de calcium. Elle en régule enfin l'élimination rénale. Sinon des pathologies de carence menacent : le rachitisme et l'ostéomalacie d'une part, l'ostéoporose d'autre part. Les nombreuses missions assignées aux dérivés de la vitamine D permettent de la considérer comme une véritable hormone contrôlant le métabolisme du calcium, avec la parathormone et la thyrocalcitonine. Toutefois, les autres bienfaits de la vitamine D sont nombreux, ainsi, il a même été découvert récemment qu'elle améliore l'immunité contre la tuberculose ! De plus, d'après Martine Laville, de Lyon, la prévention de l'obésité par le calcium serait intéressante, dans une certaine mesure.

Les apports alimentaires en vitamine D s'avèrent donc indispensables, bien qu'ils soient malheureusement presque toujours faibles, car les nourritures riches en cette vitamine sont rares, sinon peu diversifiées. Le saumon, le hareng, l'huître, le flétan et l'œuf en sont les plus nantis, à conseiller sans restrictions, après l'huile de foie de morue de temps en temps, avant le foie d'animal. Démonstration *a contrario* de cette prescription : une étude anglaise a trouvé que 55 % des enfants végétaliens (ni viandes, ni laitages, ni œufs) étaient médicalement rachitiques... le dogmatisme s'avère dangereux ! Cette observation est *a priori* surprenante, car ils consomment beaucoup de calcium puisé dans les végétaux, mais cet avantage est manifestement inefficace, parce que le précieux minéral n'est que mal absorbé par les intestins, puis modérément fixé sur les os. « Simplement » parce qu'il leur manque indubitablement la vitamine D. Sur le plan de la santé publique et de l'économie, la préoccupation concerne la mise en place de structures d'accueil pour ces futures femmes quand elles accoucheront : plus tard, leur rachitisme posera de graves problèmes obstétriques à ce moment-là !

Quand les huiles aident les nutriments

> « Mais qui pourrait nombrer les substances farineuses des pommes de terre, aphrodisiaques de la truffe, alcalines de l'oignon, sucrées et pulpeuses des carottes et des betteraves, huileuses du colza, et toutes les herbes qui servent à nos aliments, à nos vêtements et à notre industrie, comme les légumineuses, les chanvres, les lins, les garances, les chardons même épineux et les orties piquantes ? »
>
> Bernardin DE SAINT-PIERRE,
> *Harmonies de la nature.*

Les huiles végétales sont intéressantes de par leur composition (leur richesse en oméga-3), grâce à ce qu'on leur ajoute éventuellement (la vitamine D, comme nous venons de le voir), mais aussi parce qu'elles contribuent à l'efficacité des diverses substances présentes dans les aliments qu'elles accompagnent. Leur action se situe notablement au niveau de la captation intestinale : elles augmentent les biodisponibilités, c'est-à-dire au premier chef les transferts de substances présentes dans les aliments (du contenu intestinal) vers le sang. En fait, les substances utiles présentes dans la nourriture – les nutriments – s'entraident pour mieux être captées par notre organisme, afin d'être plus efficaces dans nos organes. C'est très exactement ce qu'exprime le mot de synergie : ils agissent de concert, mais la somme est supérieure à la simple addition. C'est la raison pour laquelle les nutriments accompagnant les aliments sont généralement plus actifs que ceux peuplant les gélules, c'est aussi pourquoi plusieurs types de denrées doivent être absorbés au cours du même repas ! Voici quelques exemples.

Qu'en est-il de l'huile et du bêtacarotène ? Cette molécule, provitamine, sert principalement de précurseur à la vitamine A ; mais elle assume, à titre personnel, des rôles particuliers. Elle est abondante dans les fruits et les légumes. Or l'adjonction d'huile végétale multiplie par 2 à 3 le transfert du bêtacarotène dans l'organisme. Les carottes râpées à la vinaigrette sont donc, du moins sur ce plan nutritionnel, beaucoup plus intéressantes que les carottes à la croque. Tant qu'à faire, sélectionnez une bonne huile ! D'autres nutriments sont aussi concernés : cela est démontré pour le lycopène, qui protège contre le cancer, notamment celui de la prostate. Il en est de même pour la lutéine et la zéaxanthine. Les épinards ou les choux-fleurs en sont riches ; mais ces deux substances ne sont réellement biodisponibles que si une huile les accompagne, car elle augmente considérablement leur captation par les intestins. Bien qu'offertes en relative faible quantité dans les œufs, elles présentent l'avantage d'être situées dans le jaune, avec les lipides, ce qui augmente considérablement leur biodisponibilité. Assaisonner avec une huile végétale accroît encore l'effet : le top est donc un œuf dur dans une salade à l'huile de colza ou de noix !

Existe-t-il de bonnes alliances entre les glucides et les huiles (et graisses) ? L'intérêt de l'amidon, celui des céréales, est d'être digéré lentement, ce qui permet d'approvisionner l'organisme sans à-coup. Ce sucre complexe est qualifié de lent, particularité de grand intérêt. Les physiologistes disent qu'il possède un index glycémique bas, c'est-à-dire qu'il n'augmente pas de manière trop importante la teneur de glucose dans le sang (contrairement au morceau de sucre, lequel est qualifié de rapide). Ralentir encore les glucides des pâtes ne peut être que propice : c'est précisément l'effet d'un filet d'huile de noix par exemple, ou d'une combinaison d'huile de colza (pour ses oméga-3) et d'huile d'olive (pour son goût) ou encore d'un peu de fromage râpé (mais rares y sont les oméga-3). Dans le même esprit, il est astucieux de tartiner son pain avec un peu de beurre, ou avec une margarine, d'autant meilleure qu'elle est réalisée avec de l'huile de colza ; mieux encore, de l'accompagner d'un œuf dur « oméga-3 » ! La présence de fibres multiplie encore l'efficacité ! L'excellence revient donc à une salade composée (avec de la mâche ou, encore mieux, du pourpier), riz ou pomme de terre, jambon ou rondelles d'œufs !

Moralité : la diversité au cours d'un même repas est le secret de l'efficacité ! Mais pas toujours. Car les graisses sont accompagnées d'autres aliments, qui peuvent moduler en mal leur biodisponibilité. Certains esprits chagrins n'ont pas manqué de noter que, en particulier, l'addition de calcium dans le lait diminue la biodisponibilité des acides gras poly-insaturés, au moins pour l'enfant prématuré. Pour ce qui concerne les adultes, Léon Gueguen de l'INRA de Jouy-en-Josas a montré que le calcium se combine aux acides gras saturés (pour former des substances que les chimistes nomment très précisément des « savons ») ; au niveau du gros intestin, seulement. Avantage considérable : ces graisses « proscrites » ne sont plus absorbables. Mais cette qualité pourrait se faire au détriment du calcium. Ce qui n'est pas le cas, car, à ce niveau du tube digestif, le minéral n'est physiologiquement plus absorbé. Donc aucune perte. De ce fait, les acides gras du beurre sont biodisponibles, hélas ; ce n'est pas le cas de ceux du fromage, grâce à sa richesse en calcium, excellente nouvelle !

Allergie, atopie, immunité, dermatologie

En premier lieu, entendons-nous bien sur les définitions. L'atopie est l'aptitude à déclencher un certain nombre de manifestations cliniques (telles que rhinite allergique, asthme bronchique, urticaire, eczéma, allergies alimentaires) au contact d'allergènes banals, c'est-à-dire inoffensifs pour les sujets normaux : poussière, pollen, poils d'animaux, aliments et bien d'autres choses encore. L'urticaire présente très exactement l'aspect donné par le contact avec des orties : éruption qui gratte beaucoup (on la dit prurigineuse), constituée de plaques rougeâtres (des papules érythémateuses pour les spécialistes) à centre blanchâtre et à contour net. Mais attention : 5 % seulement des urticaires sont d'ordre allergique ! L'eczéma, quant à lui, n'a pas le même aspect : la plaque est rouge, un peu surélevée, gratte beaucoup, il y apparaît des groupes de petites vésicules transparentes, qui crèvent rapidement. Les chronologies sont très différentes : l'urticaire se manifeste en moyenne 2 heures après le contact ; toujours en moins de 12 heures pour les aliments, moins de 24 heures pour les médicaments. Pour ce qui concerne les allergies alimentaires, il est donc exclu d'incriminer un aliment consommé 4 ou 5 jours plus tôt. En revanche, l'eczéma n'apparaît jamais en quelques minutes, mais au-delà de 24 heures après le contact.

Quel est donc le rôle des oméga-3 ? Tout d'abord, les femmes enceintes sont-elles concernées ? La question se pose, car l'enfant peut préparer son « terrain » allergique avant sa naissance. Un taux bas d'oméga-3 dans le lait de la mère constitue un facteur de risque de sensibilisation à l'atopie chez son enfant, tout comme une augmentation du rapport entre les oméga-6 et les oméga-3. Ainsi donc, toute différence d'alimentation entre les femmes induit une variabilité de la teneur en graisses de leur lait, ce qui pourrait expliquer la controverse et les résultats contradictoires sur l'effet protecteur de l'allaitement maternel contre l'allergie. Une affaire de plus à suivre...

Ensuite tous les autres, hommes et femmes, jeunes et vieux. Les huiles de poisson, plus que les huiles végétales, ont des effets favorables sur l'immunité (qui est meilleure) et l'inflammation (qui est moins grave). L'augmentation des allergies dans la population occidentale a été rapprochée de la réduction de la consommation d'oméga-3. On ignore encore s'il s'agit d'une simple corrélation ou s'il existe au contraire une véritable relation de causalité. Plus spécifiquement, une majoration notoire de l'asthme et des rhinites allergiques ces dernières décennies dans les pays développés est mise en relation avec l'accroissement de la consommation de graisses saturées et des oméga-6, associé à une diminution des oméga-3.

Point d'intérêt particulier, les oméga-3 améliorent l'*asthme bronchique* : les attaques sévères sont moins fréquentes, la quantité de médicaments nécessaire est réduite. De plus, la supplémentation alimentaire avec les oméga-3 diminue l'hyperactivité bronchique chez les patients atopiques.

Le *psoriasis* constitue une affection dermatologique très répandue. Or les Esquimaux en sont presque indemnes, grâce à leur consommation de poisson gras. La caractéristique du psoriasis réside dans l'apparition d'éléments arrondis, formés de squames sèches, brillantes et nacrées. Les lieux privilégiés sont certains points de la peau, surtout les coudes et les genoux, le cuir chevelu, mais parfois tout le corps. Ils s'éliminent facilement au grattage, pour laisser une tache rouge sur la peau, luisante et saignant facilement. La maladie n'est pas dangereuse, mais très désagréable, comme toute maladie cutanée. Le regard des autres est difficile à supporter. Les effets des huiles de poisson pour la prévenir, et peut-être la guérir, sont actuellement étudiés. Les essais thérapeutiques entrepris ces dernières années montrent que le bénéfice est, sans raison, aléatoire : parfois important pour certains patients, mais nul pour d'autres. Une sensibilité individuelle semble constituer l'un des facteurs de ces différences d'efficacité. Les recherches sont en cours.

La maladie de Crohn

Cette terrible maladie consiste en une inflammation ulcéreuse d'un segment de l'intestin grêle, siégeant le plus souvent en sa partie terminale, elle peut donc se combiner à une colite (qui affecte le côlon, comme son nom l'indique) du même type. Comme les oméga-3 agissent sur la réponse immunitaire et l'inflammation, leur déficience concerne – au moins indirectement – les patients atteints de la maladie de Crohn. Aucun toxique alimentaire ni aucun antigène n'a été définitivement identifié. Toutefois, les altérations des acides gras trouvées chez ces patients résultent vraisemblablement d'une perturbation de leur métabolisme plutôt que d'une malabsorption.

Facteur aggravant : l'inflammation intestinale est d'autant plus dangereuse qu'elle induit des altérations nutritionnelles redoutables. L'appétit est diminué, l'énergie alimentaire est déviée vers le processus inflammatoire, augmentant la perte de poids et la dénutrition – ce qui réitère l'intérêt des oméga-3.

Obésité et diabète

> « — Qu'est-ce que c'est que ça, M. Letronne ? — C'est un savant. — Ah ! — Il est mort d'une mort de savant. Il pissait du sucre. — Bah ! Farceur ! — Cela s'appelle le diabète ! C'est une maladie. — De la betterave ? — Non, des savants. Il en était venu à faire une livre trois quarts de sucre par jour. — Ah ça ! Est-ce du vrai sucre ? — Mais oui. »
>
> Victor HUGO, *Choses vues.*

Certes, le tissu adipeux constitue un excellent marqueur de la qualité des apports en graisses, c'est-à-dire de leur contenu en oméga-3, tout particulièrement pour ce qui touche la consommation de poisson et d'huile, comme celle de colza. De plus, lors de la grossesse, il sert de réserve, surtout en cas de déficit alimentaire en oméga-3.

Mais les oméga-3 modulent aussi les activités des cellules qui stockent les graisses, c'est-à-dire les adipocytes ! Ainsi, leurs structures et leurs fonctions sont modifiées par les huiles de poisson. En particulier pour ce qui concerne une hormone qu'ils sécrètent, la leptine. Or une étude réalisée en Tanzanie indique qu'une alimentation riche en poisson est associée à une teneur plus basse de leptine. Bien plus au nord, S. Ebbesson a décelé que les natifs de l'Alaska bénéficient d'une moindre perturbation de la tolérance au glucose et d'une plus faible prévalence de diabète, en proportion de leur consommation de poisson.

Le bénéfice des oméga-3 dans le cadre de la prévention et du traitement du diabète a donné lieu à des études dont les interprétations furent parfois contradictoires. Toutefois, une complication courante du diabète est l'athérosclérose, conséquence, entre autres, de la réduction imposée de leur consommation en sucres qui est spontanément compensée par celle des graisses. Les huiles de colza et de poisson contribuent à lutter contre ces effets pervers cardio-vasculaires.

Constatation : en Israël, il existe une forte prévalence de maladies cardio-vasculaires, de diabète non insulinodépendant, d'hypertension et d'obésité ; avec une augmentation du cancer et une réduction de la longévité, en particulier chez les femmes. Le résultat de l'effet délétère de la consommation des oméga-6, dont les Israéliens sont les champions, en même temps qu'ils sont oublieux des oméga-3.

Cancers

> « Ils allaient souvent au plus simple : du vin de Bordeaux pour se refaire le sang, de la graisse de vipère ou de blaireau pour les douleurs, des œufs pondus le Vendredi saint et à manger avant Pâques contre le cancer, des vésicatoires, des emplâtres, des ventouses, des cautères, le poumon de mouton sur le front contre les maux de tête. »
>
> Robert SABATIER, *Les Noisettes sauvages.*

Depuis de nombreuses années, la question est posée : les cancers seraient-ils favorisés par une alimentation hyperénergétique, ou par les régimes excessivement chargés en graisses ? Il semble d'autre part que la peroxydation de ces dernières soit au moins partiellement en cause. Quoi qu'il en soit, l'excès d'oméga-6 augmente les processus métastatiques dans le cancer du *sein* ; en revanche, les oméga-3 les réduisent. Des études très importantes, autour de Philippe Bougnoux, sont en cours de réalisation dans la région tourangelle. L'effet chimio-préventif du DHA dans le cancer du *côlon* passe par la prévention de l'inflammation et de la néoplasie. En Australie, et pour ce qui concerne les cancers de la *peau*, une corrélation inverse a été mise en évidence entre l'absorption d'acides gras polyinsaturés et le mélanome. Cancer et oméga-3 : une affaire à suivre attentivement.

Les oméga-3 permettraient même aux médicaments d'être plus actifs, au moins sur certains modèles animaux de cancer du sein, pour le moment. Très récemment, ils ont été préconisés pour améliorer les traitements anticancéreux. Il s'agit d'un mécanisme d'action tout à fait particulier. En effet, les oméga-3 ont pour défaut d'être extrêmement fragiles. Ils sont facilement oxydés en l'absence de leur protecteur naturel, la vitamine E ; la substance alors produite est éminemment toxique. Or de nombreux médicaments anticancéreux sont générateurs de radicaux libres, qui transforment les oméga-3 en véritables grenades locales, ou en « exocet », capables de détruire la cellule cancéreuse. Incidemment, l'exocet est un « poisson volant » des mers chaudes, grâce à ses grandes nageoires pectorales qui lui permettent de sauter hors de l'eau et de planer un instant dans l'air.

Tout en finesse : le contrôle de l'expression des gènes

Les oméga-3, comme d'autres acides gras, pourraient contrôler l'efficacité des gènes ! Cette nouvelle théorie fait actuellement l'objet de recherches intenses. Sorte de « clefs », en agissant à des niveaux particuliers (les « serrures ») de la membrane biologique des noyaux des cellules (qui renferment le matériel génétique), ils permettraient à certains gènes de s'exprimer, induisant la fabrication de protéines nouvelles, ou bien la prolifération, parfois considérable, de certaines d'entre elles.

Incidemment, E. Amri, à Nice, a d'ores et déjà incriminé un tel mécanisme dans l'accroissement du tissu adipeux, c'est-à-dire dans la genèse de l'obésité. Ces oméga-3 naturels pourraient se comporter comme de véritables hormones « adipogéiques », en stimulant la différenciation des cellules souches, les préadipocytes, ce qui leur permettrait de stocker les graisses, comme de véritables adipocytes, parfois d'ailleurs trop. Un fois de plus, les oméga-3 sont recherchés ! Dans le même sens, S. Savva, de Chypre, a montré que le surpoids, et donc le fameux BMI (*body mass index* des Anglo-Saxons ; IMC en France : index de masse corporelle, obtenu en divisant le poids par la taille élevée au carré) est en proportion de la présence dans le tissu adipeux de l'ARA, oméga-6. IMC au-delà de 25 = surpoids, s'il dépasse 30, l'obésité est patente.

CHAPITRE VI

Les plaisirs en mieux

« On peut donc accepter comme une vérité très générale que le plaisir n'est pas lié aux états nuisibles, c'est-à-dire qu'en gros le bonheur coïncide avec l'état de santé. »

Émile DURKHEIM, *De la division du travail social*.

L'œil et sa rétine, la langue et ses papilles, l'oreille interne, le nez et ses récepteurs olfactifs, tous sont évidemment construits et entretenus grâce aux nutriments indispensables, comme n'importe quel organe. Mais les spécificités de leur métabolisme nécessitent certaines substances alimentaires en absolue priorité, et en beaucoup plus grandes quantités. Les oméga-3 en font partie.

La rétine voit la vie en arc-en-ciel

La rétine constitue l'un des tissus vivants les plus riches en oméga-3, ses photorécepteurs représentent incontestablement les structures qui possèdent les plus fortes teneurs en DHA ! Chaque molécule de pigment visuel est encerclée d'au moins 30 molécules de DHA ! Dès 1990, Nicolas Bazan, un Argentin installé à La Nouvelle-Orléans, prouvait que le DHA injecté est intensément capté par la rétine. À Jouy-en-Josas, Jean-Marc Alessandri a récemment démontré que l'accroissement du DHA dans la rétine se fait en proportion de son augmentation dans les aliments, mais jusqu'à un certain point. Quand l'optimum rétinien est atteint, le surplus alimentaire, qui peut se retrouver dans le plasma sanguin, est alors éventuellement brûlé, faute d'utilisation.

En fait, d'après Martha Neuringer, le DHA implique toutes les structures depuis la rétine qui capte la lumière et l'information visuelle jusqu'au cerveau qui sélectionne, interprète et stocke. Il s'agit des photorécepteurs (les structures sensibles à la lumière), de la neurotransmission (qui assure le transfert des messages entre la cellule illuminée et sa collègue nerveuse qui l'envoie au cerveau), du développement des cônes et des bâtonnets, de la connectivité neuronale et de la maturation des structures cérébrales. L'activation de la rhodopsine est impliquée, dont le nom charmant dérive de *rhodon,* qui signifie rose, et *opsis,* qui veut dire vue ! Autrefois, le rhododendron désignait le laurier-rose... Grâce à elle, on voit véritablement la vie en rose... foncé ! Car le pourpre rétinien, pigment des cellules à bâtonnets, est constitué d'une protéine et d'un dérivé de la vitamine A, rendant largement compte de l'intervention cruciale de cette vitamine dans la vision. Expérimentalement, la carence alimentaire en ALA induit des modifications dans la répartition des oméga-3 membranaires de la rétine en relation avec des perturbations de l'amplitude des ondes électrophysiologiques « a » et « b » de l'électrorétinogramme, qui, globalement, caractérisent pour la première l'activité électrique des photorécepteurs, pour la seconde celle d'origine nerveuse. Chez les rats de 4 semaines, équivalant à l'âge d'enfants de 7 ans, j'ai observé que la même réponse électrophysiologique nécessite un éclairement 5 à 10 fois plus puissant quand ils sont carencés en ALA ! Fort heureusement, ces anomalies se réduisent avec l'âge, elles sont beaucoup moins importantes chez le jeunes adultes. À l'autre extrémité de la vie, les effets de la vieillesse peuvent être contrariés. Par exemple, j'ai montré qu'une supplémentation en phospholipides riches en DHA améliore sensiblement la fonction visuelle au cours du vieillissement.

Il existe même une relation entre la vision et les fonctions cérébrales supérieures. Il ne s'agit que de pistes pour le moment : dans la dyslexie, d'après K. Taylor, d'Oxford, les problèmes visuels seraient en relation, dans une certaine mesure, avec la déficience en oméga-3 ! Chez les schizophrènes, d'après l'Américain de Rockville Wayne Fenton, les perturbations de l'électrorétinogramme pourraient être en relation avec un métabolisme anormal des oméga-3.

Tout en restant avec la rétine, passons du pourpre au jaune. Une minuscule région de la rétine occupe une place cruciale, c'est la fovéa. Riche en DHA et en caroténoïdes, elle est principalement formée de cônes, qui assurent la vision en couleurs ; ils sont responsables de l'acuité visuelle. Cette fovéa constitue une dépression au centre de la macula, la tâche jaune ; car telle est sa couleur, conséquence de la présence en grande quantité de caroténoïdes. Les plus importants d'entre eux sont la lutéine et la zéaxanthine, substances occupant des rôles complexes, indépendamment de la vitamine A, dont ils ne sont pas les précurseurs ; contrairement au bêtacarotène, qui fait toujours la gloire de la carotte. Ils protègent les structures biologiques contre les agressions de la lumière (surtout bleue, ainsi que des UV), dont les effets sont redoublés par la présence de l'oxygène, abondant dans la rétine. Car, évidemment, pour être performante, celle-ci doit travailler énergiquement ; et donc être approvisionnée en énergie : le carburant est le glucose, le comburant est l'oxygène.

Or la dégénérescence maculaire liée à l'âge (DMLA) mérite une attention particulière. Cette redoutable maladie représente de loin la première cause de cécité chez les personnes vieillissantes. Celles-ci commencent par souffrir d'une vision moins bonne, puis elles ont l'impression de voir à l'extérieur d'un tuyau opaque, enfin elles perdent complètement la vue. Il n'existe pas encore de traitement efficace ; mais la prévention alimentaire est certainement valable. Les oméga-3 constituent une pierre dans l'édifice, mais ils n'en sont pas la clef de voûte. Une véritable coopération existe, synergie qui s'apparente à un cercle vertueux. La lutéine et la zéaxanthine piègent les dérivés peroxydés dangereux, protègent le DHA, qui permet à la structure de travailler normalement. Une étude américaine dite *Nurses' health study*, examinée par E. Cho, incluant 42 743 femmes et 29 746 hommes, a montré sans ambiguïté un effet positif de la consommation de DHA : 4 parts de poisson par semaine réduit le risque de 35 %. Ce résultat a été confirmé ailleurs. Curieusement, il n'a pas été trouvé de relation avec la consommation totale de graisse ; constatation surprenante car la relation entre consommation de graisse, athérosclérose et DMLA est bien connue. Face à la complexité de la maladie, il faut retenir que les oméga-3 sont utiles pour la prévenir, au moins un peu. Mais un peu est déjà formidable, car cette maladie frappe environ 1,5 million de personnes en France...

Du nez, de l'ouïe et du goût grâce au bon gras

> « La physique et la chimie ont été appelées au secours de l'art alimentaire : les savants les plus distingués n'ont point cru au-dessous d'eux de s'occuper de nos premiers besoins, et ont introduit des perfectionnements depuis le simple pot-au-feu de l'ouvrier jusqu'à ces mets extractifs et transparents qui ne sont servis que dans l'or ou le cristal. »
>
> Anthelme BRILLAT-SAVARIN, *Physiologie du goût*.

Voir ou *entendre* moins bien en vieillissant provient, dans une certaine mesure, de la perte d'efficacité des récepteurs sensoriels, ceux de la rétine ou de l'oreille interne. Mais aussi – et surtout – de la baisse de performance des structures cérébrales qui reçoivent les informations et les interprètent. En effet, pour ce qui concerne l'audition, j'ai démontré en 1999 que les oméga-3 interviennent spectaculairement à deux niveaux. D'abord à celui du rendement des récepteurs sensoriels, et beaucoup plus encore à celui des structures cérébrales réceptrices elles-mêmes. Le déficit en oméga-3 accélère la perte de l'efficacité *cérébrale* auditive au cours du vieillissement. À bon entendeur, salut. D'autant que, pour tel ou tel organe des sens, il n'y a pas que les strictes régions réceptrices de tel ou tel organe sensoriel dans le cerveau qui soient concernées. Par exemple, plus de la moitié du cortex cérébral est affectée à la vision, alors que seul le cortex occipital est spécialisé dans celle-ci : cela veut dire que ce dernier communique avec de multiples régions du cerveau.

Chez l'animal expérimental, le déficit en oméga-3 altère aussi le *goût*. Par exemple, Henriette Françès a montré dans mon laboratoire qu'un niveau de perception donné de la saveur sucrée exige une quantité de sucre plus grande chez les animaux carencés en oméga-3. Dans un autre domaine gustatif, le singe déficient en oméga-3 a tendance à augmenter la prise d'eau et de sel. On ne sait pas encore si les régions du cerveau qui contrôlent les régulations de consommation de sel (et par voie de conséquence d'eau) sont perturbées ou si les hormones (en particulier diurétiques) sont de moindre fonctionnalité, ou encore si le goût est altéré, incitant à consommer plus de sel pour obtenir le même plaisir...

Bien évidemment, le bulbe *olfactif* n'échappe pas à la règle : il est riche en oméga-3. Tout déficit altère donc les performances nasales. Or l'olfaction s'affaiblit avec l'âge !

Dégraisser, c'est régresser

> « On y mange cinq sortes de viandes, à savoir : du cochon, du porc, du lard, du jambon et du salé. »
>
> George SAND, *Un hiver à Majorque*.

Preuve de la prédominance de la vision sur le goût : les graisses ! En effet, si on offre à des spécialistes ou bien à quiconque – l'expérience a été faite – un aliment de plus en plus gras, il le trouve toujours meilleur ; jusqu'à un seuil qui correspond à environ 15 % de matières grasses. À ce niveau, deux options. Ou bien il a les yeux fermés : quand le gras augmente, il continue de trouver cela encore meilleur. Ou bien il a les yeux ouverts : il estime alors moins bon le même aliment, celui qu'il trouvait pourtant supérieur les yeux fermés. Pourquoi ? Parce que son cerveau frontal, celui du jugement, reçoit deux messages contradictoires : le premier, émanant de ses papilles gustatives, l'informe que c'est la quintessence ; le second, de ses yeux, l'exhorte exactement au contraire. Averti par la Faculté que le gras est dangereux, il le refuse car il le voit ; au sein de ses circuits de neurones, l'œil prédomine sur les papilles.

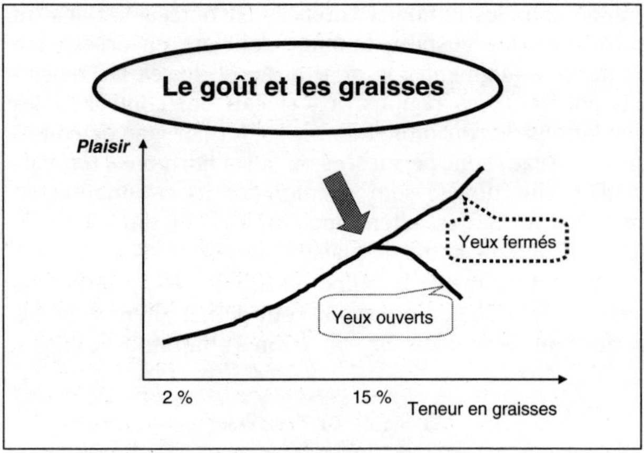

Les graisses constituent la « poésie » des aliments : ce sont elles qui leur confèrent leurs goûts caractéristiques et parfois subtils. Une expérience bien connue peut être réalisée avec des dégustateurs professionnels ou des consommateurs : un morceau de blanc de poulet (haché menu pour éliminer l'identification de la texture) délivre le goût du porc, du poisson, du mouton ou du veau, selon la graisse qui lui est ajoutée ! Suivant les espèces des pommes de terre, la différence de saveur est, pour 50 %, due à la nature de leurs graisses ; alors même qu'il n'y en a que très peu.

Ignorer que le goût de bien des aliments émane de leur teneur en graisses provoque des méprises. Exemple, entre mille : au printemps, pour perdre quelques kilos, il est fréquent d'entendre conseiller la volaille. Comme la consommatrice n'est pas masochiste, elle choisit le pilon car il a du goût ; elle ignore simplement que c'est grâce à l'abondance de gras. Avec sa peau, ce petit pilon contient 8 fois plus de graisse que le bifteck ou le jambon cuit dont elle s'est privée. Sans la peau, il en reste tout de même 4 fois plus ! Certes, le cochon est plus gras que le mouton, qui l'est plus que le bœuf, à son tour plus que le poulet. Mais, au sein de chaque espèce, certaines parties anatomiques sont maigres et d'autres grasses. La sélection du morceau est incontestablement plus importante que le choix de l'animal. À vous de choisir !

Quid du goût de l'aliment selon la nourriture donnée aux animaux ? Question d'importance, car les graisses, participant directement à la saveur des aliments, sont en relation avec celles qui ont été mangées par les animaux. Le prochain chapitre expliquera l'importance de la sélection soigneuse de l'alimentation animale pour que les viandes, les œufs, le lait et les laitages aient une meilleure valeur nutritionnelle pour l'homme. Ce qui peut induire des altérations des goûts. Chacun sait bien que la saveur du lait est sensible aux saisons, avec la quantité et la nature des fourrages qu'on donne aux vaches. Pour ce qui concerne les poissons, il est même possible pour un consommateur dont le palais n'est pas trop inerte, *a fortiori* pour un membre de jury de dégustation, de faire la différence entre un saumon d'élevage qui a été nourri avec des aliments contenant des huiles de poisson et un autre avec des huiles végétales.

Qu'en est-il en pratique ? L'enrichissement expérimental de la viande de porc (2 % en huile de poisson et 1 % en huile de colza dans la ration alimentaire des animaux) ne modifie pas la couleur ni le goût, ce qui n'est pas le cas avec de fortes quantités de graines de lin (15 % de l'alimentation) : l'intensité est plus accentuée, associée à des défauts plus fréquents. Alimenter les volailles avec des graines de lin ou d'huile de menhaden (un poisson) modifie légèrement l'exquis de la viande. Mais pas notablement celui des œufs. En tout état de cause, le « plus » est l'ennemi du « bien » : force graines de lin nuit à la viande, à sa saveur tout au moins.

Parmi les lipides, ce sont les phospholipides qui libèrent les principales flaveurs. Car la nature des graisses de la viande de bœuf a une incidence sur son goût, à travers l'élaboration de composés volatils lors de la cuisson, outre la réaction de Maillard, actuellement trop décriée, après avoir été encensée pendant des décennies.

Productivité ou qualité : faux débat ?

Il est temps que les objectifs des agriculteurs évoluent, pour s'orienter vers la recherche de qualité. Cette incantation est souvent proférée. On oublie toutefois que la course au rendement a sauvé l'humanité, en la nourrissant, il y a un bon demi-siècle. Miracle de la productivité : le prix des protéines animales a beaucoup baissé ; de la poule au pot du dimanche, on est passé à la cuisse de poulet quasi journalière. Car, entre autres, 40 ans après, il faut deux fois moins d'aliments pour obtenir le même gain de poids du cochon ou du poulet ! En 70 ans, le nombre d'œufs produits annuellement par une poule pondeuse est passé de 121 à 280, la production laitière d'une vache de 2 000 à 5 600 litres ! Dans le même temps, pour prendre en compte les exigences des nutritionnistes et les diktats des modes, les teneurs en graisses ont beaucoup diminué. Le rapport entre le poids de graisse et celui de la carcasse est passé de 50/50 en 1960 à 20/80 actuellement, mais dans le même temps la note gustative accordée par des jurys constitués de spécialistes de dégustation, ou simplement M. et Mme Tout-le-monde a dégringolé de 3 à 1... Moins de gras réduit le goût. Tout est affaire d'équilibre. Trop dégraisser, c'est régresser dans la saveur.

Seconde partie

OÙ LES TROUVER ?

> « Ce bouilli trônait au milieu de la table, accompagné de trois autres plats : des œufs durs sur de l'oseille placés en face des légumes ; puis une salade tout accommodée à l'huile de noix en face de petits pots de crème où la vanille était remplacée par de l'avoine brûlée, et qui ressemble à la vanille comme le café de chicorée ressemble au moka. »
>
> Honoré DE BALZAC, *La Rabouilleuse*.

Les oméga-3 sont donc extraordinairement utiles, indispensables même, au bon fonctionnement de votre corps, de votre cerveau, de votre cœur et de vos artères, au premier chef. Mais dans quels aliments les trouver, en quantités et en qualités ? Comment faire pour éviter les gélules, dont le contenu est parfois insidieusement douteux ? Et surtout, consommez-vous assez d'oméga-3 ? Si non, quelle est l'ampleur du déficit ?

Au sein des graisses, les *recommandations* des autorités françaises définissent les apports nutritionnels conseillés (ANC). Pour un adulte masculin, cela représente quotidiennement 2 grammes d'ALA, 1,6 gramme pour la femme. Elles préconisent aussi 120 milligrammes de DHA pour les hommes adultes, un peu moins pour les femmes, en proportion de leur taille et de leur poids : 100 milligrammes.

Attention : les ANC ne sont que des moyennes d'absorptions quotidiennes. Le *Journal officiel* définit de son côté des apports journaliers recommandés, les AJR ; ils diffèrent parfois des ANC et ignorent les oméga-3. Pour le moment. En fait, il faudrait parler d'apports par semaine, voire par quinzaine. Inutile donc de considérer l'équilibre alimentaire

	ALA (alpha-linolénique) (grammes)	DHA (milligrammes)
Homme adulte	2	120
Femme adulte	1,6	100
Femme enceinte	2	250
Femme qui allaite	2,2	250
Sujet âgé	1,5	100

D'après les ANC, Legrand et coll. 2000. Tech. et Doc. Lavoisier. A. Martin, coordonnateur.

Apports nutritionnels conseillés d'oméga-3

comme une corvée obsédante : le filet de poisson gras est inutile au petit déjeuner. Pas de « masothérapie » ! En revanche, une sardine ou un maquereau de temps en temps est éminemment recommandable, et peu onéreux, qui plus est.

Il convient évidemment de ne pas sombrer dans l'excès inverse : la chasse aux graisses ne doit pas être acharnée, elle peut même se révéler très dangereuse, quand les oméga-3 sont réduits à la portion congrue, voire éliminés. D'ailleurs, constatant que les préconisations demandent de réduire considérablement la quantité de graisses alimentaires, il est intéressant de rappeler que des instances internationales (y compris sous l'égide américaine) suggèrent que leur taux ne descende pas en dessous d'un certain seuil, pour ne pas susciter de carences…

L'ALA est l'apanage de l'huile de colza, la plus riche au meilleur prix. Vous le trouverez également dans l'huile de noix (plus onéreuse) et de soja (trop abondante en oméga-6 ; qui plus est, celles issues de soja OGM, *made in USA*, peuvent ne contenir que très peu d'oméga-3), dans les noix (gare aux calories) et dans les œufs dénommés « oméga-3 », qui sont des œufs authentiques, dès que les poules pondeuses ont été nourries comme la nature l'a prévu. Soyez vigilant cependant : de nouvelles huiles de « colza à basse teneur en ALA » sont proposées pour les cuissons. Leur manque d'intérêt nutritionnel est en proportion directe de la diminution de l'ALA ; autant offrir du vin préparé sans vigne ni raisin ! L'huile de lin contient beaucoup d'ALA (d'où le nom : lin + olénique = linolénique, *alias* ALA), elle est courante dans certains pays ; peut-être pourrait-elle être utilisée dans un mélange, quand son obsolète interdiction d'usage alimentaire sera levée en France. Si votre porte-monnaie est bien garni et que vous avez des goûts exotiques, vous pouvez vous adonner à l'huile de périlla, que les Japonais apprécient ; ou de chanvre, à la condition évidente qu'elle soit garantie sans cannabis ! Si vous recherchez l'authentique moyenâgeux, sélectionnez l'huile d'œillette, de moutarde ou de faine de hêtre, presque introuvables et toujours onéreuses, hélas !

L'ALA est également présent dans nombre de végétaux, certes en quantités faibles. Mais s'ils sont beaucoup consommés, le résultat peut finir par devenir significatif ;

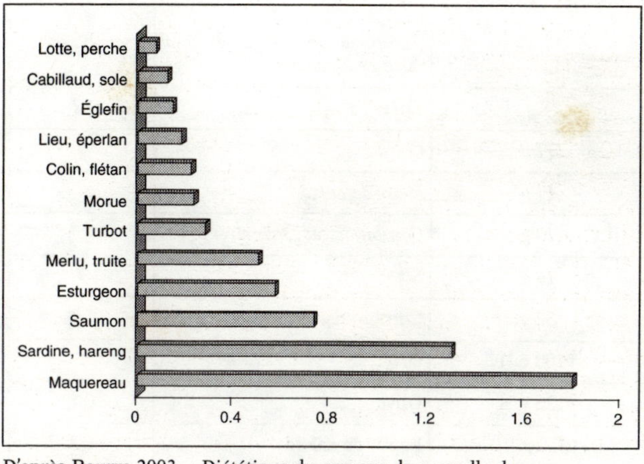

D'après Bourre 2003, « Diététique du cerveau, la nouvelle donne ».

Le DHA dans les poissons
(en g d'acides gras / 100 g de poisson)

c'est précisément la particularité des Crétois, gourmands de pourpier, une variété de salade. Chez nous, la mâche est intéressante. En fait, l'efficacité réside surtout dans un bon assaisonnement avec de l'huile de colza et de noix ! Sinon, n'hésitez pas à en brouter un petit kilo chaque jour...

L'oméga « type » du cerveau, le DHA, ne se trouve en quantité que dans les poissons, gras évidemment ! Mais cela ne coule absolument pas de source, rendez-vous dans quelques pages ! À la découverte des incidences des lieux de pêche, des latitudes, des espèces et des races de poissons, et encore plus de la manière dont ils sont actuellement nourris dans les élevages.

Grammes d'aliment fournissant 50 % ANC de l'ALA (soit 1 g/jour pour un homme adulte)	*ALA (acide alpha-linolénique)*	Grammes d'ALA dans 100 grammes d'aliment
HUILES		
2 g	Lin (interdite en usage alimentaire en France)	55
8 g	*Noix*	*12*
11 g	*Colza*	9
11 g	*Fleur de colza*	9
13 g	*Combinaison : Primevère*	7,7
14 g	*Soja*	7
52 g	Combinaison : Isio 4	1,9
(100 g !)	Maïs	1
(125 g !)	Olive	0,8
(350 g !)	Pépin de raisin	0,3
(500 g !)	Tournesol, palme	0,2
(1 000 g !)	Arachide	0,1

Grammes d'aliment fournissant 50 % ANC de l'ALA (soit 1 g/jour pour un homme adulte)	*ALA (acide alpha-linolénique)*	Grammes d'ALA dans 100 grammes d'aliment
DIVERS		
30 g	*Noix*	*3,5*
80-140 g	Margarine riche en ALA	0,7 – 1,2
	Lait humain	*0,9*
(110 g !)	Lard	0,9
200 g	*Pourpier*	*0,5*
(200 g !)	Gras de bœuf	0,5
(200 g !)	Œuf oméga-3	0,5
(350 g !)	Amande, cresson, chou vert	0,3
(350 g !)	Beurre	0,3
(500 g !)	Mâche	0,2
(500 g !)	Graisse de mouton	0,2
(1 000 g !)	Noisette, olive, fraise, épinards, choux-fleurs, choux de Bruxelles	0,1
(150-1 000 g !)	Viande de porc, lapin, cheval	0,1 – 0,7
(250-1 000 g !)	Fromages français	0,1 – 0,4
(1 400 g !)	Framboise, amande	0,07
(1 700 g !)	Lait de brebis	0,06
(2 000 g !)	Châtaigne, haricots verts, radis, brocoli, laitue	0,05
(1 000-2 500 g !)	Viande de poulet ou de canard	0,04 – 0,1
(2 500 g !)	Cassis, pomme, concombre	0,04
(3 400 g !)	Raisin	0,03

Grammes d'aliment fournissant 50 % ANC de l'ALA (soit 1 g/jour pour un homme adulte)	*ALA (acide alpha-linolénique)*	Grammes d'ALA dans 100 grammes d'aliment
(5 000 g !)	Groseille, rouge et à maquereau, prune, poire	0,02
(2 000-5 000 g !)	Lait entier vache et chèvre	0,02 – 0,05
(5 000 g !)	Escargot	0,02
L'ALA dans les aliments		

En italique : les aliments réellement utiles, compte tenu des portions usuelles et de la nature des autres acides gras présents dans chacun des corps gras.

D'après Bourre 2003, *Diététique du cerveau, la nouvelle donne*. Et d'après les Tables de composition des aliments, INRA-CNEVA-CIQUAL et celles de Souci, Fachmann et Kraut. Aliments crus ; chiffres arrondis. Il n'y a pas d'AJR pour l'ALA au *JO* du 26 novembre 1993. Seuls les ANC (apports nutritionnels conseillés) peuvent donc être pris en compte : 2 grammes par jour pour l'homme, 1,6 gramme pour la femme. Pour un enfant, il faut à peu près la moitié de la ration d'un adulte.

L'huile de lin est interdite de consommation alimentaire en France pour des raisons qui sont devenues injustifiées, car essentiellement d'ordre économique, industriel et fiscal (notamment de la confusion ou par peur du risque de fraude avec les peintures, qui ne sont plus guère fabriquées avec ce type d'huile), alors qu'elle est autorisée dans de nombreux pays. Il serait manifestement souhaitable de la tolérer, au minimum dans les formulations de combinaisons d'huiles végétales, de manière à accroître considérablement leur teneur en ALA. Curieusement, les graines de lin, quant à elles, sont autorisées, ce qui témoigne d'un manque de cohérence.

Une réglementation franco-française (en vérité partagée avec le seul Portugal en Europe) interdit les combinaisons d'huiles végétales destinées à la cuisson si elles contiennent plus de 2 % d'ALA. Il faut espérer que son abrogation sera rapidement réalisée, car cette limite restreint les possibilités d'apport en ALA par l'intermédiaire de combinaisons de diverses huiles, beaucoup plus riches en colza ; afin de créer un grand frère pour Isio 4, conçu pour friture et assaisonnement. Isio 4 fut une réelle innovation : une combinaison était proposée pour la première fois au consommateur, avec une argumentation santé, son avantage considérable était d'être formulée avec de l'huile de colza. De nombreuses combinaisons d'huiles végétales sont vendues sous des noms d'enseignes de distribution, mais il faut consulter l'étiquette pour vérifier la réalité de la présence du colza.

« Fleur de colza » 100 % colza est particulière : de première pression, raffinée, et en bouteille opaque, ce qui préserve beaucoup mieux les oméga-3. En revanche, attention : de nouvelles huiles de « colza à basse teneur en ALA » sont proposées, pour les cuissons ; elles sont sans intérêt, du fait même de la réduction de l'ALA. Énumérer les compositions des margarines qui peuvent, pour certaines d'entre elles, contenir de substantielles quantités d'oméga-3 sort du cadre de ce tableau.

CHAPITRE VII

Que consommez-vous réellement ?

« Des habitudes, différentes de celles qu'ils avaient pu avoir déjà dans leur vie et définitives, oubliant la pêche au goujon pour la chasse aux grives, adoptaient l'huile de noix au lieu de l'huile d'olive, se levaient ou se couchaient tôt selon que dans cette nature nouvelle le coucher ou le lever du soleil valait ou non le dérangement, buvaient. »

Jean GIRAUDOUX, *Bella.*

Depuis Lucy, les choses vont-elles de mal en pis ? Hélas oui, bien que, fort heureusement, depuis Cro-Magnon l'humanité se porte de mieux en mieux, globalement. Toutefois, de nouvelles maladies ont littéralement explosé : diabète, affections cardio-vasculaires, pathologies neuropsychiatriques, cancers. Toutes ne sont pas le tribut naturel de l'allongement de la vie, qui fait que, vivant un plus grand nombre d'années, chacun a plus de « chance » de rencontrer un microbe ou un toxique ; ses cellules malignes jouissent de plus de temps pour se multiplier. Ou fatalement que la vieillesse rende précisément vieux, c'est-à-dire plus fragile. C'est une grande chance de vieillir, mais cela rend vieux !

Depuis l'industrialisation, parmi d'autres, 3 considérables mutations alimentaires se sont produites, toutes néfastes sur le plan de la santé. Tout d'abord la part des oméga-3 a diminué de plus de moitié, en quantité. Ensuite, la masse de leurs concurrents, les oméga-6, a beaucoup trop augmenté depuis un siècle au moins ; ces trente dernières années en raison, entre autres, des recommandations des nutritionnistes afin de réduire le risque cardio-vasculaire, et des industriels qui en ont fait un produit phare. Enfin, la charge en graisses saturées, réputées mauvaises sur le plan cardio-vasculaire, a plus que doublé. Nos ancêtres trouvaient à profusion les oméga-3 dans les graines et huiles de moutarde, d'œillette et de faine de hêtre (huiles qu'ils savaient fabriquer et stocker dans des poteries ; d'après certains, c'est dans ce dessein qu'elles ont été inventées), dans les noix, les œufs, les escargots, les poissons et les fruits de mer. Le déficit en oméga-3 de notre alimentation actuelle est aggravé par le fait que nos poissons d'élevage peuvent contenir jusqu'à 40 fois moins d'oméga-3 que leurs homologues sauvages, du fait de leur nourriture inadaptée à leur physiologie.

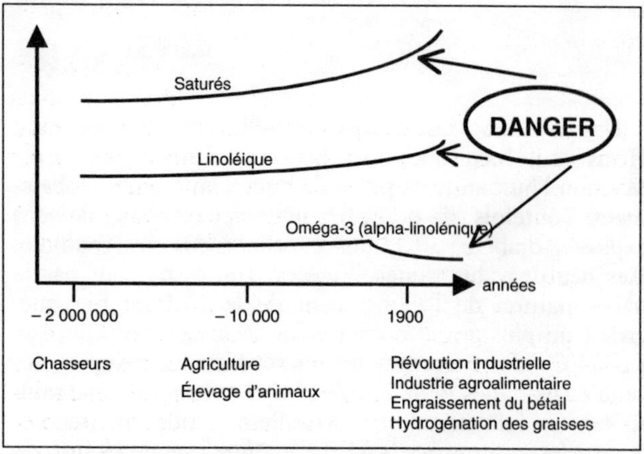

Les acides gras alimentaires
au cours des temps

Une étude récente est particulièrement instructive : SUVIMAX. Sa dénomination est une sorte d'acronyme qui signifie : supplémentation en vitamines et minéraux antioxydants. Elle a consisté à suivre, sur toute la France et pendant 8 ans, 7 886 femmes âgées de 35 à 60 ans et 5 141 hommes de 45 à 60 ans. La moitié d'entre eux a reçu une gélule quotidienne contenant quelques vitamines et minéraux dont l'une des particularités est d'être antioxydant (vitamine C, bêtacarotène, sélénium et zinc) ; l'autre moitié une gélule vide de toute substance active, il s'agissait du groupe témoin. Le résultat, extrêmement positif chez les seuls hommes, révèle une diminution de 37 % de la mortalité globale et de 31 % des décès par cancer ! Conclusion de Serge Hercberg : manger plus de fruits et de légumes permettrait d'éviter en France 12 000 cancers masculins tous les ans, au minimum. Mais là n'est pas le seul intérêt de cette étude : elle fournit une corrélation entre les pathologies des Françaises et des Français, et ce qu'ils mangent. Elle a permis de chiffrer la quantité d'ALA absorbée par les adultes. Ce n'est pas brillant, tout ne baigne pas dans l'huile ! Nous nous contentons de la moitié de ce qui est conseillé.

En fait, le résultat SUVIMAX conforte d'autres études, réalisées l'une en Aquitaine et l'autre en Bretagne, mais sur un nombre beaucoup plus restreint de personnes. L'originalité de l'étude « Aquitaine », dirigée par Nicole Combe à Bordeaux, fut d'établir que les femmes, enceintes ou en âge de l'être, absorbent dans leur alimentation à peine 40 % de l'oméga-3 de base, l'ALA ; c'est-à-dire 0,7 gramme quotidien au lieu de 1,8.

Mais cet ALA, où les consommatrices de la région le trouvent-elles donc ? Constatation ahurissante : les végétaux n'interviennent que pour 27 % dans son apport, les huiles végétales comptant pour 9 % ! Puisque ces huiles sont si peu exploitées, l'ALA est puisé ailleurs : les produits laitiers à raison de 46 %, les autres matières grasses de 27 %. Les produits laitiers ne contiennent que de très faibles quantités d'ALA, mais comme on les consomme en très grandes quantités, leur contribution finale se révèle non négligeable. Il en est de même pour les oméga-3 des viandes (surtout celles de porc et de volaille). Les projets d'amélioration de la valeur nutritionnelle des aliments ont donc un intérêt, mais il est très variable, comme nous allons le voir : modeste pour les viandes, intéressant pour les œufs, considérable pour les poissons. En tout état de cause, au prétexte d'augmenter l'ALA, il serait absurde de tripler la consommation de produits laitiers ou de viande, pour des raisons culinaires, alimentaires, digestives et nutritionnelles, en raison des graisses saturées. En pratique, il reste évident que les seuls apports susceptibles de réellement contribuer massivement à l'équilibre en oméga-3 sous forme d'ALA sont les huiles végétales (de colza au premier chef, de noix, un peu plus chère ; de soja dans une moindre mesure) et les fruits qui en contiennent (les noix).

En Bretagne, Pierre Weill a observé une situation aussi peu brillante : une étude ciblée sur 32 hommes et 43 femmes âgés de 25 à 45 ans montre que l'apport est de 0,86 gramme par jour, avec un rapport linoléique/alpha-linolénique de 13,5, au lieu de 5 ! Des résultats analogues ont d'ailleurs été confirmés dans d'autres pays, comme le Canada et la Suède. En vérité, l'exception française, une fois n'est pas coutume, n'est pas recommandable. L'étude TRANSFAIR compare une quinzaine de pays sur le critère de la consommation estimée d'ALA. Or elle nous classe en mauvaise position parmi tous les pays confrontés : nous faisons à peine moins mal que les Grecs, qui sont devenus les mauvais Méditerranéens en termes d'alimentation, « modèle » américain oblige tristement.

Le niveau de consommation du DHA (et de l'EPA) est en cours d'évaluation en France sur la cohorte SUVIMAX, par Pierre Astorg, œuvrant au Conservatoire national des arts et métiers. Les résultats sont attendus avec le plus grand intérêt : acceptable, ou aussi mal que pour l'ALA ?

Bien plus grave, il existe une accumulation de *déséquilibres alimentaires en défaveur des oméga-3*. Car, encore une fois, il faut répéter qu'ils ne sont pas isolés dans le paysage des graisses ! Ils côtoient les oméga-6, les oméga-9 et les acides gras saturés. La concurrence majeure se situe entre les oméga-3 et les oméga-6. Or, dans notre alimentation, non seulement il n'y a pas assez d'oméga-3, mais, facteur aggravant, il y a un peu trop d'oméga-6, encombrant en quelque sorte les portillons des mécanismes physiologiques, privant ainsi les oméga-3 d'accès à leurs multiples fonctions et les empêchant de tenir leur rang. Au peu quantitatif s'ajoute le trop peu de capacité de disponibilité dans notre corps. Cercle vicieux s'il en est ! En fait, les familles oméga-6 et oméga-3 ont pour caractéristiques majeures d'être toutes deux indispensables, strictement complémentaires, mais très compétitives au sein de notre physiologie. Conséquence pratique toute simple : l'alimentation française étant suffisamment riche en oméga-6, la seule alternative consiste à augmenter les oméga-3.

Depuis quelques décennies, les graisses saturées étant les cibles favorites, dans un objectif de rééquilibrage de l'alimentation, les efforts ont porté sur les oméga-6, les rivaux, alors que, jusqu'à une date récente, les oméga-3 ont été négligés. C'est ainsi que les aliments devenus usuels sont trop exclusivement riches en oméga-6. En d'autres termes, l'huile de tournesol est devenue prépondérante, puisqu'elle représente environ 45 % du marché des huiles végétales. Sans méconnaître l'apport considérable de cette huile sous forme cachée dans nombre de produits manufacturés (notamment les biscuits, viennoiseries, pâtisseries, plats cuisinés et bien évidemment margarines). L'apport excédentaire en oméga-6 par les viandes n'est pas négligeable non plus.

Comment se chiffre la disproportion actuelle de l'alimentation, dans son rapport quantitatif entre les oméga-6 et les oméga-3 ? Alors qu'il est, selon les structures biologiques considérées, de 1 à 2 dans le cerveau et les nerfs, il frôle 15 dans l'alimentation occidentale actuelle et atteint 50 pour nombre de personnes. Il est impératif de le corriger, pour se rapprocher de 5. Faute de devoir diminuer les oméga-6, nous sommes donc astreints d'augmenter résolument les oméga-3. Dans cette optique, un aliment qui présentera un rapport proche de 5 sera qualifié d'équilibré. Quand celui-ci sera inférieur à 5, il sera qualifié d'équilibrant, car il apportera un très intéressant excès d'oméga-3, en compensation du manque. C'est le cas de l'huile de colza.

En pratique, pour vous constituer une combinaison équilibrée, la plus simple de bon goût dans votre assiette, dans tous les sens du terme, l'efficacité biologique optimale et la saveur pourraient marier la graine et le fruit, le colza et l'olive ; associés éventuellement, par exemple, au pépin de raisin ou à l'Oléisol (pour d'autres raisons que les oméga-3, en fait des... oméga-9, toute une autre histoire qui fait la gloire de l'huile d'olive).

CHAPITRE VIII

Quels oméga-3 ? Quels animaux ?

> « Le pharaon avait vu les sept vaches maigres émerger des vagues limoneuses... il avait assisté à leur festin, ce dont il avait été à la fois horrifié et intrigué : elles s'étaient jetées sur les vaches grasses et les avaient mangées. Spectacle extravagant, il faut bien en convenir, car les bovins sont herbivores ; mais ces vaches carnassières avaient des mâchoires de lion et des dents de crocodile. »
>
> Jean DUTOURD, *Le Septième Jour.*

> « Les herbivores ont végété un peu : des bactéries de leur système digestif leur ont joué le mauvais tour de transformer les acides gras poly-insaturés essentiels en acides gras saturés. Ce qui était tout à fait mauvais pour leur santé. Ils faisaient du muscle plutôt que du cerveau. Résultat de ce dopage musculaire, certains dinosaures sont devenus énormes et, inadaptés à leur environnement, ont tout bonnement disparu. »
>
> Frédéric SALDMANN, *Oméga-3.*

On pense qu'il est facile de modifier la valeur nutritionnelle des végétaux en améliorant leurs méthodes de culture. Or les résultats sont finalement modestes. En revanche, surprise, les variations sont bien plus importantes dans le monde animal : les échelles de valeurs peuvent être colossales, en particulier pour ce qui concerne les graisses. De quoi s'agit-il ?

Une huile et des terroirs

> « L'huile d'olive et le vin sont des produits naturels, l'huile de noix et le cidre ne le sont pas. »
>
> PLINE l'Ancien.

Déjà, dans l'Antiquité, il convenait d'exclure ce qui n'est pas de chez soi, ce que l'on n'a pas l'habitude de voir, ce qui ne semble pas naturel. Or le cidre et la noix venaient de Gaule. De chez les sauvages, donc. Le même écrivait : « Les greffes végétales peuvent donner naissance à des plantes qui peuvent envahir l'univers. » On croirait le discours d'un anti-OGM ! Tout d'abord, qu'en est-il des végétaux, en particulier de ceux qui sont producteurs d'oméga-3 ? Le bio est-il une alternative ?

Hélas non, car un récent rapport de l'AFSSA montre que l'intérêt nutritionnel de l'agriculture bio est modeste pour l'homme, étant donné le faible enrichissement en nutriments qu'induit cette méthode de culture. Le bénéfice éventuel est ailleurs. Quoi qu'il en soit, moins que la nature des sols et les méthodes de culture, les variétés (les spécialistes disent : les cultivars) et certainement les espèces induisent des fluctuations qui peuvent être importantes. Par exemple, en termes de graisses, les différences de composition en oméga-9 des huiles d'arachide d'origine africaine ou américaine sont notables. Il en est de même pour les huiles d'olive : une étude de diverses variétés d'oliviers cultivés en Tunisie met en évidence des écarts significatifs dans le contenu en oméga-6 (chiffre de 1 à 4), en oméga-9 et en oméga-3 (de 1 à presque 2). En tout état de cause, l'huile d'olive est beaucoup trop parcimonieuse en oméga-3, ce qui exclut de la recommander à ce titre. Globalement, c'est le choix de l'espèce qui conditionne une valeur nutritionnelle recherchée. En d'autres termes, les modes de culture des oliviers modulent peu le profil en omégas des différentes variétés d'olives, alors qu'elles influent considérablement sur les tonnages récoltés.

La qualité des huiles et des graisses se répercute évidemment sur les aliments qui les contiennent. Le plus bel exemple concerne le *chocolat*. Qu'en est-il du chocolat européen, frelaté aux graisses et huiles végétales, autres que la graisse de cacao ? Au niveau gustatif, une différence importante à n'en pas douter ; au niveau du respect du nom et de l'identification, certainement une discordance notable. Sans parler du non-respect du consommateur. En revanche, au niveau nutritionnel, cette déviation n'entraîne que peu de changement ! Dommage, d'ailleurs !

En effet, la législation européenne, qui a provoqué des remous au moment de sa promulgation, autorise à remplacer 5 % du chocolat (soit 15 % de sa quantité de beurre de cacao) par certaines graisses bien définies : huile de palme, d'illipé, de sal, de karité, de kogum-gurki, de noyau de mangue. Celles-ci appartiennent à la même catégorie que le beurre de cacao, c'est-à-dire pas extraordinaires sur le plan de la santé, car trop saturées. Quitte à ajouter des huiles ou graisses, il eût été certainement de meilleur choix nutritionnel de sélectionner les plus riches en ALA, c'est-à-dire l'huile de colza ! À la condition que cela soit compatible avec la technologie ; ce qui n'est pas évident, car l'« alchimie » de la fabrication du chocolat est tout aussi exigeante que mystérieuse ! *Quid* des chocolats allégés ? Une tout autre histoire. Finalement, le chocolat est un légume, puisque extrait d'une fève, qui en est un, additionné de sucre de betterave, qui en est un aussi ! Un légume sublime, car gras.

Des œufs dépourvus d'oméga-3 !

> « Les hommes de compromis commettent parfois des horreurs, mais jamais autant que les hommes de conviction. »
>
> Vladimir VOLKOFF, *Les Hommes du tsar.*

Imaginez un instant un drame de santé qui fasse la fortune de vos avocats ! Comment ? Pourquoi ? Parce que votre médecin vous recommande formellement de consommer au minimum 2 fois par semaine du poisson gras, afin de diviser par au moins 2 votre risque de maladie cardio-vasculaire. Comme vous êtes scrupuleux, vous mangez du poisson chaque jour, ce qui est d'ailleurs une excellente idée. Incidemment, vous appelez à la rescousse de votre dessein le fait que l'huile de chair de poisson en gélules fut un médicament remboursé par la Sécurité sociale. Malgré tous vos efforts louables, au bout de quelques années, vous êtes tout de même victime de l'infarctus tant redouté. Que s'est-il donc passé ? En fait, par souci d'économie, vous avez mangé du poisson d'élevage, ignorant qu'il contenait... 40 fois moins d'oméga-3 que son homologue sauvage. À leur place, vous avez absorbé à la pelle, à la louche, quelque chose qui était presque du gras de bœuf, voire du beurre, dont vous vous êtes par ailleurs consciencieusement privé. Au mieux, ces poissons étaient des entrecôtes bien persillées... avec arêtes ! Anormal que du poisson dont la valeur nutritive ne correspondait pas à ce que vous en attendiez ait pu vous être vendu ; vous avez été abusé, dangereusement trompé. Il ne vous reste plus qu'à consulter un bon avocat... Après le tabac (procès parfois gagné par les malades contre les fabricants, au moins aux États-Unis), les *fast-foods* (procès perdu en première manche par les consommateurs contre les « marchands de soupe »). *Quid* de la suite ?... Le poisson ?

Pour l'homme, l'intérêt nutritionnel des graisses est fonction de leur « genre » : saturées, mono-insaturées ou poly-insaturées. L'objectif de prévention de maladies peut être atteint ou au contraire contrarié selon la nature des graisses présentes dans les aliments d'origine animale, résultat direct de celles avec lesquelles les animaux ont été nourris. Les œufs sont exceptionnellement sensibles à ce processus.

En fait, tous les animaux sont concernés : la nature des lipides (graisses et huiles) sélectionnés dans la formulation de leur nourriture induit des modifications parfois considérables de la valeur nutritionnelle des aliments que nous consommons à notre tour ; à des degrés divers, en mieux ou en pis. Cela peut être du plus haut intérêt en termes de santé publique, quand les oméga-3 sont impliqués ; principalement au niveau de la prévention de certains aspects des maladies cardio-vasculaires, mais aussi d'autres pathologies comme certaines maladies neuropsychiatriques, le cancer ou l'inflammation sous toutes ses formes ; sans parler des grossesses.

Mais les choses ne sont pas simples. Les oméga-3 sont en effet intégrés dans des structures vivantes très différentes, dont les plus dissemblables sont les membranes biologiques et les graisses de réserve. En premier lieu, bien évidemment, il est relativement difficile de modifier les teneurs en oméga-3 des membranes biologiques intégrées dans la multitude de types cellulaires, dont la spécificité est largement dépendante des ordres émis par le « patron » génétique. En revanche, la quantité d'oméga-3 enrichissant les graisses de réserve (les triglycérides des structures adipeuses) peut varier notablement en fonction de la nourriture reçue par les animaux. C'est précisément en les contrôlant qu'il devient possible de contribuer à un meilleur état sanitaire des consommateurs.

Illustration démonstrative, attestée par les traditions culinaires des Esquimaux : les ours et autres mammifères terrestres ou marins, qui sont à leurs menus, sont riches en oméga-3, du fait même de leur alimentation spontanée. Cette observation constitue l'exemple naturel d'un carnivore dont la valeur nutritionnelle de la viande dépend de ce qu'il consomme ; ce qui confirme la capacité de modifier les quantités d'oméga-3 dans leurs graisses. Mais qu'en est-il pour chaque espèce animale, car il n'existe pas de règle universelle ?

Non aux aliments « silhouette » !

Non aux aliments « silhouette » ! De quoi s'agit-il ? D'aliments qui en possèdent le nom, mais n'en manifestent que le contour nutritionnel. Une sorte d'omelette sans œuf, ou de chocolat sans cacao, par exemple. C'est précisément ce qui peut survenir pour les œufs ; et certainement pour les poissons d'élevage : de véritables Canada *dry*, ils en ont le nom, l'aspect, ils proviennent de la mer, mais leur valeur nutritionnelle est insignifiante, en regard de leur médiocre contenu en oméga-3. C'est véritablement une falsification de produit. Car il faut cesser de s'obnubiler sur le seul risque toxicologique (un aliment est reconnu fraudé quand il renferme des substances interdites), pour envisager les choses de manière positive : exiger qu'un aliment contienne ce qu'il devrait offrir de manière naturelle.

D'autant que le risque toxicologique reste très modeste face aux dangers connus du déséquilibre alimentaire, notamment au niveau des glucides dits « rapides » et des graisses (notamment saturées). Le *Bulletin d'épidémiologie* a décompté quelques milliers d'embarras intestinaux et déploré 3 morts « seulement » en 2001, en raison de TIAC (toxi-infections alimentaires collectives). En revanche, au cours de la même année, entre autres pathologies, 110 000 accidents vasculaires cérébraux, 160 000 infarctus et autant de cancers sont recensés. Causés en grand nombre par le déséquilibre alimentaire.

Bovins et produits laitiers

Pourquoi est-il beaucoup moins intéressant d'enrichir en oméga-3 le lait ou la viande bovine que les cochonnailles ? Parce que ces animaux ont des systèmes digestifs dont les fonctionnements sont tout à fait différents. Les ruminants présentent la particularité de posséder plusieurs estomacs successifs, dont les rôles sont tout à fait originaux, c'est pourquoi d'ailleurs les spécialistes les dénomment polygastriques. Cet organe digestif pullule de bactéries, dont la physiologie hydrogène les oméga-3 pour les transformer en acides gras saturés (ce qui, en soi, n'est déjà pas judicieux pour l'homme), leur faisant perdre tout leur intérêt biologique (ce qui est exécrable). Bien évidemment, si les oméga-3 « abreuvant » les animaux sont protégés contre les mécanismes d'hydrogénation (par microencapsulation, par exemple ; ou par traitement chimique), ils se retrouvent alors partiellement dans les tissus et le lait des ruminants, ce qui a pu être vérifié, au moins chez la chèvre.

En revanche, le cochon et le lapin sont des monogastriques, comme l'homme. Leur digestion préserve relativement bien les oméga-3, qui passent dans leur viande. En fait, le choix est cornélien : nourrir des cochons avec des graines riches en oméga-3 en augmentera la quantité dans le jambon (ce qui est excellent ; mais puisqu'il est maigre, l'apport restera modeste) ou bien dans les rillettes (mais grasses, malgré leur forte teneur en oméga-3, elles sont néanmoins trop « riches » en graisses saturées). L'opération reste toutefois acceptable avec la viande de porc. Contrairement à la viande bovine, puisque nourrir les vaches avec les graines de lin est presque stérile sur le plan quantitatif. Ces ruminants produisent un beurre, qui aura 3 fois plus d'oméga-3, mais 3 fois presque rien ne fait jamais que pas grand-chose. Le bon sens calcule qu'il suffirait de consommer quotidiennement un « bon » petit kilo de beurre prétendu « oméga-3 » pour trouver les ANC ! Inepte exhortation. D'autant que les graisses saturées restent abondantes, en masse ; ce qui demeure pour le moins peu recommandable.

Dans les meilleures conditions, en nourrissant par exemple les animaux avec des extraits de graines de lin ou de colza, la teneur en ALA est multipliée par moins de 2 dans la viande de bœuf, contre environ 6 dans celle de porc. En nourrissant les animaux avec des extraits de poisson ou d'algue (huiles) la quantité de DHA est multipliée par 2 dans la viande de bœuf. Seulement.

Les volailles

La biologie digestive des oiseaux préserve relativement bien les oméga-3 qu'ils consomment. Entre les quantités dans leur alimentation et celles de leur chair, un effet dose est observé, notamment pour ce qui concerne les teneurs en ALA. Il est moins net avec le DHA, produit par l'animal lui-même à partir de l'ALA qu'il a mangé ; car de fortes teneurs alimentaires en graines de lin diminuent (paradoxalement ?) légèrement cet acide, alors que l'ALA est lui-même augmenté. Le mieux devient l'ennemi du bien. Il a été calculé que la volaille constitue un excellent moyen de modifier favorablement le statut nutritionnel en oméga-3 des Américains dans une étude particulière ; à la condition évidente de nourrir correctement les poules. Certains végétaux riches en oméga-3, notamment subropicaux (chia), leur ont même été proposés. L'exotisme sud-américain vole au secours de la nutrition et du marketing !

Les vrais œufs d'authentiques poules

> « Ces œufs durcis étaient excellents, et, comme l'œuf contient tous les éléments indispensables à la nourriture de l'homme, ces pauvres gens s'en trouvèrent fort bien et se sentirent réconfortés. »
>
> Jules VERNE, *L'Île mystérieuse*.

L'efficacité de l'« enrichissement » est beaucoup plus importante avec les œufs qu'avec la viande de mammifères et d'oiseaux. Car la teneur en oméga-3 du jaune d'œuf est en stricte relation avec la nature de graisses picorées par la poule, c'est-à-dire proportionnelle à leur teneur en ALA : les quantités d'ALA y sont multipliées par 14 environ, mais le chiffre peut s'élever jusqu'à 40, celles de DHA par 5. Car la poule n'est pas la granivore forcenée que l'on dit, surtout de graines de maïs. Contrairement au dogme qui a longtemps été propagé, elle ne sert pas de « filtres régulateurs », la composition de l'œuf n'est pas constante, quelle que soit sa nourriture. Une illustration en est fournie par les œufs crétois, produits par des poules « sauvages », c'est-à-dire totalement livrées à elles-mêmes. Elles ont à leur disposition escargots et limaces, dans un espace de verdure riche en pourpier, une variété locale de salade très riche en oméga-3.

Sur la trace des études réalisées sur les poissons gras, fantastique situation pionnière dans le monde de la nutrition à l'époque, les effets des oméga-3 présents dans les œufs ont été évalués à travers des mesures de paramètres physiologiques chez l'animal puis chez l'homme. Il s'est agi de déterminer les effets sur les lipides sanguins entre autres ; ou bien au niveau de la construction et du fonctionnement des membranes biologiques, surtout cérébrales. Quelques exemples d'intervention clinique chez l'homme méritent d'être détaillés.

Ainsi, un premier travail réalisé par S. Oh, de Salt Lake City, a porté sur des hommes et des femmes recevant quotidiennement pendant 4 semaines, soit 4 œufs oméga-3, soit 4 œufs standard du commerce. Ce qui est évidemment beaucoup trop et non recommandable ; mais réalisé pour objectiver clairement des effets. Première observation : la concentration plasmatique (c'est-à-dire sanguine) de cholestérol n'est pas accrue chez ceux qui utilisent les œufs oméga-3. Elle l'est évidemment en revanche chez ceux qui consomment des œufs standard actuellement dans le commerce. Ensuite, ce qui est logique : les triglycérides sont diminués avec les œufs oméga-3, alors qu'ils sont augmentés avec les œufs standard. De plus, la pression sanguine est un peu réduite.

Un autre travail a tout d'abord mesuré les effets de variations d'ALA dans l'alimentation des poules sur la composition de leurs œufs. Incidemment, les poussins issus des ces œufs sont plus intelligents ! Ainsi, une alimentation contenant 0 %, 10 % et 20 % d'huile de graine de lin induit une augmentation de l'ALA des œufs (28, 261 et 527 milligrammes par œuf) et du DHA (51, 81 et 87 milligrammes par œuf), sans modifier leur concentration en cholestérol. Ces œufs ont été fournis à manger à des volontaires, à raison de 4 par jour. L'essai a porté sur 28 hommes. Les résultats de l'essai confirment ceux de l'étude précédente. Dans certains pays sont mis sur le marché des œufs multienrichis de manière naturelle, en particulier au niveau des acides gras oméga-3, de la vitamine E, de caroténoïdes (lutéine et zéaxanthine), de sélénium, de vitamine D. Ils ont prouvé leur efficacité pour améliorer un certain nombre de paramètres biologiques chez l'homme.

En alimentation infantile, sachez que des extraits de jaunes d'œufs (issus de poules nourries de manière convenable) ont été ajoutés par quelques marques de laits adaptés pour nourrisson, ce qui confère à ces aliments l'avantage de fournir les mêmes quantités d'ALA, d'EPA et de DHA que le lait de femme ; avec un bon équilibre entre les oméga-3 et les oméga-6. D'ailleurs, le lait de femme consommant des œufs enrichis en acides gras oméga-3 contient également de grandes quantités de ces substances.

Comparer les animaux ?

Manger des aliments issus d'animaux nourris avec des graines de lin induit-il un effet tangible sur le consommateur ? Oui. Comme l'atteste un groupe de volontaires bretons, suivis par Pierre Weill et Philippe Legrand, qui ont reçu une nourriture soit issue de l'agriculture classique, soit provenant d'animaux nourris partiellement avec des graines de lin. Pas moins de 32 hommes et de 43 femmes, âgés de 25 à 45 ans, ont été sustentés pendant 35 jours, pour les uns avec des aliments enrichis (viande bovine, lait, beurre et fromage, cochon, volaille et œufs), pour les autres avec des aliments standard.

L'effet se révèle très intéressant au niveau de l'absorption d'oméga-3 : elle est doublée pour l'ALA (passant de 0,75 à 1,65 gramme par jour) permettant d'approcher les apports nutritionnels conseillés pour la population française (ANC) ; d'autant que le total des oméga-3 passe de 0,86 à 1,91 gramme par jour). Le rapport linoléique/ALA est divisé par plus que 2 (passant de 14,9 à 6,8), frisant les recommandations (le chiffre est de 5). Les effets sur les lipides sanguins des consommateurs sont quantifiables, avec un doublement de la teneur de l'ALA dans le sérum (de 0,44 à 0,93), le rapport oméga-6/oméga-3 y passant de

14,3 à 10,2. La mesure est donc incontestablement efficace, et bénéfique pour la santé.

En fait, il faut absolument prendre en compte la diversité des aliments dans leurs apports en oméga-3 ; car, au sujet des viandes, attention ! Certes, elles contribuent à la fourniture, mais elles ont le tort d'apporter dans le même temps d'autres classes de graisses, notamment saturées. N'oubliez pas que les rillettes ou le beurre, même qualifiés d'oméga-3, ne sont pas recommandables à ce titre ; l'entrecôte non plus. En d'autres termes, principalement pour les viandes, il faut *manger mieux* (en sélectionnant celles produites dans des élevages utilisant des graines de lin, par exemple) et *non pas en manger plus* ! En revanche, il convient d'absorber *plus* d'huile de colza et de poisson gras sauvage ou bien nourri.

En pratique, les projets d'amélioration de la valeur nutritionnelle des aliments sont donc intéressants. Mais rappelez-vous qu'il n'en reste pas moins vrai que les seuls apports réellement susceptibles de contribuer *massivement* à l'équilibre en oméga-3 sous forme d'ALA sont les huiles végétales (colza et noix), les fruits qui en contiennent (noix), les œufs oméga-3. Pour les EPA et DHA, ce sont les mêmes œufs et les poissons gras. Et tout cela sans notablement modifier nos habitudes alimentaires, puisqu'il ne s'agit pas de substituer un aliment par... le même, mais de meilleure qualité !

Quel foie gras ?

Le foie gras serait-il un maillon du paradoxe français, dans sa version du Gers ? Oui, autrefois ; non sans doute aujourd'hui, ou presque. Car, jusqu'à récemment, les oies et les canards étaient nourris avec du blé ou du maïs. Or l'huile de maïs ressemble à l'huile d'olive. Donc le foie, très gras, contenait une sorte d'« huile de maïs gélifiée », riche de ses atouts non négligeables pour la santé. Mais que se passe-t-il actuellement ? Nombre de producteurs utilisent toutes sortes de graisses, voire animales, y compris celles des oies et des canards qui nous ont donné leur foie. Du bon, on peut alors passer au faux. De mono-insaturé, le foie devient saturé ; du bienfait de l'huile d'olive, on en arriverait presque aux méfaits des graisses de coco, de coprah et de palme.

Les organes « enrichissables » par une alimentation animale recomposée chez les mammifères (mais aussi chez les poissons et les oiseaux) sont les produits tripiers, le foie en premier lieu, mais aussi les reins (c'est-à-dire les rognons). Leur consommation s'est considérablement réduite, pour devenir négligeable, ultraminuscule, à la suite de la crise de l'ESB – « vache folle ». Ils ne participent donc plus à l'équilibre alimentaire en termes de santé publique. Chaque Français achète en moyenne moins d'une seule tranche de foie de veau par an. La valorisation du foie de volaille mériterait un effort ; sachant que le foie gras ne représente qu'une part marginale et coûteuse, donc limitée.

Cuisses de grenouille, escargots et, pourquoi pas, insectes !

> « De gros escargots bien blancs dont une douzaine lui faisaient un repas, pour peu que les grives lui eussent laissé, par-ci par-là, une poignée de senelles noircies par les gelées, et qu'il égrappait au passage, en disant : *Crataegus vulgaris, martyrum meritis, hosanna in excelsis !* »
>
> Henri VINCENOT, *Le Pape des escargots*.

Les Crétois sont les champions du monde de la consommation d'*escargots* ! Qui leur apportent des oméga-3, directement et indirectement. Indirectement : les poules, qui en sont friandes, picorent donc les oméga-3, qu'elles concentrent dans leurs œufs, consommés par les bienheureux Crétois ! Directement, car les escargots sont naturellement riches en oméga-3 ; certes leur teneur en gras est faible, mais il est plein d'oméga-3. Veillons donc à ce que nos petits-gris (*alias* escargots chagrinés) et nos gros de

Bourgogne (ou escargots vignerons) soient élevés convenablement, c'est-à-dire que les cahiers des charges imposent aux héliciculteurs d'utiliser une alimentation adéquate à ces charmants mollusques gastéropodes terrestres. Si l'escargot est réellement maigre (seulement 1,2 % de matière grasse), il faut veiller à l'accompagnement : du beurre à l'ail, à la louche... tempère sérieusement les bienfaits des oméga-3 ! Au point de les occulter.

Les cuisses de *grenouille* constituent les seuls véritables aphrodisiaques alimentaires, car elles mangent des petites mouches, les cantharides, et accumulent dans leur chair la substance efficace, logiquement nommée cantharidine. Comme les tables de composition des aliments ignorent encore les batraciens, respecter la naturalité est le meilleur conseil. Les hommes n'ont parfois pas hésité à flirter avec le danger pour stimuler le désir, et surtout connaître des érections aussi éblouissantes que prolongées. Le succès de la fameuse cantharidine, substance préparée à partir d'un insecte méditerranéen, la cantharide ou « mouche espagnole », est justement mérité. Elle est connue depuis la nuit des temps pour ses vertus aphrodisiaques et sexuellement stimulantes. D'ailleurs le marquis de Sade faisait usage de la fatale cantharide qui planait sur ses funestes banquets, transformés en orgies. Ce qui lui a valu de se retrouver emprisonné à Vincennes pour avoir empoisonné, involontairement, deux filles de joie avec des confiseries bourrées de cantharide.

Le cardinal de Richelieu lui-même raffolait d'élixirs et autres onguents. Il possédait, paraît-il, un énorme stock de variétés de pastilles galantes, qui, dit-on, lui avaient été offertes par ses innombrables admiratrices, courtisans et courtisanes qui cherchaient à le flatter en encourageant son vice. Soucieux des deniers de l'État, pour éviter le monopole des Italiens, il aurait même ordonné la production de pastilles françaises, encore plus efficaces, lesquelles eurent l'honneur de porter son nom. Les fameux « bonbons à la cantharide de Richelieu » étaient réputés pour être infaillibles parce qu'ils renfermaient des mouches mystérieuses, capables de muscler la verge ! Jusqu'à la veille du XXe siècle, la pilule du Cardinal fut particulièrement recherchée, sa rareté et son prix étaient en quelque sorte la garantie de son efficacité. La comtesse du Barry gavait Louis XV de « mouches espagnoles » afin de réveiller respectueusement sa royale ardeur, momentanément affaiblie.

De curieux chercheurs américains (sans doute plus ou moins jaloux, peut-être perturbés, sûrement obstinés) ont peut-être découvert une explication scientifique. En effet, les grenouilles se nourrissent essentiellement d'insectes, et particulièrement de cantharides. Elles ingurgitent par conséquent une grande quantité de cantharidine, issue du métabolisme de ces mouches. Son pouvoir vésicant (qui fait gonfler) était connu des apothicaires, les illustres ancêtres des pharmaciens. Elle congestionne les parties génitales, provoquant ainsi une érection prolongée, qui, à la longue, peut d'ailleurs devenir encombrante puis douloureuse. On en trouve sur les marchés de nombreux pays sous le nom de « poudre de cantharide », qui n'est autre qu'un broyat de moucherons séchés... En fait, cette cantharidine est un toxique puissant : de 10 à 100 milligrammes peuvent être mortels ; à forte dose, elle peut conduire à une hémorragie rénale et entraîner la mort ; des quantités moins élevées suffisent à provoquer une érection permanente (un priapisme) aussi embarrassante que douloureuse ; à faible dose, une congestion de l'appareil génital est fréquente...

Quant aux *insectes*, chenilles et autres scarabées, peu ragoûtants sous nos climats, ils font la joie gastronomique de certains pays, en Amérique du Sud, par exemple. Quand ils sont élevés, il faut qu'ils le soient de manière à réserver leurs oméga-3. Une affaire à creuser.

CHAPITRE IX

Quels poissons ?

> « Nous avons dîné, dans la cuisine, d'un gâteau de poisson et de crustacés, d'une salade de noix, de papaye et de fruits au sirop. »
>
> Hector BIANCIOTTI.
> *La Nostalgie de la maison de Dieu*.

Les oméga-3 construisent le corps, et particulièrement le cerveau. Ils soignent aussi le cœur et les artères ! Entre autres. Abondance de produits de la mer à votre table : réductions des dépressions, des démences liées à l'âge ! Quels sont les poissons véritablement riches en oméga-3 ?

Sardine : la madone des oméga-3 !

Les teneurs en oméga-3 des poissons fluctuent selon les espèces, et pour chacune selon le cycle sexuel, la saison, le lieu de pêche ; particulièrement la latitude, dont les effets notables sont connus... Ainsi, les quantités d'oméga-3 peuvent varier du simple au quadruple, pour une espèce identique, selon les zones de pêches à travers le globe. Par exemple, d'après Yngvar Olsen, les quantités d'oméga-3 du saumon varient du simple au double selon qu'il est pêché au nord ou au sud de la Norvège ! Évidemment, il ne s'agit pas rigoureusement du même animal, car il s'adapte à son biotope. Toutefois, sur l'étal, à défaut de standard de référence, il s'agit toujours de saumon, sans plaque minéralogique. Pour tel ou tel poisson, une table de composition des aliments devrait donc donner une fourchette de valeurs, plutôt qu'à la simple moyenne.

Évidemment, le contenu en oméga-3 d'un poisson est globalement en proportion de sa teneur en graisse. Provocation apparente : un poisson est d'autant meilleur pour la santé qu'il est plus gras ! Il est abondamment fait référence aux qualités nutritionnelles des poissons gras... des mers froides ; c'est logique. Plus un poisson se trouve gras, meilleur il est pour la santé.

Mais par quel mystère les poissons des mers froides sont-ils gras et riches en oméga-3 ? Pour ne pas se congeler tout simplement ; à défaut, ils se solidifieraient. En effet, les acides gras saturés sont globalement solides à la température ambiante, tandis que les mono-insaturés sont liquides. Les graisses du chocolat sont solides, fort heureusement pour son croquant, tandis que le DHA et l'EPA ne se solidifient qu'à – 40 – 50 °C, excellente nouvelle pour les poissons qui vivent sous les banquises !

Fondamental pour les poissons d'élevage : les oméga-3 de leur alimentation

Selon la nature des graisses données aux poissons en élevage, la quantité d'oméga-3 dans leurs filets peut varier considérablement, de 1 à 40. La différence est évidemment d'autant plus spectaculaire qu'ils sont plus gras. Car la graisse utilisée dans l'alimentation des poissons d'élevage est trop souvent sélectionnée selon son cours monétaire mondial, et non pas en fonction de sa valeur nutritionnelle pour ces animaux. Conséquence de l'interdiction d'utilisation de farines d'animaux terrestres : les farines de protéines sont désormais extraites des poissons ; de ce fait les huiles de poisson, véritables sous-produits, fragiles qui plus est, sont amplement exploitées, car peu onéreuses ; mais dans un passé récent, et vraisemblablement dans un futur proche (notamment pour palier leur contamination par les dioxines et les PCB), les huiles et graisses végétales seront à nouveau privilégiées – en particulier les huiles de palme et le coprah –, ce qui est déplorable dans la perspective de la consommation par l'homme.

Enrichir l'alimentation des poissons de graines de lin ou de colza est efficace, mais uniquement pour les poissons végétaliens (comme la carpe), c'est-à-dire ceux qui possèdent les équipements physiologiques (enzymatiques en l'occurrence) assurant la transformation de l'ALA en EPA et DHA. En revanche, un tel régime se révéle largement inopérant chez les poissons carnivores, presque incapables d'opérer cette conversion ; il en est d'ailleurs de même pour quelques animaux terrestres, tels les félidés. Or environ 75 % des poissons consommés par l'homme sont carnivores obligatoires. En fait, une alimentation pour les truites contenant seulement de l'ALA (issu de végétaux, c'est-à-dire force graines de lin ou autres) n'assure l'élaboration que de 5 % du DHA, par rapport à une alimentation convenable, carnivore donc. Même certaines graisses d'origine animale (dépourvues ou pauvres en EPA et DHA, en l'occurrence) peuvent s'avérer insuffisantes, comme cela a été vérifié par S. Boggio : nourrir des truites avec de l'huile de hareng ou du lard de porc (qui lui-même contient un peu d'oméga-3) induit des différences notables au niveau de ses oméga-3. Pour 100 grammes de filet, la quantité de DHA passe de 550 milligrammes à 180 milligrammes, celle d'EPA de 17 à 6. Pour des fanatiques du régime méditerranéen (qu'ignorent les poissons dans la mer), il a même été constaté qu'utiliser de l'huile d'olive n'est absolument pas satisfaisant. La messe est dite : il est impératif de convenablement alimenter les poissons ! En pratique, la quantité de DHA dans la chair de saumon et de truite (carnivores) est directement fonction de sa teneur dans leurs aliments. Point final.

Il n'existe donc que deux possibilités : ou bien nourrir les poissons d'élevage avec des graisses extraites d'autres poissons (au moins pendant un certain temps avant leur abattage), ou bien faire fabriquer ces composés par des plantes OGM... En tout état de cause, les poissons trouvent leur énergie principalement dans les graisses, faute d'être capables de digérer les glucides complexes ; il suffit d'ailleurs d'observer les mers pour constater que les céréales y sont pour le moins rares !

Le fourrage des mers : un énorme gâchis !

> « Mais c'est aussi le moment où je commençais à fréquenter, avec une passion qui n'a fait que grandir, le monde non humain ou préhumain des bêtes des bois et des eaux, de la mer non polluée et des forêts non encore jetées bas ou défoliées par nous. »
>
> Marguerite YOURCENAR, *Discours prononcé dans la séance publique tenue par l'Académie française.*

Quand vous vous « délectez » de 1 kilo de saumon d'élevage, il a fallu capturer 7 kilos de poisson pour le nourrir. Les mers sont absolument dévastées ! pour produire le fourrage des mers, nom donné à la pêche minotière, dont le seul but est de nourrir d'autres animaux. La capture du poisson est assimilée à la récolte de végétaux ! Car, par définition, le fourrage est constitué de plantes servant à la nourriture du bétail... Effroyable réalité : le tiers au moins de la pêche mondiale actuelle est dévolu à la production industrielle d'aliments pour animaux... Quelle perte et quel gâchis ! À titre d'effet pervers, l'interdiction des farines d'animaux terrestres risque donc de dévaster les mers, catastrophe écologique majeure. Car il faudra bien, au minimum, nourrir les carnivores avec ce qui leur convient ; y compris les poissons dont les besoins en protéines sont considérables, d'autant qu'ils concentrent dans leurs seuls muscles 50 à 70 % de celles synthétisées par l'ensemble de leur corps, alors que pour les mammifères le pourcentage n'est que de 25 à 35 %. Malheureusement, les protéines végétales sont manifestement inappropriées, puisqu'il leur manque des acides aminés indispensables ; la nature n'a pas prévu que les poissons mangent de la luzerne, du pois, du lupin ou de la féverole en attendant le topinambour. Absence de résultat intéressant : même en ajoutant à ces protéines végétales les acides aminés manquants (produits par la chimie, comme cela se pratique déjà pour nourrir certains animaux terrestres), il reste encore très difficile de faire « pousser » les saumons. Ainsi donc, la juxtaposition hasardeuse d'acides aminés reste insuffisante, car la physiologie de ces poissons conserve encore une bonne part de mystère ; incidemment, celle des humains est encore plus énigmatique.

Nourrir des poissons avec des protéines végétales est tout aussi inadéquat à bien des niveaux. Tout d'abord l'appétence : les poissons en sont moins friands ; d'autant que leur digestibilité est généralement moins bonne. Puis l'état sanitaire : leur utilisation induit une immunodépression, évidemment dangereuse, même en élevage. Ensuite l'incidence sur la fécondité et la reproduction : trop de protéines végétales diminuent de moitié le nombre de mâles ! Enfin sur le plan organoleptique pour le consommateur ; surtout sur la viande crue, mais la consommation de poisson cru non congelé est à proscrire pour cause de parasite, *aniasakis*. Du souci à se faire avec le sushi !

Malheureusement, nombre d'élevages « modernes » de poisson font actuellement bien plus mal que l'agriculture il y a 50 ans ! Ils stérilisent et ruinent les mers, notamment en Thaïlande, au Pérou, en Équateur. Ce scandale résulte de l'utilisation massive de produits chimiques, d'antibiotiques et de déchets produits par les poissons eux-mêmes. Le seul objectif est d'accroître la productivité, comme c'était le cas pour l'agriculture voilà un demi-siècle. La réalité des piscicultures est à cent lieues de l'idylle écologique, accouplant l'environnement et l'élevage, vantée par les publicités, sur fond de mer bleue ! En Norvège, le traitement des excréments rejetés par les élevages de poisson est beaucoup plus préoccupant que celui des humains !

Le grand coupable est la quête permanente du prix le plus bas possible : le *discount*, le *superdiscount* ; faire toujours moins cher que son voisin, pour appâter le client et faire des profits. Arrêter la course au prix le plus bas aidera à résoudre une bonne partie de la crise alimentaire, au moins sur le plan du risque toxicologique. Et de préserver l'environnement, voire de le sauver.

Le problème de gestion de l'environnement n'est pas toujours là où le désigne l'opprobre. Mais le danger est encore plus grave qu'on ne l'imagine habituellement : en effet, en agriculture terrestre, la souillure reste à peu près sur place, étalée par les pluies et l'érosion ; alors que les eaux des mers circulent à l'infini, brassées par les courants. Seuls certains territoires maritimes sont certes dévastés, mais leurs contaminants ignorent les frontières et se répandent petit à petit dans toutes les mers du globe. Dans la Baltique, la pollution persistera pendant de nombreux siècles, le temps pour les dioxines, relativement peu biodégradables, de se diluer dans les autres mers. Lenteur expliquée par l'exiguïté de sa connexion avec la mer du Nord ; les golfes de Botnie, de Finlande et de Riga n'étant pas indemnes. Principales responsables il y a quelques décennies : les industries sidérurgiques et de fabrication de pâte à papier.

Conséquence : en Suède et en Norvège, il est maintenant recommandé aux femmes enceintes de limiter le poisson à un seul repas mensuel ! Comment a-t-on pu en arriver à proférer pareille énormité ? Incroyable prescription, pour qui connaît les bienfaits des oméga-3 qu'ils prodiguent ! C'est uniquement parce que les jeunes femmes de ces pays consomment actuellement des poissons pêchés dans la Baltique, dont les fonds marins sont massivement contaminés et, *de facto*, les bancs de poissons qui y vivent et s'en nourrissent. On ne parle pas encore de radioactivité, bien que la mer soit une poubelle pour sous-marins atomiques, parce qu'il n'y a peut-être pas trop de fuites pour le moment, officiellement du moins. Les femmes enceintes doivent manger impérativement du poisson, mais de qualité ! Pour ce qui est des contaminations, outre les dioxines, on ferait bien de se préoccuper des PCB (dérivés polychlorés du benzène), après la juste obstination contre le méthyle-mercure.

Curieusement, seul le poisson d'élevage risque à terme de pouvoir offrir toutes les garanties sur le plan sanitaire. En effet, de nombreuses mers sont polluées, sous toutes les latitudes, par toutes sortes de substances. Au point qu'il risque de devenir impossible de garantir la sécurité des produits de la pêche, sauf à imposer toutes sortes de dosages au débarquement de chaque chalut, ce qui est évidemment tout aussi impraticable qu'onéreux. Ou donc aller pêcher ? D'autant que le frileux principe de précaution se veut exagérément exigeant.

Les poissons d'élevage sont maintenant très nombreux : saumon, bar, truite, flétan, turbot, esturgeon, daurade. Au risque de choquer, il faut reconnaître que les élevages de poisson sont comparables à des forêts : il n'y a pas de risque pour l'environnement ni pour la pérennité du biotope dès lors que les individus sont tués ou prélevés avant leur mort naturelle ; bien au contraire d'ailleurs. L'important est que le stock soit renouvelé, pour être constant. La forêt est plus belle, à l'échelle humaine, si les arbres sont régulièrement coupés. Il est inutile d'attendre que les adultes dépérissent et meurent : cela représente une perte de temps aggravée de risques sanitaires. Pendant les dernières années de leur existence, les troncs ne gagnent presque pas en volume, et ne prennent donc que peu de valeur, par contre, ils accumulent les maladies.

La vraie-fausse nouvelle : le saumon cancérigène !

> « Les devoirs, les considérations nous font manger de la merluche toute notre vie pour manger du saumon après notre mort. »
>
> Mme DE SÉVIGNÉ, *Correspondance*.

Une étude américaine, lancée dans un énorme charivari médiatique apparent, car fort bien orchestré, a montré que les poissons d'élevage étaient pollués par leurs aliments contaminés. Plus que les poissons sauvages. Cherchez le conflit d'intérêts : les États-Unis pêchent beaucoup, l'Europe élève principalement...

Cette publication dans une revue scientifique de prestige n'est pas mystérieuse, mais étonnante. En effet, les résultats qu'elle prétend révéler sont disponibles depuis plusieurs années sur une multitude de sites Internet, officiels ou non. Or il n'est pas habituel qu'une telle revue publie des choses déjà rabâchées dans de multiples langues. Ensuite, le coût des dosages étant phénoménal, il a bien fallu que quelque sponsor opportun se présente. Il s'agit d'une fondation, dont le conseil d'administration comporte les pêcheurs de saumon, entre autres. Enfin, biais de présentation, sorte de « malhonnêteté », les témoins retenus sont les poissons les moins pollués du globe, au lieu de la moyenne de toutes les pêches du monde. En effet, selon la référence, il est possible de mettre la « barre » plus ou moins haut. Si c'étaient les poissons de la Baltique qui avaient été retenus, alors tout aurait été pour le mieux dans les élevages les plus sales car, rappelez-vous, cette mer est outrageusement polluée. L'AFSSA est claire : « Cette étude qui inclut un grand nombre de résultats au niveau mondial n'apporte pas d'éléments spécifiques nouveaux. » De plus, le traitement des données chiffrées obtenues dans cette étude est fait par une méthode mathématique qui se veut nouvelle, elle est différente de celles pratiquées par les organismes chargés de la santé publique et de la protection du consommateur, toutes utilisées par l'OMS et les agences nationales de sécurité sanitaire des aliments en Europe. Inquiétant car opportuniste ?

Pour ce qui concerne la France, les dosages n'ont été effectués que sur 3 poissons seulement. Ce qui demeure extraordinairement peu significatif ! Donc, sans aucun intérêt. En fait, en lisant entre les lignes, le véritable enjeu serait peut-être d'assurer la promotion de végétaux OGM pour nourrir les poissons. Pourquoi ? Parce que les carnivores de la marée sont incapables de transformer l'ALA en EPA et DHA, comme nous l'avons vu. Donc, même en absorbant la meilleure huile végétale, ils ne contiendront que peu de substances actives. Ils doivent impérativement manger des huiles marines. Voilà le hic. Faute de pouvoir continuer à dévaster plus longtemps les mers pour approvisionner les piscicultures (souvenez-vous : il faut 7 kilos de poisson tout-venant pour produire 1 seul kilo de saumon agrémentant votre assiette), les élevages étant de surcroît prétendument pollués par leurs détracteurs, puisque réalisés avec des produits d'origine marine, la solution serait d'élaborer des sojas transgéniques qui, outre leur potentiel naturel de production d'ALA, auraient acquis la faculté de contenir de l'EPA et du DHA. Huiles idéales pour nourrir les poissons. Car l'homme doit impérativement manger des poissons gras riches en oméga-3.

Un peu plus loin dans son communiqué, l'AFSSA « rappelle en conséquence la recommandation de consommer, dans le cadre d'une alimentation équilibrée, du poisson au moins deux fois par semaine en alternant les espèces afin de bénéficier des effets protecteurs des acides gras oméga-3 présents dans le poisson gras, dont le saumon ». *Amen.*

En finir avec les poissons supposés plus maigres que les viandes

Contrairement à ce qui s'affirme généralement avec beaucoup d'autorité, tous les poissons ne sont pas maigres, mais tous ne sont pas gras non plus ; toutes les viandes ne sont pas plus grasses que n'importe quel poisson. Il suffit de consulter les tables de composition des aliments pour en être convaincu. Le jambon cuit et le bifteck se situent au beau milieu des poissons maigres ; le rosbif, l'escalope de dinde et le faux-filet dans les poissons mi-gras. Finalement, l'entrecôte et les côtelettes de mouton ou de porc sont moins grasses que certains poissons, comme le maquereau ou l'anguille. Il est donc complètement faux d'affirmer que la viande la plus maigre est plus grasse que le poisson le plus gras. Bien mieux, le maquereau est aussi gras... que le camembert. Toutefois, ces graisses ne sont pas comparables, elles n'ont pas la même composition, ni la même valeur nutritionnelle.

Pour ce qui concerne les poissons crus, les teneurs en graisses sont extrêmement variables. Pour ne considérer que des poissons usuels, elles avoisinent 1 % seulement

Baudroie	0,6
Cabillaud	0,7
Raie	0,8
Sole	1,1
Colin, *escalope de dinde*	1,2
Bifteck	2,2
Jambon cuit	2,5
Turbot	3,1
Truite, *filet de porc*	3,3
Flétan	3,6
Rouget	3,8
Rosbif	4,7
Foie de veau	5
Carpe	5,2
Faux-filet (bœuf), lapin	5,5
Roussette	7
Jambon sec	8,7
Sardine, *cuisse de dinde, jambon sec*	9
Saumon	10,1
Omelette	12,5
Hareng, *épaule d'agneau, cuisse de poulet*	14,5
Entrecôte de bœuf, gigot	14,7
Côtelette d'agneau ou de porc	15
Andouillette	18
Maquereau	18,1
Camembert 40 % MG, boudin blanc	19
Chèvre demi-sec, boudin noir	28

Source : INRA-CNEVA-CIQUAL.

Le poisson le plus gras n'est pas plus maigre que la viande la plus maigre ! (g/100 g)

environ pour la limande et le cabillaud cru (ou cuit à la vapeur), mais atteignent 10 % pour la sardine crue et le saumon cru (un peu plus quand il est fumé ou cuit à la vapeur), 15 % pour le hareng cru, 18 % pour le maquereau (21 % quand il est cuit au four, ce qui déshydrate et augmente logiquement la teneur en graisse). Attention : une même dénomination peut cacher deux poissons dont les teneurs en graisses s'avèrent très différentes : le thon albacore en contient 2 %, le thon commun 6 %.

Préparer et cuisiner : tout bon ou tout mauvais

Non seulement il convient de savoir choisir, mais aussi faut-il savoir cuire. L'influence des préparations est évidemment primordiale. Tout peut être transcendé par le tour de main de la cuisinière, ou celui du chef. Par exemple, pour ce qui est du carrelet, la teneur en graisses, qui n'est que de 2 % quand il est cuit à la vapeur, atteint 16 % dès qu'il est frit. Des écarts similaires se retrouvent avec la limande nature ou panée. Quant au hareng, il affiche autant de graisses qu'il soit cru ou frit. Mais ce ne sont pas les mêmes ! En effet, pour de strictes raisons physico-chimiques de dissolutions mutuelles des corps gras, les bonnes graisses de ce poisson gras s'échappent dans les mauvaises du bain de friture (elles sont donc perdues), en revanche le poisson s'imprègne des huiles de friture, qui se substituent à celles qui étaient naturellement présentes. Solution pathologique : boire goulûment de grandes lampées de bain de friture !

La valeur nutritionnelle du poisson pané ou frit dépend donc presque intégralement de la valeur nutritionnelle de l'huile utilisée pour sa cuisson. Dès qu'elle est trop saturée l'erreur est au rendez-vous. Il faut impérativement choisir une huile mono-insaturée, c'est-à-dire une huile de tournesol-oléique (Oléisol), d'arachide. Le mieux étant évidemment une combinaison, telle Isio 4. En tout état de cause, friture et panés sont à limiter résolument.

Aux États-Unis, n'ayant pas appris le goût du poisson quand ils étaient enfants, les habitants de ce pays sont incapables de l'absorber adultes, l'estimant nauséabond, de goût détestable, et finalement éminemment dangereux pour les gencives et le « gosier », car coupable de contenir des arêtes. Là-bas, il n'est connu que sous la forme de rectangle, celui du pané ; véritable obscénité nutritionnelle potentielle, si le poisson est mal choisi, mal élevé et surtout trempé dans une huile saturée, de mauvaise qualité sanitaire et nutritionnelle. Mais elle n'est pas chère et résiste à la chaleur, il n'est donc pas possible de lui résister, tout au moins au niveau du porte-monnaie.

Selon sa sélection et sa préparation culinaire, le poisson prévient ou accélère les maladies cardio-vasculaires, entre autres... En effet, deux choix s'offrent à vous. Avec le premier tout est faux, car générateur de risque cardio-vasculaire : le poisson est gras, mal nourri en élevage, trempé dans une friture saturée (type Végétaline, graisse de palme et autres, très utilisées en restauration collective). Avec le second, tout est bon : le poisson est gras, mais sauvage et cuit en papillote, par exemple. C'est ainsi que vos objectifs de santé peuvent être atteints ou contrariés ! Mais le choix n'est malheureusement pas évident entre le sauvage et l'élevage. Quoique le législateur ait obligé à étiqueter depuis peu. Mais mangeons-nous réellement du poisson frais ?

Quels sont les poissons présents dans vos assiettes ?

Les produits de la mer n'occupent que parcimonieusement nos assiettes, leur situation n'est pas reluisante ! Les poissons frais ne représentent que 25 % de notre ration alimentaire aquatique et animale ; les surgelés 22 %, les conserves 20 %. Les poissons fumés ou salés seulement 4 %. Les produits traiteurs, 7 %. C'est-à-dire que vous mangez rarement du poisson à la cantine, que l'on devrait appeler « restaurant scolaire » ou « restaurant d'entreprise ». Les fruits de mer, coquillages, céphalopodes ou crustacés frais totalisent 22 % du contenu maritime de vos assiettes, ce qui est scandaleusement insuffisant, au regard de la richesse nutritionnelle des moules et des huîtres, notamment au niveau des minéraux (l'iode au premier chef) et de quelques vitamines, la vitamine D d'abord. Mais il s'agit d'un autre sujet.

Depuis 1988, c'est-à-dire depuis peu, la consommation de la plupart des poissons a diminué, sauf celle de la perche du Nil (espèce presque inconnue alors), de la truite et

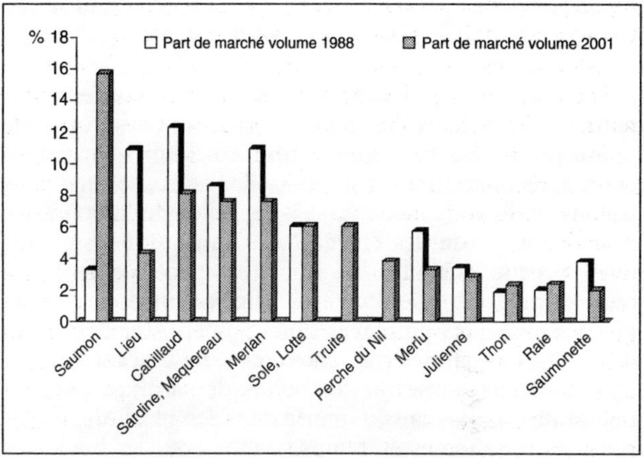

D'après Girard, 2003.

Évolution des principales espèces
de poisson frais achetées par les ménages

surtout celle du saumon. Pour ce qui le concerne, sa production a littéralement explosé, mais il s'agit uniquement d'élevage… L'impact des oméga-3 dans la formulation des aliments destinés à ces poissons est donc capitale ; puisque, année après année, la part de marché du saumon et de la truite d'élevage ne cesse de croître. Et elle seule. Ou presque.

Étant donné que la Commission européenne exige de réduire de 40 à 50 % les pêches, dans le nord de l'Europe pour le moment, cela implique d'augmenter d'autant les piscicultures. Ses élevages doivent être gérés dans des conditions que l'on peut qualifier d'éthiques, dans le respect de l'animal par rapport à ses besoins alimentaires, et celui de l'homme qui va le consommer. La qualité de sa valeur nutritionnelle est cruciale, ce n'est plus à dire : elle est recommandée par le médecin généraliste, le gynécologue, l'accoucheur, le pédiatre, le cardiologue et le psychiatre, entre autres !

Conserver au mieux

Les oméga-3 étant des graisses, ils se dissolvent tout naturellement dans les autres graisses. Cette capacité relève de la plus élémentaire physico-chimie. En conséquence, ils migrent dans les huiles de friture, comme nous venons de le voir, mais aussi dans celles de la conserve. Une bonne partie des oméga-3 des sardines à l'huile est ainsi perdue dans l'huile, qui n'est généralement pas consommée, sauf gloutonnerie. Mieux vaut donc privilégier les conserves préparées différemment. Incidemment, de grands journalistes gastronomiques, tel Vincent Ferniot, conseillent de conserver les boîtes de sardines pendant une année, de les laisser mûrir dans les placards, en les retournant de temps en temps comme pour les bouteilles de champagne, afin d'assurer un meilleur mélange des constituants et optimiser les saveurs, pour que l'huile baigne les poissons de tous les côtés. Vrai pour le goût, avis d'expert ; mais *a contrario* presque certainement faux sur le plan nutritionnel. À être conservées trop longtemps, les substances actives finissent en effet tout de même par disparaître. Un ragoût est d'autant meilleur qu'il est réchauffé, après avoir été longtemps cuit, mais il a perdu la presque totalité de ses vitamines. Surtout lorsqu'il a été consciencieusement remué.

Pourquoi incriminer la température ? Parce que la chaleur est l'ennemie des oméga-3, elle les oxyde, avec la complicité très active de la lumière et de l'oxygène, et les détruit (mais ne les sature absolument pas, contrairement à ce qui est affirmé çà et là avec une obstination morbide). La congélation est certainement une bonne méthode de conserve, à condition que la température soit bien constante. Faire des allers et retours multiples entre – 15 et – 20 °C est manifestement mauvais. Non seulement il faut respecter la chaîne du froid, mais il faut aussi veiller à ce que la température reste bien constante. Qu'en est-il des autres modes de préparation ? En fait, les altérations éventuelles des valeurs nutritives sont méconnues.

Par exemple, fumer augmente considérablement les teneurs en sel, ce qui n'est pas opportun actuellement.

Quand les sardines en boîte n'en sont plus ! Bienfait de l'œcuménisme des règlements européens, datés de juillet 2003, aiguillonnés d'ailleurs par certains pays de pêcheurs, comme le Pérou. Les sardines que vous allez acheter sont peut-être des harengs, des sprats, des sardinettes ou des anchois ! Autrefois, dans toutes les boîtes vous trouviez de véritables sardines dont le nom authentique est *sardina pilchardus*. Or les Péruviens, dans leurs « sardinops », englobent d'autres variétés. Désormais, une vingtaine de poissons peuvent être vendus sous le vocable de sardine, à condition de faire figurer le nom scientifique de l'espèce. À supposer que tout un chacun soit équipé d'une loupe pour déchiffrer l'étiquette, qu'il sache comprendre le latin, et qu'il consulte à chaque achat un livre de taxonomie... Avec *sardina pilchardus*, tout sera OK ; avec *spratus spratus*, ou *clupea harengus*, il n'en sera pas de même ! Au final, le contenu en oméga-3 ne sera pas le même ; mais le véritable problème de la conserve est ailleurs : à l'huile ou à autre chose ?

CHAPITRE X

Compléments alimentaires et aliments enrichis

« L'effet peut se résumer ainsi : plus un discours est vague – profond pourrait-on dire, profond dans le sens de creux bien sûr – plus les personnes qui l'écoutent peuvent se reconnaître, et se reconnaître majoritairement dans ce discours. »

Georges CHARPAK,
Devenez sorcier, devenez savant.

Votre alimentation contient-elle assez de nutriments ? Le débat est de nouveau ouvert, avec ses supporters et ses détracteurs : faut-il prendre des compléments alimentaires, acheter des vitamines, des minéraux, des oméga-3, des mélanges ? Faut-il restaurer notre stock corporel à la fin de l'hiver, l'été avant les vacances, à l'aube de l'automne ? Mangeons-nous réellement bien équilibré, sain et suffisamment ? Faut-il envisager d'utiliser des compléments alimentaires, ou plutôt accepter que les producteurs supplémentent systématiquement notre nourriture à la source, comme cela se généralise dans certains pays ?

Est-il possible de se nourrir en oméga-3 sans recourir aux compléments alimentaires ou aux gélules ? Actuellement, deux écoles s'affrontent ; ou plutôt deux confréries de sectaires. Pour l'une, l'alimentation est devenue indéniablement infecte, il est donc obligatoire de prendre des compléments alimentaires. Pour l'autre, il suffit de manger convenablement, varié et équilibré, de ce fait les compléments sont strictement inutiles. La vérité se situe évidemment entre les deux. Au moins dans certaines conditions, il serait bon d'enrichir en quelques nutriments.

Quoique plusieurs aliments soient susceptibles de contenir des substances qui préviennent les maladies, il est rare d'y trouver de véritables médicaments, tout au moins en quantité utile. Mais quels aliments sélectionner, avec quoi, et comment ? Pour eux, des mots nouveaux ont été forgés. Alicament : aliment + médicament. Nutraceutique accouple nutrition et pharmaceutique. Jugés trop ardus, ces termes sont désormais remplacés par « aliments fonctionnels » : ils participent à la bonne marche de fonctions physiologiques.

Bien que ces mots soient dans le dictionnaire depuis peu, il n'est pas inutile d'expliciter leur signification. L'*alicament* est une denrée recomposée, c'est-à-dire constituée d'un aliment auquel on ajoute une ou plusieurs substances extraites d'un autre. En effet, pour diverses raisons, il peut être utile de pérenniser l'absorption de fractions de ce second aliment, alors qu'il n'est lui-même plus consommé. Mais cette procédure demande des justifications scientifiques et médicales. L'*aliment fonctionnel* est une substance comestible dont un ou plusieurs composés ont une action directe sur un mécanisme physiologique, capable de prévenir certaines pathologies. En pratique, il n'en existe que quelques exemples sérieux, notamment les oméga-3 et les fibres.

Pour les oméga-3, compte tenu des déficiences récurrentes, ils supplémentent déjà (*manu larga* en Angleterre, au Japon, aux États-Unis ; timidement en France) plusieurs aliments : le pain, le lait, les biscottes, les biscuits.

En fait, les alicaments – véritables monsieur Jourdain en l'occurrence – existent déjà sans que cette dénomination soit utilisée. Le sel iodé constitue un exemple spectaculaire : l'iode est ajouté à un produit de consommation courante, pour éviter le goitre dans les régions pauvres en cette substance ; ce qui a permis d'éradiquer le crétinisme définitif de l'enfant, conséquence de la carence en iode pendant la grossesse de la mère. Une deuxième illustration : l'eau fluorée, élaborée pour diminuer l'incidence des caries. Mais tout pourrait abusivement se prétendre alicament, pour assurer la promotion d'aliments pourtant classiques. Ainsi, le calcium est indispensable pour construire l'os, le maintenir, puis pour éviter l'ostéoporose, entre autres. Faut-il alors considérer le lait et le fromage comme des alicaments, alors qu'ils sont de toute évidence de simples aliments fonctionnels ? Évidemment non. La carence en vitamine A est redoutable, notamment au niveau de la vision, jusqu'à constituer la première cause de cécité dans le monde. Faut-il pour autant qualifier d'alicaments les carottes, les œufs, le foie de veau et même le beurre ? Pour lutter contre la carence en fer, faut-il élever le boudin noir au rang de quasi-médicament ? Et que penser des aliments enrichis, supplémentés, voire naturellement riches en certaines substances ? De toute évidence les risques de dérive ne sont pas négligeables. Nombreux sont les pièges, habilement dressés par quelques services de marketing. Au consommateur de ne pas se laisser berner, en sachant s'informer ! Et de ne pas accorder crédit (dans tous les sens du terme) à quelques esprits brillants, qui sont des vers luisants : ils ont besoin de l'obscurité pour briller ! C'est-à-dire d'exploiter l'ignorance par l'obscurantisme.

Car après les « alicaments », voici peut-être les « relicaments » c'est-à-dire les « religio-aliments » fonctionnels. D'ores et déjà, les oméga-3 n'échappent pas aux débordements des gourous ! Ce n'est pas une raison pour ignorer leur immense efficacité, mais ils ne sont pas pour autant la panacée intellectuelle. Ils ne sont pas le beurre, l'argent du beurre et les faveurs de la crémière.

L'œuf naturel « oméga-3 » n'est pas un alicament. En effet, les œufs contiennent naturellement ces bonnes graisses, à la condition expresse que les poules qui les ont pondus aient elles-mêmes été nourries avec leurs aliments naturels.

Quel intérêt attribuer aux compléments alimentaires ? Du bien, car la tendance alimentaire actuelle est déséquilibrée, gravement déficitaire en poissons et en fruits de mer, entre autres. Mais, compte tenu des lacunes des connaissances scientifiques et médicales, il faut savoir garder méfiance envers ces gélules remplies d'extraits d'huiles de poissons, eux-mêmes traités par la chimie pour être enrichis en telle ou telle substance, en EPA par exemple. D'autant que, pour le cerveau, c'est le DHA qui est justifié.

Le vrai danger OGM : des produits très différents, sous un même nom !

> « Une fille qui se fait payer pour ouvrir ses cuisses au peuple me paraît une sœur de charité et une honnête dispensatrice de bon pain lorsqu'on compare sa modeste vénalité à la prostitution des savants prêtant leurs cerveaux à l'élaboration de l'empoisonnement génétique et de la terreur atomique. »
>
> Romain GARY, *La Promesse de l'aube*.

Frankenstein corporate ? La transgenèse semble être une nouvelle genèse, une planète génétiquement modifiée sortirait de terre ! Avec du superbétail, des macrosaumons, des moutons usines à laine, des arbres sans cellulose (pour les papetiers), des plantes et des animaux usines à médicaments... et des cochons qui débiteraient des organes de rechange pour l'homme. L'agriculteur deviendrait « moléculteur » !

On OGMise, on clone à tours d'éprouvettes et d'éditoriaux. D'autant que les biotechnologies ont le vent en poupe depuis quelque temps. Il est absolument incontestable que les OGM permettent de fabriquer des médicaments pour l'homme ; il serait inconcevable, criminel même, de les refuser. Dans le domaine de l'agriculture, en revanche, l'analyse est pour le moins hétéroclite. Pour ce qui est des OGM en général, la problématique mérite d'être débattue, cas par cas.

À ce propos, le vocabulaire dissimule des divergences importantes, qui sont plus que des nuances. Qu'est-ce qu'un OGM, organisme génétiquement modifié ? Prenons le cas classique du maïs. Pour lui permettre de résister à un prédateur redoutable, la pyrale, on prélève le gène (qui gouverne la fabrication d'un toxique pour la pyrale) dans un micro-organisme qui occit tout naturellement cette bestiole ; il est capable de se multiplier tout à fait naturellement dans le sol. Puis on injecte ce gène dans le maïs, qui devient par conséquent génétiquement modifié, mais qui résiste au prédateur. Étonnant, rien que pour le maïs, il existe 14 OGM différents ! Sans compter ceux des Chinois et des Indiens. Comment s'y retrouver, comment les détecter, à quoi servent-ils tous ? Mais il y a mieux : 13 transgènes (curieux choix, avec ce chiffre qui n'a généralement pas la réputation de porter bonheur) ont été intégrés dans une variété de riz, par une équipe américaine californienne (associée à des chercheurs français de l'ORSTOM) qui inclut de nombreux Chinois, on comprend pourquoi : modifier le riz est un projet d'ampleur, en cours de réalisation en Chine et au Japon. De quoi permettre d'un seul coup d'améliorer la résistance aux maladies, les qualités agronomiques, le rendement de culture, les qualités nutritionnelles, et le goût ! À la longue, un super-OGM pourrait-il même aller jusqu'à nous dispenser de manger plus d'un « aliment » ? Physiologiquement absurde. Culinairement criminel.

Des vaches mâtinées de plantes, des cochons hybrides d'épinards ? Cette vision ne relève pas de l'hallucination : elle a été expérimentée. Quel est le problème ? Chez les mammifères, les oméga-3 et les oméga-6 ne sont absolument pas interconvertibles dans leurs rôles physiologiques, et il leur est strictement impossible de les « transmuter » l'un en l'autre. Ce que savent, par contre, réaliser les vers de terre et les végétaux… Vous devinez l'idée : transférer au mammifère le gène du vers de terre dénommé *Cœnorhabditis elegans*. Opération réussie en 2004 par J. Kang sur les souris, comme mise en bouche, si l'on peut dire. De ce fait, ayant à leur disposition beaucoup d'oméga-6 (comme les humains), les souris-OGM deviennent capables de les transformer en oméga-3 (d'où la richesse de leurs tissus en ces précieuses substances). Avantage subsidiaire ? La mort des neurones est diminuée : pour quand l'immortalité cérébrale OGM grâce aux oméga-3 ?

Si l'opération est entreprise sur la vache, elle fournira une viande riche en oméga-3, indépendamment de sa nourriture. Inutile alors de se fatiguer à lui donner des graines de lin. Son lait sera « naturellement » enrichi, véritable bénédiction proférée par ses thuriféraires pour formuler les laits infantiles, entre autres. Mais il ne sera pas possible pour autant de faire du beurre oméga-3, car ces graisses sont fluides à température ambiante, pour des raisons strictement inhérentes à leur structure. L'émulsion ne sera pas solide, mais fluide ; ce qui est pour le moins gênant pour du beurre. Toutefois, avec les secours de solidifiants, extraits d'algues bidouillées ou autres, il sera possible de solidifier la chose. Laquelle n'aura plus le droit à l'appellation de beurre, sauf modification opportune de la législation.

Alternative : le porc génétiquement modifié à l'épinard ! En implantant un gène de synthèse des acides gras insaturés de l'épinard sur un cochon, sa graisse perd 20 % d'acides gras saturés... Les chimères ont de l'avenir.

En fait, quel est le problème de fond posé par les OGM ? L'environnement ! Car le danger de la plantation de végétaux-OGM dépend beaucoup du lieu où elle est faite. Avez-vous vu des tournesols ou du maïs pousser seuls sur le bord des autoroutes françaises ? Non, car ces plantes ont été tellement domestiquées depuis leur arrivée d'Amérique du Sud qu'elles sont devenues bien incapables de se reproduire toutes seules. Le risque est donc minime à planter du maïs transgénique en Europe, car, faute de pouvoir se « mélanger » avec d'autres plantes, il n'a pratiquement aucun risque de polluer leurs gènes. Il n'en est en revanche absolument pas de même en Amérique du Sud, région du globe où prolifèrent de très nombreuses variétés de végétaux proches du maïs, susceptibles de capter aléatoirement des gènes indésirables. C'est exactement l'inverse pour le colza. En Europe, le risque de transfert de gènes vers les navets et les moutardes existe, en revanche il n'y a pas d'équivalent en Amérique du Sud.

Au-delà, le danger pour la santé humaine constitue une tout autre question. La toxicité du transgène lui-même est très probablement le plus souvent extrêmement faible. Alors pourquoi « botter en touche », c'est-à-dire faire transiter le problème des OGM par l'alimentation, alors qu'il s'agit d'un risque pour l'environnement ? La santé devient un prétexte, un bouc émissaire, une manière de ne pas aborder de front le problème : celui de la biodiversité.

Le vrai risque OGM : un problème de nom !

Le véritable danger OGM est subtil, dissimulé derrière la sémantique. Le même nom peut occulter des produits radicalement différents. Le consommateur est perdu, il lui est impossible de s'y retrouver. Ainsi, concernant le soja génétiquement modifié, l'intérêt alimentaire de chacune des diverses variétés-OGM est différent, voire totalement opposé. Car sous le nom de soja (OGM) existent déjà aux États-Unis un grand nombre de variétés (OGM) dont les valeurs nutritionnelles des huiles sont extrêmement variables. C'est ainsi que certaines huiles sans aucun intérêt nutritionnel sont néanmoins vendues sous l'appellation de soja. Et c'est précisément là que réside le danger.

En effet, l'huile de soja, classique et multimillénaire, est réputée excellente grâce à son contenu en oméga-3 ; fragile, elle rancit facilement, ce qui ne permet pas de l'utiliser pour la cuisson ou la friture. Qu'à cela ne tienne ! Un soja-OGM appauvri en oméga-3 a été créé, mais sa valeur nutritionnelle est diminuée d'autant. Pis, comme les acides gras saturés ont l'avantage d'être résistants, ils ont été sournoisement augmentés dans une autre variété-OGM et vont générer *incognito* du cholestérol dans le sang du consommateur abusé. Le danger est évident. Les OGM font... tâche d'huile. D'autres variétés sont mises sur le marché, en fonction de prétextes médiatiques émis par des gourous ou pour sacrifier à une mode ; parfois aussi sur les conseils de scientifiques, dans un objectif médical précis : par exemple afin d'introduire des chaînes d'acides gras courtes pour ceux dont les intestins sont altérés. Enfin, d'autres sont encore conçues pour élaborer des huiles à destinée industrielle ou des plastiques. Quelle cacophonie, sous le seul nom de soja ! Au consommateur de s'y retrouver !

Une réussite spectaculaire du ridicule est produite avec les fameuses pommes de terre OGM capables d'absorber moins d'huile quand elles sont frites ! Or ce qui compte réellement, ce n'est pas ce qui a été évité, mais ce qui reste. En effet, toutes OGM qu'elles soient, elles retiennent encore beaucoup trop d'une huile de friture qui est souvent très saturée, donc peu recommandable pour la santé. En revanche, le consommateur, faussement mis en confiance, peut se laisser aller à manger deux fois plus de ces frites « mutantes », dont la teneur en graisses n'est pourtant réduite que d'à peine 20 % par rapport aux traditionnelles, ce qui risque sérieusement d'aggraver à terme ses problèmes de santé. Seule réelle solution : les célèbres frites belges à la graisse de cheval : un retour « hippothétique » mais souhaitable ! Cette graisse étant exceptionnellement pourvue en oméga-3, ce type de frites serait meilleur, avec parcimonie tout de même. Le lait d'ânesse faisait, à juste tire, les délices des bains voluptueux de Cléopâtre, qui soignait sa peau. Grâce aux oméga-3, que César ignorait pourtant. La valeur nutritionnelle du lait de jument ou d'ânesse est à ce titre infiniment supérieure à celui de vache, mais diablement plus difficile à traire. Peut-être est-ce la fâcheuse raison pour laquelle il est si rare.

Les OGM n'ont pas le privilège de la « plaisanterie », comme le montre une nouvelle huile pour friture *fast-food*. Elle contient 48 % d'acides gras trans en moins (ce qui est bien ; ils sont définis dans la deuxième annexe de ce livre) mais une diminution de 16 % des acides gras saturés (16 % d'une importante quantité n'a finalement pas grand intérêt, car il en reste largement trop ; enlever une petite pelletée dans une grosse brouette en laisse tout de même beaucoup !) et une augmentation de 167 % des acides gras poly-insaturés (mais multiplier par 1,6 presque rien n'a que peu d'intérêt ; c'est précisément là que réside la « plaisanterie »). Une avancée significative dans le bourrage de crâne.

Pour rester encore quelques lignes dans le monde des huiles, il y a quelques années, une guerre « franco-française », soigneusement entretenue par les cultivateurs de soja américains, a provoqué une importante défection envers l'huile de colza. En effet, un chercheur isolé dans un petit laboratoire, nourrissant une seule espèce de rats, d'un seul sexe et d'un seul âge, avait constaté que certains d'entre eux présentaient des problèmes cardiaques, à condition d'en être gavés à outrance. Un acide gras particulier (l'acide érucique) fut alors mis en accusation, car cette huile en contenait, à la différence des autres. Incriminé à tort, a-t-on réalisé plus tard. D'autant que les populations qui ont continué à consommer *manu larga* l'huile traditionnelle n'ont jamais développé le moindre début de commencement de cardiopathie, comme en attestent de nombreuses études épidémiologiques.

Mais le mal était fait. On sélectionna donc, de manière absolument classique et naturelle, une variété qui fut dénommée double zéro, car zéro acide érucique et zéro glycosinolates. Ces dernières substances empêchent la thyroïde de fonctionner convenablement ; obligeant à les détruire par le chauffage des tourteaux de colza (la matière dégraissée, c'est-à-dire principalement les protéines) avant de les servir en nourriture aux animaux. Même combat avec les tourteaux de soja et les graines de lin, entre autres. En France, ce colza fut appelé « nouveau colza », puis colza tout court, l'ancien ayant disparu. Au Canada et aux États-Unis, il fut doté d'un nouveau nom : canola. Certains proposent maintenant un colza affublé du qualificatif de « basse teneur en ALA », dont le ridicule nutritionnel se mesure en proportion de la diminution de l'ALA. En revanche, innovation récente, pour répondre aux consommateurs, « Fleur de colza » est issue d'une filière 100 % française et, bien évidemment, « tracée » et riche en ALA (40 % des ANC dans une cuillère à soupe).

Très récemment, une variété de tournesol a également été sélectionnée selon la méthode traditionnelle ; elle présente la particularité d'être très riche en acide oléique. Ce tournesol, proche de l'huile d'olive, a été nommé Oléisol, par Lesieur. Grâce à son nom, l'utilisateur ne peut pas faire la confusion entre cet Oléisol et le tournesol classique, dont la composition est très différente. Utilisation consensuelle : l'utiliser pour les frites précuites, largement consommées !

Les oméga-3 peuvent-ils être toxiques ?

C'est la dose qui fait le poison, on le sait depuis plus de 5 siècles, grâce au célèbre Paracelse, dont le nom était Theophrast Bombast von Hohenheim, en latin : Philippus Aureolus Theophrastus Paracelsus. À vos souhaits. Médecin suisse, il naquit près de Zurich en 1493 et décéda à Salzbourg en 1541. Alchimiste, il fut en fait un pionnier de la chimie. Pour lui, tout est bon, tout est poison, question de dosage. Les oméga-3 n'échappent pas à la règle. Les grincheux ne manquent pas de le rappeler.

Et les Esquimaux d'en témoigner une fois de plus. Pourquoi ? Parce que, bien qu'ignorant les maladies cardio-vasculaires, ils meurent en moyenne tout de même prématurément. Non pas à cause de la dangerosité des kayaks qui chavirent dans une eau glacée, mais par hémorragies. En particulier cérébrales. Car l'un des effets des oméga-3 est de diminuer l'agrégation des plaquettes sanguines, évitant, ce qui est heureux, les caillots qui se forment autour des plaques de cholestérol. Mais cette action salutaire a pour effet secondaire délétère de faire saigner. Trop, si les oméga-3 sont surabondants, excès traditionnel des Esquimaux. Ce saignement s'avère redoutable quand une artère se fissure dans le cerveau ; après un coup de pagaie sur le crâne ou non. Les Esquimaux consommaient en effet plusieurs centaines de grammes de poisson gras par jour (moins actuellement) auxquels s'ajoutent les viandes de mammifères marins et d'ours, elles-mêmes très riches en oméga-3.

Il faut donc savoir raison garder. Pour ce qui est du premier élément de la famille, l'ALA, point de dangers. Vous pouvez en user, et même en abuser. Le surplus est brûlé pour faire de l'énergie. L'AFSSA ne met aucune borne quantitative supérieure. Consommez donc l'huile de colza sans retenue, dans le cadre d'une alimentation équilibrée ; sans verser dans la toxicomanie, évidemment. En revanche, pour ce qui est des huiles de poisson, évitez de dépasser les 2 grammes par jour, ce qui représente tout de même environ 150 grammes quotidiens de sardine ou de maquereau. Au-delà, il n'y a plus de bénéfice. Très au-delà, le risque « esquimau » pourrait surgir.

La petite bête toxicologique a été cherchée plus loin. Il a même été vérifié que les huiles riches en oméga-3 n'entraînent pas de malformations (ne sont pas tératogéniques) même à fortes doses, c'est-à-dire à 100 fois le niveau acceptable de supplémentation. Pas même de risque pour les femmes enceintes, qui en manquent tant. En fait, il a été constaté par Hammond en 2001 que la dose sans aucun effet à quelque niveau que ce soit est de 6 grammes/kilogramme de poids chez le rat et de 1,8 gramme/kilogramme chez le lapin ! Ce qui équivaut pour l'homme « moyen » de 70 kilogrammes, une capacité d'absorption quotidienne située entre 126 et 420 grammes. Soit de 6 à 20 kilogrammes de maquereau chaque jour ! Du véritable stakhanovisme des oméga-3. À raison de 20 à 100 fois plus que les Esquimaux.

Les oméga-3 font-ils bon ménage avec les médicaments ? Question d'intérêt, car tout traitement pharmaceutique peut générer des incidents, voire des accidents. Savez-vous que 40 % des médicaments que vous prenez ne servent à rien, si ce n'est à attendre que votre organisme se guérisse tout seul ? Consultez le guide de Giroud et Haggège, vous serez édifié. Les oméga-3 font-ils bon ménage avec les médicaments ? La question mérite d'être posée. En effet, les constituants des aliments peuvent interférer défavorablement avec l'efficacité des médicaments. Situation symétrique de l'existence d'interactions favorables entre les nutriments des aliments, nous en avons déjà rencontré quelques-unes : l'huile végétale de la vinaigrette augmente la biodisponiblité des vitamines de la carotte. Ainsi, le pamplemousse est strictement contre-indiqué lors de certains traitements. Rien de tel avec les oméga-3. Seule restriction : avec l'abus d'oméga-3, ne provoquez pas votre organisme en absorbant force aspirine ! Leur synergie constitue un exceptionnel prétexte de limitation à la consommation des oméga-3. Ou d'aspirine.

Puisqu'il est question de toxicologie, sachons comment les limites inacceptables sont déterminées. Sur quelles bases repose l'extrême prudence du législateur ? Quelle est donc la méthode de recherche de toxicité d'une substance, en vue d'édicter des règles de précautions d'utilisation ? On l'administre à des animaux en quantités variables, mais toujours importantes. Le toxicologue, circonspect et sérieux, se donne toujours des marges considérables. En premier lieu, il expérimente sur trois espèces au minimum : rat, ruminant (vache ou chèvre) et poule pondeuse en général. La dose sans effet quotidienne (DSE) est déterminée à l'issue d'une intoxication sur le rat pendant 2 ans, c'est-à-dire chaque jour pendant toute sa vie, ce qui correspond à 90 ans pour l'homme. Ensuite, il calcule alors la dose journalière acceptable (DJA) en divisant cette DSE une première fois par 10 pour tenir compte des différences interspécifiques (l'homme n'est pas un rat), puis encore par 10 pour inclure les variations intraspécifiques (tous les hommes ne sont pas identiques). Quand il s'agit des enfants et des « babyfood », il divise encore par 10 ; ce qui ne relève pas de la simple prudence, mais de la parfaite logique, car le foie et le rein du petit enfant sont 10 à 100 fois moins efficaces pour éliminer les déchets, donc les toxiques. La DJA × 60 donne le « crédit toxicologique » d'une substance (l'homme moyen est réputé peser 60 kilogrammes, la DJA étant exprimée en quantité par kilogramme). Ce mode de présentation est obligatoire, car la dose est proportionnelle au poids ; d'autant qu'un rat, un lapin, une poule ou un homme ont des poids parfaitement différents. Voilà donc pour le seuil de toxicologie. Comment le traduire en limite de consommation alimentaire ?

Pour décider du chiffre, le toxicologue calcule d'abord l'AMJT (apport journalier maximal théorique), qui inclut un facteur de consommation (le foie gras peut en théorie se payer le luxe d'être plus pollué que le pain, car on en consomme peu), puis il détermine un facteur de réduction inhérent à l'aliment (la cuisson, le chauffage, le traitement, le fait de peler, etc.), ce qui permet de déterminer l'AJE (apport journalier estimé). En pratique, il commence par calculer l'AJMT, si la valeur obtenue est dans la norme, il est inutile de poursuivre les investigations. En revanche, si la valeur est limite, on détermine alors l'AJE, qui donne presque par définition une valeur plus basse. En réalité, bien que plus complexes à calculer, ces déterminations sont peut-être encore insuffisantes, dans la mesure où elles ne prennent pas en compte les possibles interactions, dont certaines peuvent être des potentialisations. Toutefois, bien évidemment, quand il s'agit de molécules de la même famille chimique, le toxicologue les ajoute simplement les unes aux autres, car il y a addition des effets, mathématiquement.

Donc, avec les oméga-3, il n'y a pas beaucoup de soucis à se faire.

Conclusion

« Le travail, l'amour, la santé tout va fort bien en vérité. »

Jean-Pierre FLORIAN, *Fables.*

L'huile est un agent structurant du repas. Elle s'épanouit en se fondant dans la préparation. Contrairement au vin, bien visible dans le verre, elle n'existe plus que par l'onctueux qu'elle procure, la concentration des flaveurs qu'elle libère et son goût propre, notamment quand elle est de première pression ou vierge. Tout une riche symbolique sociologique, depuis le saint chrême, et autre corps gras sanctifié.

Le gouvernement français a récemment créé le PNNS (Programme national nutrition santé) pour susciter une véritable prise de conscience de la responsabilité directe des déséquilibres alimentaires dans l'émergence de centaines de milliers de nouveaux malades chaque année et de dizaines de milliers de décès ; qui pourraient être évités, sinon retardés. Le coût humain est phénoménal, la dépense sociale induite est considérable. Le secteur cardiovasculaire, l'obésité, le cancer, le diabète, l'ostéoporose sont les plus concernés. Pour chaque cas, le déficit en tel ou tel nutriment peut être incriminé. Les oméga-3 n'y échappent pas, d'autant que la consommation habituelle française du plus important d'entre eux, l'ALA, n'est que la moitié de celle des recommandations. Ils sont donc prescrits par le cardiologue, le gynécologue-accoucheur et le pédiatre, sans oublier évidemment le nutritionniste et la diététicienne. Depuis peu, ils intéressent sérieusement le psychiatre. Le rhumatologue, l'allergologue et le cancérologue s'interrogent à leur tour. Le médecin généraliste y pense souvent !

L'oméga-3 de l'huile de colza, l'ALA, est le chef de la lignée, le précurseur, le fondamental, il convient en priorité de le trouver dans les aliments. Compte tenu notamment des recommandations de l'AFSSA et de celles des ANC (apports nutritionnels conseillés pour la population française), il est impératif de savoir sélectionner les aliments susceptibles de fournir une fraction de grammes (plusieurs décigrammes) quotidiens d'ALA (sachant que les ANC quotidiens sont respectivement de 2 et de 1,6 gramme pour les hommes et les femmes adultes). Schématiquement, en alimentation courante en France, ce sont d'une part les huiles de colza (en premier lieu), de noix (elle est cependant plus onéreuse) et de soja (mais elle contient en outre en grande quantité un oméga-6, concurrent des oméga-3), ainsi d'autre part qu'une variété d'œufs bien définie, les œufs « oméga-3 » (à l'exclusion de toute autre qualité d'œuf, y compris label ou bio ; tout au moins pour le moment) et les noix. En Amérique du Nord, le « nouveau colza » se dénomme « canola ». Les combinaisons d'huiles végétales sont intéressantes en proportion de la participation du colza. Pour les huiles d'assaisonnement, il reste sans conteste à mettre sur le marché une combinaison riche en colza et en olive, pour respecter le bon rapport entre oméga-3, oméga-6 et oméga-9. Isio 4 restant évidemment la meilleure pour les usages multiples, assaisonnements et fritures, puisqu'elle présente l'avantage de pouvoir de surcroît être chauffée. En attendant, il ne s'agit pas de manger plus, mais mieux ; c'est-à-dire un peu différemment : chaque Français consomme quotidiennement près de 15 grammes d'huile végétale, soit le volume d'une cuillère et demie à soupe : il faut continuer, mais privilégier à tout prix l'huile de colza, peu onéreuse qui plus est. En ce qui concerne l'EPA et le DHA, ils se trouvent dans les poissons gras sauvages, et d'élevage à condition que leur nourriture ait été satisfaisante.

Car la variabilité de la valeur nutritionnelle des poissons est grande selon les méthodes d'élevage.

La présence d'oméga-3 s'avère donc absolument cruciale dans la formulation des aliments destinés aux animaux élevés pour la consommation de l'homme, qui sont par là même susceptibles d'influencer sa santé. Ce privilège leur confère un réel intérêt de santé publique. Même issues d'animaux nourris avec des graines de lin, il convient toutefois d'être prudent avec les viandes, car elles apportent dans le même temps d'autres classes de graisses, notamment les redoutables graisses saturées. Pour ce qui est des produits laitiers, même combat : il n'est pas envisageable de doubler ou tripler leur consommation pour optimiser la prise d'oméga-3, au prétexte qu'ils en contiennent un peu ! Pour deux raisons principales : d'abord parce que nutritionnellement strictement contre-indiqué, ensuite pour leur apport excessif de graisses saturées. En d'autres termes, pour les viandes et les produits laitiers, il faut manger *mieux* (en sélectionnant les produits des élevages utilisant des graines de lin, par exemple) et non pas en manger plus ! En revanche, il convient d'absorber beaucoup *plus* d'huile de colza et de poissons gras sauvages (ou correctement nourris en élevage).

Curieusement, l'incidence des diverses techniques de conservation sur la préservation des oméga-3 est assez mal documentée, y compris pour la conserve appertisée et la congélation. Sans oublier que l'huile d'une conserve, rarement absorbée, capte une partie des oméga-3, au détriment du consommateur. Par ailleurs, la part de destruction des oméga-3 imputable aux diverses méthodes de cuisson, c'est-à-dire aux préparations culinaires, est relativement peu connue. L'AFSSA recommande de vérifier la présence des oméga-3 dans les produits transformés et de contrôler l'absence de produits d'oxydation.

Car les oméga-3 sont fantastiques, mais fragiles : tel est le prix à payer pour leur caractère absolument indispensable. Après avoir ouvert la bouteille, l'idéal serait donc de conserver toute huile riche en oméga-3 à l'obscurité, et dans le réfrigérateur, pour préserver sa perfection nutritionnelle en même temps que son goût. Ayez en mémoire que votre huile d'assaisonnement se doit d'être un produit équilibrant (celle de colza en constitue l'exemple emblématique), et non pas obligatoirement équilibré. Car s'il y a des graisses dans tous les aliments, elles ne sont pas obligatoirement équilibrées, loin s'en faut, et parfois beaucoup. Le rôle de l'huile d'assaisonnement est donc avant tout de rééquilibrer le repas, il est en cela équilibrant pour les oméga-3. La différence sémantique est subtile, mais absolument fondamentale sur le plan nutritionnel.

Les oméga-3 ont le privilège d'être exceptionnellement efficaces dans nombre de sphères sélectives de la santé, encore faut-il ne pas sombrer dans l'erreur de les considérer comme la panacée, l'élixir de Jouvence ! Pour les servir et les promouvoir : vocation et non provocation ! Si vous avez des droits sur votre corps, ne négligez pas vos devoirs envers votre santé, heureusement arrimée à la gourmandise et à la gastronomie : mangez donc des aliments riches en oméga-3 et sachez pourquoi ! Sûr et pas cher ! Le principe de responsabilité personnelle, comme celui de protection, vous y astreint. Vous êtes assujetti au principe de précaution : abuser d'eux. Obligez votre corps et votre plaisir. Car le plaisir ne peut exister sans désir.

Écrit à Paris et à Bugeat, 2004.

ANNEXE I

À quel prix ?

> « On vit à très-bon marché, il est vrai, dans ce pays, si l'on veut se restreindre à manger des sardines et des coquillages, nourriture saine d'ailleurs. »
>
> George SAND, *Histoire de ma vie*.

Les oméga-3 sont donc fantastiques, mais fragiles, tel est le prix à payer pour leur caractère absolument indispensable. Après avoir ouvert la bouteille d'huile de colza ou de noix, l'idéal est donc de la conserver à l'obscurité et dans le réfrigérateur : pour sauvegarder sa perfection nutritionnelle et aussi son goût. Il est donc judicieux que la bouteille soit opaque, ce qui est le cas très récent de « Fleur de colza », grande première. D'autant qu'elle est de première pression et raffinée. D'ailleurs, le consommateur exige depuis plusieurs années que l'huile de tournesol lui soit proposée en bouteilles opaques, un succès du marketing qui se justifie *a posteriori* par une réalité. Comme d'ailleurs certaines marques d'huiles de maïs.

À une époque où nombre de produits migrent du rayon épicerie au rayon froid (les mayonnaises en étant le plus bel exemple), il n'est pas surprenant que les huiles de table de grande qualité nutritionnelle aient à être conservées au froid, après ouverture de la bouteille. Car l'oxygène, associé à la lumière, est redoutable, il oxyde, peroxyde, bref, détruit. Sans compter que la saveur s'altère : c'est le goût de rance, de poisson...

Mais combien tout cela coûte-t-il ? En conclusion des pages précédentes, il faut rappeler qu'il est manifestement possible d'améliorer considérablement la valeur nutritionnelle des aliments de l'homme, notamment pour ce qui concerne la qualité des oméga-3 des graisses, mais aussi de certains micronutriments, en reconsidérant la nourriture donnée aux animaux ; pour la rapprocher d'une alimentation traditionnelle, sinon naturelle. Pour ce qui concerne le chef de la famille des oméga-3, le choix est restreint : presque exclusivement les huiles de colza et de noix, éventuellement celle de soja. Quant à ces chiffres, ils parlent d'eux-mêmes : la même quantité d'ALA revient 60 fois moins cher dans l'huile de colza (une cuillère à soupe) que dans celle d'olive (de plus inutilisable, car un bon litre quotidien serait nécessaire) ! À bon Méditerranéen, salut ! Pour ce qui est des EPA et DHA, la source provient principalement des poissons.

ALA (acide alpha-linolénique)		Euros pour 1 g d'ALA (50 % des ANC)
Huiles Assaisonnement	Colza	0,015
	Fleur de colza	0,018
	Soja	0,03
	Noix	0,04
	Primevère	0,05
Huiles Multi-usages	Isio 4	0,13
	Maïs	0,25
	Olive, pépin de raisin	0,9
	Arachide	2,6
Œuf « lin » standard		0,9
Œuf oméga-3		1,3
Œuf standard		8
Œuf label, plein air ou bio		12

D'après Bourre, *Diététique du cerveau, la nouvelle donne*, 2003.

Le coût de l'ALA. Les huiles les plus efficaces et les moins chères : prix (en euros) pour la moitié des apports nutritionnels conseillés

ANC : Apports nutritionnels conseillés. Même en y mettant le prix, il est inutile d'utiliser les huiles d'arachide, de pépin de raisin ou même d'olive pour assurer la couverture en ALA : il faudrait en absorber plusieurs litres par jour ! La vinaigrette de la salade est constituée en moyenne d'une cuillère et demie (soit 15 grammes d'huile), ce qui correspond d'ailleurs à la quantité moyenne d'huile absorbée par un Français ; par conséquent, il faut éventuellement substituer tout ou partie de vos huiles habituelles pas l'huile de colza au premier chef, mais aussi celle de noix, les seules de prescription pour assurer les ANC. « Fleur de colza » est individualisée dans ce tableau, car il s'agit d'un produit nouveau et particulier : de première pression, raffinée, et en bouteille opaque, ce qui préserve mieux les oméga-3. Il existe de nombreuses combinaisons d'huiles végétales, vendues sous des noms d'enseignes de distribution, mais il faut consulter l'étiquette pour connaître la réalité de la présence du colza. Rappelez-vous que, curieusement, une réglementation « franco-française » (avec le Portugal en Europe) interdit en cuisson les combinaisons d'huiles végétales apportant plus de 2 % d'ALA. Il faut espérer que son abrogation sera rapidement promulguée, car cette limite restreint les possibilités d'apport en ALA par l'intermédiaire de combinaisons de diverses huiles, beaucoup plus riches en oméga-3 que celle de colza ; afin de créer un grand frère pour Isio 4, valable elle aussi en cuisson ; ce qui est rendu possible par la présence de fortes quantités d'oméga-9 mono-insaturés (acide oléique) dans le colza. En revanche, extrême attention : de nouvelles huiles de « colza à basse teneur en ALA » sont proposées, pour les cuissons ; leur manque d'intérêt est en proportion de la réduction de l'ALA ! Énumérer les compositions des margarines qui peuvent, pour certaines d'entre elles, contenir de substantielles quantités d'oméga-3, sort du cadre de ce tableau ; d'autant que leur présence est variable sur le marché, dans le temps et selon les régions. L'œuf label, plein air ou bio, est pondu par une poule qui bénéficie certes d'une petite surface pour s'ébrouer, mais les escargots, limaces et vers de terre ont depuis longtemps été dévorés par celles qui ont picoré avant elle ; quant à la verdure, ce n'est qu'un souvenir, sinon un mirage pour gallinacé.

DHA (acide cervonique)	Euros pour 60 mg de DHA (50 % ANC)
Maquereau	***0,01***
Sardine	***0,02***
Hareng	***0,05***
Saumon sauvage	***0,06***
Truite sauvage	***0,08***
Lieu noir	0,2
Anguille	0,5
Colin	0,6
Perche	0,7
Haddock	0,8
Sole	1,2 à 2
Turbot	2 à 3
Lotte, tanche	4 à 5

Prix (en euros) pour la moitié
des apports nutritionnels conseillés

En italique et en gras : les aliments réellement utiles, compte tenu des portions usuelles. ANC : apports nutritionnels conseillés.

Pour une efficacité biologique identique, le maquereau est 500 fois moins cher que la lotte, 300 que le turbot, 200 que la sole ! La bonne santé ne nécessite donc absolument pas un porte-monnaie rebondi ! Bien plus, excellemment préparés, le maquereau et la sardine peuvent relever de la grande gastronomie.

ANNEXE II

Quelles définitions ?

« Moi, je ne crois qu'à la science. La physique, la chimie suffisent à tout expliquer. »

Éric-Emmanuel SCHMITT. *Milarepa.*

Sans graisses, la vie serait strictement impossible, au sens propre comme au sens figuré. Ce livre l'atteste. Car les corps gras interviennent prioritairement dans tous ses registres : ils fournissent de l'énergie, participent à l'architecture des structures biologiques vivantes, constituent les précurseurs d'hormones, servent de messagers, entre autres. Sans graisses, la vie serait triste, car bien des cuisines s'en trouveraient insipides ! Que sont donc ces graisses ? Comment situer les oméga-3 dans leur univers ?

Entendons-nous d'abord sur les définitions. Les huiles sont liquides, alors que les graisses sont solides. En termes de nutrition, il s'agit de lipides dans les deux cas. Les désignations de « graisse » et de « lipide » sont en effet strictement synonymes. Il s'agit dans tous les cas de corps gras. Les huiles sont principalement végétales, mais elles peuvent également être d'origine animale, comme celles de poisson. Contrairement aux idées reçues, la distinction entre animal et végétal n'implique pas, *a priori*, un intérêt nutritionnel différent. Dans le monde végétal se côtoient évidemment l'indispensable, le bon et le moins bon ; comme dans le règne animal.

La place des oméga-3 parmi leurs cousins

Une définition des lipides réside dans leur caractère physique de non-dissolution (insolubilité) dans l'eau. Par extension, un grand nombre de molécules capables de se dissoudre dans les lipides en font partie. Trois familles dominent quantitativement : les glycérides, les phospholipides et les stérols. Les deux premières sont formées d'acides gras (des acides organiques) arrimés à une molécule de glycérol, la troisième peut se lier à des acides gras pour donner des esters du cholestérol. Une métaphore, que j'ai déjà employée, notamment dans le « petit dictionnaire pratique », les compare à une voiture munie de 3 roues, chacune représentant des acides gras, voire d'autres substances dans les phospholipides. Acide et gras, deux mots bien peu séduisants de prime abord. Ils participent directement de la définition de la majorité des lipides, qu'ils aient un rôle de réserve énergétique (les triglycérides sont quantitativement les plus importants, dans le règne tant végétal qu'animal) ou qu'ils soient structuraux (les phospholipides constituent le « squelette » de toutes les membranes biologiques des cellules vivantes). Les acides gras assurent donc sans conteste le triomphe de la vie. Leur nature confère pourtant à chaque corps gras alimentaire ses caractéristiques nutritionnelles propres.

Les acides gras peuvent être classés en trois grandes familles : saturés, mono-insaturés et poly-insaturés. Une graisse est qualifiée de saturée quand la majorité de ses acides gras sont saturés ; les principaux étant l'acide palmitique (de l'huile de palme) et l'acide stéarique (du grec *steat, steatos*, qui signifie graisse, suif), ainsi que l'acide lignocérique (le ligneux du bois, saturé, 24 atomes de carbone) au niveau de la myéline.

Une graisse est qualifiée de mono-insaturée (oméga-7 ou oméga-9) quand les acides gras mono-insaturés sont majoritaires, le principal étant l'acide oléique (l'oméga-9 type, retrouvé en grande quantité dans les huiles d'olive et de colza), la myéline est riche en acide nervonique, mono-

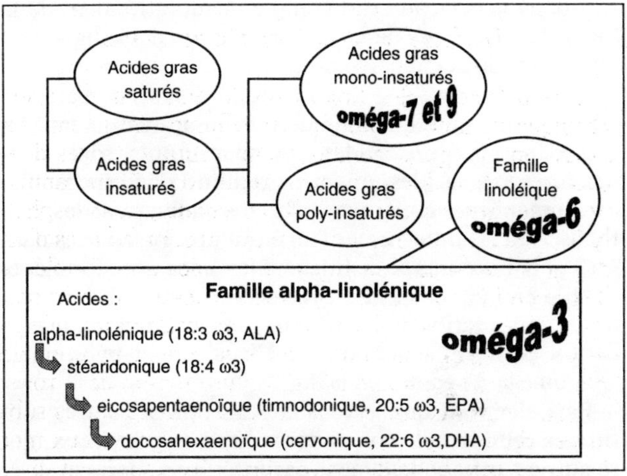

Les éléments de la famille oméga-3 parmi les divers acides gras

Si vous êtes curieux, et peut-être un peu masochiste : pourquoi l'acronyme de DHA ? Pour docosahexaenoïque acide. Car c'est une molécule à fonction chimique acide, comptant 22 atomes de carbone (*docosa*, en grec), formée de 6 insaturations, doubles liaisons chimiques entre des atomes de carbone (*hexa* = 6 en grec ; *ene* signifie insaturation en langage de chimiste ; *oïque* signifie fonction chimique acide). Tous les acides gras de la famille oméga-3 ont pour caractéristique commune de présenter une première double liaison chimique sur le 3e carbone de la chaîne carbonée, numérotée à partir de l'extrémité méthyle, biochimiquement non réactive ; comme elle est terminale et située à l'opposé de l'extrémité réactive acide (carboxyle), elle est fort logiquement qualifiée d'« oméga », qui s'écrit en alphabet grec « ω ».
En respect de la stricte nomenclature, il faudrait dire et écrire « les acides gras oméga-3 », ce serait presque un pléonasme ; éprouve-t-on le besoin de dire « ma voiture Peugeot », ma Peugeot suffit ; on dit donc : « les oméga-3 ». « Acides gras » peut être laissé de côté.

insaturé à 24 atomes de carbone. L'origine partiellement alimentaire de l'acide oléique que j'ai notée pour certains organes, y compris pour le nerf périphérique à l'encontre du cerveau, reste l'objet d'études. J'ai montré (en 1977 !), avec Serge Pollet et Nicole Baumann, que la synthèse *in situ* dans le cerveau rend compte quantitativement de la majorité – mais pas de la totalité – de son acide lignocérique et de son acide nervonique, l'origine alimentaire n'est donc pas exclue.

Une graisse est qualifiée de poly-insaturée quand une bonne part de ses acides gras constitutifs sont poly-insaturés ; ces acides gras sont qualifiés d'indispensables car l'organisme humain ne peut absolument pas les synthétiser, ni les transformer l'un en l'autre. Parmi les acides gras poly-insaturés se distinguent les acides gras oméga-6, dont le premier élément est l'acide linoléique (18:2 oméga-6 ; ce qui s'écrit aussi 18:2 ω6) ; et la famille oméga-3, dont le premier élément est l'ALA (acide alpha-linolénique, 18:3 oméga-3 ; écrit 18:3 ω3).

Rappelez-vous que le vocable « *les* oméga-3 » est justifié, car cette famille comporte 4 éléments principaux, qui se suivent métaboliquement par insertions successives de doubles liaisons chimiques et par additions de couples de 2 atomes de carbone. D'abord l'ALA (18 atomes de carbone et 3 doubles liaisons chimiques), précurseur de l'acide stéaridonique (comptant aussi 18 atomes de carbone, mais agrémenté de 4 doubles liaisons, 18:4 oméga-3), lui-même suivi par l'EPA (eicosapentaenoïque acide, trivialement dénommé acide timnodonique car il a été découvert dans le thon, 20:5 oméga-3, 20:5ω3 ; avec 20 atomes de carbone et 5 doubles liaisons chimiques) et finalement le DHA (docosahexaenoïque acide, ou acide cervonique car il a été initialement découvert dans le cerveau, 22:6 oméga-6, 22:6ω3, avec 22 atomes de carbone, et 6 doubles liaisons chimiques). Tous les acides gras de la famille oméga-3 ont pour caractéristique commune de présenter une première double liaison chimique sur le troisième carbone à partir de l'extrémité méthyle de la chaîne carbonée, biochimiquement non réactive ; comme elle est terminale et située à l'opposé de l'extrémité réactive acide (carboxyle), elle est logiquement qualifiée d'« oméga ». En fait, il faudrait dire et écrire « polyéthylénique », nomenclature parfaitement normale dans le monde de la chimie, mais qui est ignorée par l'usage –

on préfère « poly-insaturé », qui exprime exactement la même chose.

Lors de régimes alimentaires carencés en ALA, le déficit considérable en DHA est généralement compensé par l'excès d'une substance de remplacement, de la famille oméga-6, le 22:5ω6 (acide docosapentaenoïque) découvert par l'Italien milanais Claudio Galli.

Les acides gras poly-insaturés, oméga-3 et oméga-6, ont un quadruple rôle, dont le premier prime quantitativement. D'abord structural et fonctionnel au niveau des membranes biologiques ; schématiquement, ils contrôlent l'architecture et la fluidité des membranes et, par conséquent, ils modulent un très grand nombre d'activités membranaires biologiques (reconnaissances, transports, transferts, interactions entre les récepteurs et leurs ligands, activités enzymatiques, mécanismes électrophysiologiques, etc). Le deuxième rôle des acides gras est « hormonal » (précurseur d'eicosanoïdes et de docosanoïdes ; les prostaglandines et les leucotriènes, entre autres). Le troisième est celui de messagers intra et extracellulaires. Le quatrième, éventuel, est énergétique.

Les oméga-3 sont qualifiés d'indispensables, car ils sont obligatoirement d'origine alimentaire, comme d'ailleurs leurs concurrents oméga-6. La nourriture contrôle donc la qualité de toutes les membranes biologiques (à commencer par celles du cerveau, mais aussi du cœur, des artères, des globules rouges et de bien d'autres encore), sur tous les plans : chimique, physique, biochimique, physiologique.

« Vitamine F » : le gras indispensable !

Il y a quelques décennies, des chercheurs ont constaté que les animaux mouraient cependant sans appel dès que leur régime alimentaire excluait toutes graisses ; alors qu'ils recevaient pourtant une alimentation jugée complète pour l'époque, c'est-à-dire constituée de protéines de qualité, de l'ensemble des minéraux nécessaires et de toutes les vitamines connues. Ils en ont fort logiquement déduit que le gras aurait pour vertu de contenir un facteur absolument nécessaire à l'existence, qu'ils ont dénommé « vitamine F » ; suivant la vitamine E, déjà découverte. Cette dénomination revient actuellement en force, notamment dans la publicité pour produits cosmétiques. Mais, en fait, elle ne correspond pas à l'exacte définition d'une vitamine, qui impose au moins trois critères simultanés : être organique, indispensable à la vie, nécessaire à l'organisme en quantité très faible. Les oméga-3 répondent aux deux premières obligations, mais pas à la troisième : il en faut des quantités importantes pour construire et maintenir l'ensemble des membranes de toutes les cellules, surtout celles des neurones. À l'analyse chimique, la vitamine F s'est révélée être constituée de l'association des oméga-3 et des oméga-6 : l'acide linoléique et l'acide alpha-linolénique (ALA).

Existe-t-il des carences chez l'homme, spécifiques en l'une ou l'autre des familles d'acides gras poly-insaturés ? Fort heureusement, sauf cas exceptionnel d'alimentation artificielle pendant plusieurs mois, il est difficile de ne pas absorber d'acide linoléique (le chef de la famille oméga-6) ; il est en effet présent dans la majorité des aliments, quoique en quantités variables. Une insuffisance, élective et sérieuse, en cet acide n'a donc pas été observée chez l'homme. Mais peut-être les investigations n'ont-elles pas été assez poussées. En revanche des carences spécifiques en ALA sont fréquentes chez l'homme. Elles ont été déjà largement évoquées dans les pages précédentes. Seul l'ALA est strictement indispensable à la physiologie normale, il est transformé dans le corps selon les besoins en EPA et DHA, qui sont, eux, essentiels à un certain nombre de fonctions physiologiques, cérébrales notamment. Mais quelles sont donc les modalités de filiation depuis l'ALA jusqu'au DHA, en passant par l'EPA ?

Les facteurs de conversion

Principalement dans le foie, les deux précurseurs alimentaires, les acides linoléique et ALA (alpha-linolénique), sont transformés en chaînes carbonées plus longues et plus insaturées par des enzymes, dénommées désaturases (car elles désaturent en ajoutant des insaturations) et élongases (qui, comme leur nom l'indique, allongent les chaînes carbonées). On admet que la première enzyme impliquée dans cette chaîne métabolique, la delta-6-désaturase, contrôle les cinétiques de l'ensemble. Or sa vitalité peut s'altérer, en particulier lors du vieillissement et sous l'influence de certaines pathologies (maladies endocriniennes, alcoolisme). Par ailleurs, au cours de la période périnatale, il semble que son activité soit insuffisante pour fournir la quantité de DHA nécessaire à l'élaboration des membranes, y compris cérébrales.

La transformation de l'ALA en DHA, par l'intermédiaire de l'EPA, constitue une étape clef : très faible chez l'homme, elle est notable chez la femme enceinte. La nature est décidément bien faite. Le sexe dit faible est beaucoup plus fort dans la fabrication du DHA. Souvenez-vous que, point particulier concernant le cerveau, j'ai démontré, dès 1984, à l'aide de cultures de cellules fœtales de souris, que le seul moyen pour que les cellules nerveuses se différencient et se multiplient, que les neurones élaborent, captent et relâchent des neuromédiateurs est d'ajouter au milieu de culture non pas le seul ALA, mais aussi le DHA. C'est-à-dire que tous deux sont incontournables. Quant au développement du nourrisson, et à ses futures capacités intellectuelles, une analyse de l'ensemble des résultats obtenus par Ricardo Uauy en 2003 conclut positivement, en intégrant la double origine simultanée du DHA : de l'ALA (dont le taux de conversion en DHA est évalué à 10 %) et du DHA préformé. Il établit donc un coefficient d'équivalence entre ALA et DHA, qui est de 10, en moyenne.

Car, dans l'organisme, la transformation du précurseur en très longues chaînes ne se fait pas avec un rendement de 100 %. Il semble légitime de proposer, dans les aliments, des doses d'EPA et de DHA inférieures à celles d'ALA.

Il n'y a pas que les carences à pouvoir survenir ! Les excès sont aussi possibles, quoique beaucoup plus rares. Or la nature a tout prévu, même les abus alimentaire en DHA, associés à des insuffisances en EPA. En effet, la machinerie peut fonctionner à « rebrousse-poil » ! La rétroconversion du DHA en EPA est possible ! Si le DHA est présent dans les aliments, l'organisme est capable de le tronçonner partiellement pour fabriquer de l'EPA, dans la mesure de ses besoins.

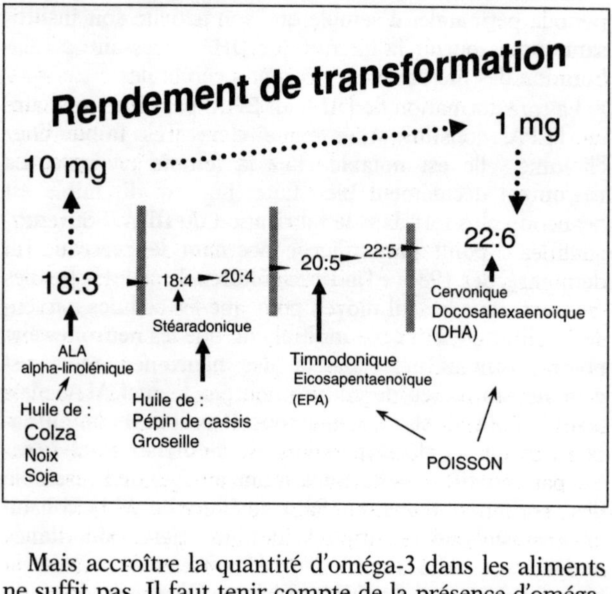

Mais accroître la quantité d'oméga-3 dans les aliments ne suffit pas. Il faut tenir compte de la présence d'oméga-6, afin que le rapport oméga-6/oméga-3 se rapproche des recommandations, c'est-à-dire de 5. Or ce rapport est beaucoup trop élevé dans l'alimentation de la population française, véritable *leitmotiv* de ce livre, et pourrait être efficacement abaissé par la seule augmentation quantitative des oméga-3 ; mais certainement pas par une diminution des oméga-6, dont les apports alimentaires ne sont que légèrement supérieurs aux recommandations. Ce rapport n'est pas constant dans un même aliment : il est divisé presque par 20 entre les œufs « naturels », comme ceux des Crétois, et ceux du commerce actuel... Le chiffre est encore plus important chez les poissons, selon la méthode d'élevage, car ils ne contiennent que peu d'oméga-6. Dans cet esprit, il est inepte que la viande bovine soit valorisée dans certaines publicités, destinées pourtant aux médecins, pour sa richesse en ARA (acide arachidonique, oméga-6). En fait, pour ce qui concerne les relations entre les longues chaînes carbonées elles-mêmes (c'est-à-dire l'EPA et le DHA d'une part, l'ARA d'autre part), le rapport devrait être proche de 1, tout au moins pour l'ARA et le DHA. Quand les documents traitent du rapport oméga-6/oméga-3, s'agit-il de l'acide linoléique et de l'ALA, ou de la totalité des chaînes, prenant en compte l'ARA et le DHA ?

Les aliments dont le rapport est inférieur à 5 seront qualifiés d'équilibrants (l'huile de colza en constitue un exemple type) car ils corrigent un rapport trop grand dans l'alimentation usuelle. Ceux dont le rapport sera proche de 5 seront qualifiés d'équilibrés. Quel que soit le rapport oméga-6/oméga-3, il convient que les teneurs en acides gras saturés ne soient pas trop élevées. C'est ainsi que le beurre « oméga-3 », obtenu à partir du lait de vaches nourries avec des graines de lin, est sans intérêt nutritionnel par rapport à la couverture en oméga-3 de l'homme (car, souvenez-vous, contenant beaucoup trop peu d'acides gras oméga-3 ; et trop d'acides gras saturés), certaines margarines parviennent à être appréciables dans la mesure où elles sont partiellement formulées avec de l'huile de colza (mais quelques-unes présentent cependant toujours un rapport oméga-6/oméga-3 trop élevé).

Où sont nichés les oméga-3 dans les graisses ?

Les oméga-3 sont donc « branchés » sur des molécules, tel le glycérol. Car ils sont parties prenantes de constructions moléculaires, que j'ai déjà comparées à des voitures affublées de 3 roues. Chaque roue est un acide gras, l'une d'entre elles est un oméga-3. En pratique, une bonne huile de chair de poisson contient environ de 30 à 40 % d'oméga-3, répartis entre les triglycérides. Pour promouvoir une gélule enrichie, il faut donc détruire ceux-ci (les biologistes définissent cette opération comme une hydrolyse). En d'autres termes comme je l'ai déjà expliqué, il s'agit de démonter les roues, puis de les rendre « viables » sous forme d'ester éthylique (l'oméga est alors combiné avec... de l'alcool !) pour ensuite empiler majoritairement une seule catégorie de roues dans une gélule, la « roue-EPA » en l'occurrence. Pas certain que cela marche ! En fait, on sait déjà que sa biodisponibilité est réduite d'au moins de moitié, c'est-à-dire que l'intestin ne sait plus aussi bien la capter pour la transférer dans le sang. Par conséquent, une gélule enrichie de 2 fois en oméga-3 est d'un intérêt probablement minime. Il faut donc respecter la naturalité des « transporteurs » des oméga-3 : les triglycérides. Ce sont eux les seuls que nos intestins et notre physiologie savent traiter en tant qu'aliments. En d'autres termes, l'ester éthylique d'oméga-3 relève du produit chimique, et non pas du naturel, contrairement au triglycéride d'oméga-3.

La réalité est encore plus complexe. Où sur le glycérol se situent les oméga-3 ? *Quid* de la position en numéro 1, 2 ou bien 3 du « squelette » du glycérol, que les chimistes dénomment sn-1 ou sn-2, sachant que la position en sn-2 est beaucoup plus biodisponible ? De ce fait le colza est meilleur que le soja : 60 % en sn-2 contre 30 % pour le soja, d'autant qu'il y a plus d'ALA dans l'huile de colza. La position des acides gras sur le squelette glycérol conditionne donc leur efficacité, or la situation de l'ALA dans les triglycérides du lait humain, à 30 % en sn-1 et

50 % en sn-3, comme l'a démontré un Français, Martin, en 1993, diffère de celle des huiles végétales. De ce fait, dans les aliments comme dans les compléments alimentaires, il convient de ne pas négliger la forme moléculaire sous laquelle les oméga-3 seront fournis, car elle n'est pas indifférente. En d'autres termes, il faut prendre en compte les vecteurs : triglycérides ou phospholipides ? Encore plus complexe, qu'en est-il de la biodisponibilité des phospholipides, par rapport aux triglycérides ? Une piste : j'ai montré que, pour le cerveau, les phospholipides alimentaires sont plus efficaces que les autres lipides. Enfin la modulation de la biodisponibilité par les autres nutriments et aliments est notable, par exemple l'huile d'olive qui accroît celle de l'ALA. D'où un intérêt accru pour une combinaison d'huiles de colza et d'olive !

Une prétendue invention révolutionnaire, qui permettrait par miracle de manger des graisses sans grossir ! Il s'agit de diglycérides ! Triglycéride = 1 glycérol + 3 acides gras. Diglycéride = 1 glycérol + 2 acides gras. Mais que devient cette énergie ? Elle ne se transforme pas en amour et en lumière, est-elle donc non digérée ? Cette proposition rappelle l'histoire du fructose, qui n'est pas hyperglycémiant ni hyperinsulinémiant, mais s'avère au final hypertriglycéridémiant, car il emprunte une voie métabolique différente des autres glucides simples.

Le bon choix de la bonne huile

Globalement, l'intérêt nutritionnel d'un corps gras est proportionnel à son degré d'insaturation, mais aussi à sa fragilité et curieusement à son prix. Plus il est cher, plus il est fragile, et meilleur il est pour la santé ! Fort heureusement, par son prix modeste, l'huile de colza fait exception.

Brièvement, quelles sont les propriétés attendues d'une huile ? Pour l'acide linoléique (oméga-6), point trop n'en faut (le choix se porte sur les huiles de noix, de maïs, de soja et de tournesol, à la rigueur celles d'arachide et de colza). Pour l'ALA les élues exclusives sont les huiles de colza, noix et soja. La plupart des ces huiles contiennent peu d'acides gras saturés, ce qui est favorable. Pour les acides gras mono-insaturés, le choix est libre car l'acide oléique est médicalement neutre, voire bon, quand il n'est pas excellent, selon les critères. Les huiles d'olive, de colza, de tournesol-oléique (Oléisol de Lesieur) sont les plus indiquées, avec l'huile d'arachide.

En tête de la compétition, largement en tête, émerge donc l'huile de colza, suivie de celles de noix, de soja et de germes de blé. Les autres sont amplement distancées car elles n'apportent pas d'ALA, ou beaucoup trop peu, comme celle de maïs. En réalité, cet acide constitue le facteur limitatif, puisque de très nombreuses huiles n'en contiennent pas du tout. En revanche toutes renferment, mais à des degrés variables, l'acide linoléique, l'acide oléique, les acides gras saturés... et malheureusement toutes des calories en quantités égales.

Mais plutôt que d'alterner une huile après l'autre, utiliser une combinaison semble plus efficace, plus pratique. La diversité en une fois, en quelque sorte ! C'est la qualité d'Isio 4, qui reste une référence pour le multi-usage, c'est-à-dire la cuisson et l'assaisonnement, mais n'en est pas moins trop pauvre en ALA, ou plutôt insuffisamment riche. En fait, compte tenu des connaissances scientifiques et médicales actuelles, et en prenant en compte les recommandations officielles, seule une combinaison serait réellement valable. La meilleure pourrait marier la graine et le fruit de colza pour ses oméga-3 et ses oméga-9 mono-insaturés, d'olive pour son goût fantastique et ses qualités propres (les oméga-9), associée à d'autres, comme celle de pépin de raisin ou de tournesol oléique (Oléisol) pour satisfaire aux proportions entre oméga-3, oméga-6 et oméga-9.

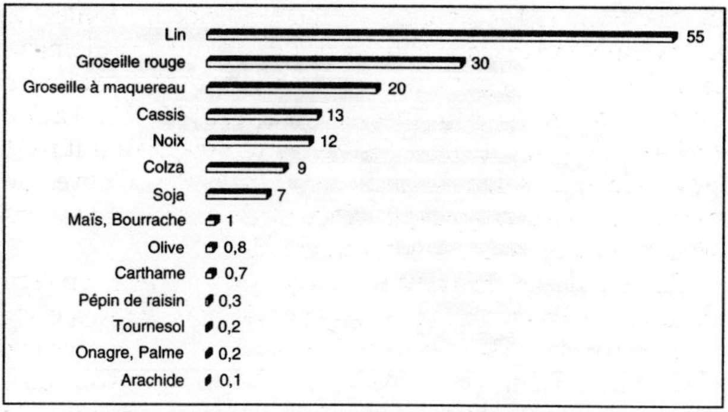

Oméga-3. Acide alpha-linolénique (ALA)
grammes pour cent grammes d'huile

N.B. L'huile de lin est interdite de consommation alimentaire en France, mais pas dans d'autres pays. Elle pourrait être autorisée en combinaison avec d'autres huiles, afin de proposer au consommateur un produit riche en ALA.

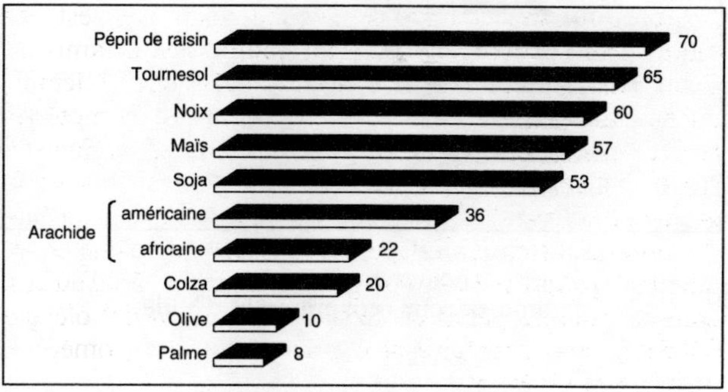

Oméga-6. Acide linolénique
grammes pour cent grammes d'huile

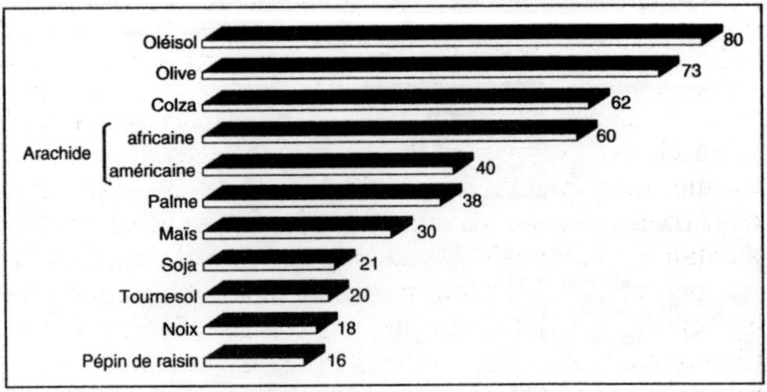

Oméga-9 (acide oléique)
Acide gras mono-insaturé
grammes pour cent grammes d'huile

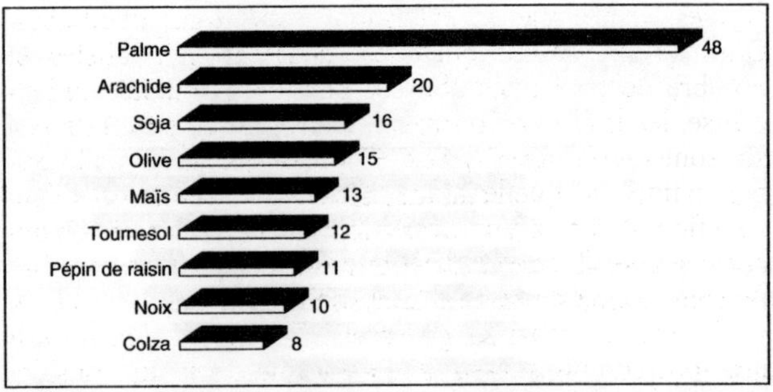

Acides gras saturés
grammes pour cent grammes d'huile

Il n'existe aucune huile plus légère que les autres !

En chimie comme en physique, c'est évident ; en biochimie, médecine et science, la vérité oblige pourtant à réaffirmer haut et clair que toutes les huiles végétales alimentaires contiennent la même quantité de calories, à très peu près ! Car la contre-vérité a le vent en poupe, elle est tenace, comme le montre un sondage SOFRES. Les réponses aux questions posées sur ce sujet sont souvent intégralement fausses, quel que soit l'intelocuteur ! Ainsi, pour les trois quarts des consommateurs interrogés, il existerait des huiles plus légères que d'autres ; pour 40 % des médecins, les teneurs en graisses de toutes les huiles ne seraient pas équivalentes ! Dans ces conditions, comment préparer une vinaigrette équilibrée ?

Or les huiles alimentaires sont toutes formées de triglycérides, leurs valeurs caloriques sont donc identiques. Quoi qu'en pensent quelques médecins généralistes et nombre de personnes abusées par une publicité tendancieuse, les huiles de tournesol, d'olive ou de pépin de raisin sont toutes aussi riches en graisses, donc en calories, que n'importe quelle autre. L'huile de pépin de raisin bénéficie d'une faveur nutritionnelle partiellement explicable sur le plan de la diététique, car elle s'apparente simplement à une huile de tournesol un peu moins riche en acide oléique. Mais sa gloire est sans doute due au fait que tout ce qui est issu du raisin, que d'aucuns considèrent comme le précurseur de vin, en gélules rondes quand il est sur sa grappe, reçoit une considération particulière en France.

Légèreté n'est pas synonyme de digestibilité ! La digestibilité est définie, dans ce cas de figure, par la capacité de tronçonnage (c'est-à-dire d'hydrolyse) des graisses (de leurs triglycérides) par le tube digestif, notamment l'intestin. Elle est équivalente pour toutes les huiles : leur valeur calorique nutritionnelle est donc similaire. Sauf processus pathologique ou excès alimentaire considérable, les graisses ne passent pas dans les excréments. L'impression de « mauvaise digestibilité » de certaines huiles n'est souvent que l'effet du ralentissement de la vidange de l'estomac, ce qui constitue d'ailleurs un avantage nutritionnel. Car les corps gras, en réduisant le temps de vidange gastrique, diminuent l'index glycémique des glucides qu'ils accompagnent, assurant une régularité dans le temps de l'approvisionnement des organes, le cerveau au premier chef. Bien mieux, les lipides stimulent la sécrétion de bile. Quelle alchimie complexe !

Un médecin sur deux sait que l'apport calorique du beurre et celui de la margarine sont similaires ; contre 13 % seulement de leurs patients présents ou futurs. Les on-dit ont la vie dure ; il suffit pourtant de consulter les tables de composition des aliments ! Beurre ou margarine : du pareil au même en nombre de calories. 752 kilocalories/100 grammes pour le premier et 744 kilocalories/100 grammes pour la seconde. Malheureusement, il faut savoir que l'enseignement de la nutrition générale ne représente qu'une trentaine d'heures dans les études médicales, sur les 9 années du cursus ! Sauf intérêt personnel, le futur médecin ne connaît les aliments qu'à travers la déformation du prisme des maladies. Ainsi, schématiquement, les graisses sont appréhendées lors de l'étude des maladies cardio-casculaires, les glucides le sont lors de celle du diabète.

Trans, *mais pas sympa !*

Après avoir défrayé la chronique, ils continuent à préoccuper. Qui sont-ils ? Comment sont-ils formés, ces acides gras *trans* ? En fait, ce sont des insaturations qui ont mal tourné, tout au moins pour la physiologie normale. Car celles-ci, des doubles liaisons chimiques entre deux atomes de carbone, sont physiologiquement de nature « *cis* », exprimant le fait que les deux « morceaux » de la chaîne carbonée sont situés du même côté de l'insaturation, quand on la représente en structure plane. Dans un acide gras « trans », elles sont de part et d'autre, réalité chimique qui n'a pourtant rien de physiologique. Or ces acides gras *trans* posent un problème : leur présence peut générer d'importants risques cardio-vasculaires. Des études récentes ont montré que leur pouvoir athérogène est notable.

Ces acides *trans* sont naturellement présents en modestes teneurs dans les viandes et les produits laitiers du fait de la physiologie particulière des ruminants. Par conséquent, l'alimentation normale en contient de faibles quantités (majoritairement dans le lait, le beurre et les laitages). Ils se trouvaient en masse dans certains aliments, principalement du fait des processus industriels d'hydrogénation utilisés pour solidifier les huiles végétales afin de les transformer en margarines. Mais, ces dernières années, les méthodes de fabrication ont été très largement modifiées dans les pays européens, de manière à réduire considérablement leurs concentrations. Ils restent néanmoins encore abondants dans les crackers, les snacks, les apéritifs, les biscuits, les chips... lesquels sont fabriqués à partir d'huiles mono-insaturées ou poly-insaturées, chimiquement hydrogénées industriellement pour obtenir des acides gras saturés, beaucoup moins fragiles... et pire encore pour la santé, tout au moins à de telles doses. Éliminez sans états d'âme les produits dont les étiquettes révèlent la présence d'huiles ou de graisses végétales hydrogénées !

Avec André Grandgirard de Dijon, j'ai montré que les acides gras *trans*, issus de l'ALA par chauffage, sont captés par le cerveau. Ce qui est de mauvais augure, sans être catastrophique. Leur présence dans les aliments fait l'objet de toutes les préoccupations de son collègue Jean-Louis Sébédio. Dans certains pays, la quantité d'acides gras *trans* absorbée par la population culmine à 7-10 % des calories. Par conséquent, il n'était pas surprenant de constater que leur concentration se situerait dans une fourchette de 2 à 18 % des acides gras du lait de femme, en proportion directe de leur présence dans l'alimentation. Par ailleurs, *via* le stockage dans le tissu adipeux, les acides gras *trans* ingérés par la mère avant la grossesse migrent dans son lait, avant d'être absorbés par son enfant. En diminuant le statut en acides gras poly-insaturés du nouveau-né, ces acides gras *trans*, abondants dans la circulation sanguine fœtale, constituent un risque, pourtant longtemps négligé. D'ailleurs, ils sont absolument déconseillés pour la préparation des formules lactées adaptées aux nourrissons. La législation européenne prévoit des limites supérieures quantitatives très strictes.

La notion de besoin

Le terme de besoin doit être manié avec précaution, car il est restrictif et flou. Il est restrictif dans la mesure où il se réfère à une notion de stricte physiologie. Il est flou car il recouvre des réalités et des concepts très différents selon les principes retenus et les auteurs qui les proposent. Il existe des variations importantes selon les pays. Le vocabulaire est lui-même ambigu dans le domaine complexe de la nutrition : par exemple, en français « classique », le mot de « sécurité » se réfère à l'absence de risques liés à la consommation des aliments ; pour les Anglo-Saxons, *security* se rapporte aux besoins à satisfaire en nutriments. La traduction en français du terme anglais génère de nombreuses confusions, qui émaillent les traductions de textes internationaux.

Les besoins nutritionnels définis par les physiologistes sont proposés après maintes mesures expérimentales, réalisées chez des individus dont sont connus un maximum de paramètres physiologiques (ou pathologiques), comme l'âge, le sexe, l'état nutritionnel, le poids, l'activité physique, l'environnement, etc. Les critères pris en compte sont très précis ; par exemple l'un d'entre eux détermine la quantité minimale d'un nutriment donné, nécessaire pour compenser toutes les pertes de l'organisme en ce nutriment. Un autre précise la quantité nécessaire pour éviter l'apparition de signes de déficience. Mais les différences peuvent être considérables, selon la référence choisie.

Ainsi, écart spectaculaire, la dose de vitamine C capable d'éviter le scorbut est nettement inférieure – de moitié – à celle qui permet à un certain nombre de fonctions biologiques d'être optimales.

En France, les apports nutritionnels conseillés (ANC) constituent des valeurs choisies par un groupe d'experts français. Elles retiennent non seulement des données scientifiques afférentes aux besoins nutritionnels, mais prennent aussi en compte les motivations et habitudes alimentaires des personnes concernées, dans la mesure où elles ne sont pas nuisibles à la santé. Les éléments d'une véritable « culture alimentaire » sont donc retenus, ils expliquent partiellement les divergences avec certains RDA du monde anglo-saxon (*recommended dietary allowances*), plus rigoristes et moins réalistes. Les membres de la commission qui a édicté les ANC pour les lipides, dirigée par le Rennais Philippe Legrand, restent ainsi fidèles à la doctrine classique des nutritionnistes, et proposent des apports nutritionnels conseillés, afin de favoriser un bon état de nutrition d'un groupe d'individus ou d'une population.

Il n'est pas nécessaire que la ration quotidienne et moins encore chaque repas soient conformes aux ANC ; la notion d'alimentation équilibrée est à considérer sur une période de plusieurs jours consécutifs car l'organisme compense en régulant l'appétit et en utilisant ou en reconstituant ses réserves.

Pour des raisons pratiques, les recommandations nutritionnelles proposent des pourcentages. Cette habitude, globalement acceptable mais simpliste à la lumière des connaissances scientifiques actuelles, génère un grand nombre d'effets pervers. Elle est donc source d'erreurs, sinon d'incompréhensions. Par exemple, quand l'expression en pourcentage se réfère aux calories. En effet, si celles-ci sont excessives par rapport aux dépenses énergétiques, un pourcentage réellement faible de lipides masquera pourtant un apport quantitatif trop élevé. En revanche, si la ration calorique alimentaire est faible, un pourcentage excessif en apparence devient indispensable pour préserver l'apport nécessaire en oméga-3 et oméga-6.

Il est actuellement manifestement dommage de fixer un seuil calorique identique quels que soient les âges de la vie, pour toutes les situations physiologiques et les deux sexes, ou l'ensemble des états pathologiques. Il est évident que, dans les périodes de développement de l'organisme humain, les besoins en oméga-3 et oméga-6 ne sont pas strictement linéaires avec la ration calorique : il existe un seuil (probable car logique, quoique pas encore démontré). Les besoins et les recommandations devraient donc être estimés en termes de quantités absolues (gramme/jour), plutôt qu'en proportion de la seule ration calorique. D'ailleurs, restreindre la valeur d'un aliment, ou d'un nutriment, à son équivalence énergétique est devenu complètement inacceptable, car trop partiel.

L'objectif principal en alimentation humaine, compte tenu des recommandations des ANC 2000, est d'augmenter les acides gras oméga-3, ainsi que les acides gras mono-insaturés, principalement oméga-9 sans oublier les oméga-7, de diminuer les acides saturés et, éventuellement, de réduire légèrement les acides gras oméga-6 de manière à rééquilibrer le rapport oméga-6/oméga-3 (pour le rapprocher de 5).

Les autorités françaises définissant les ANC en acides gras saturés, mono-insaturés et poly-insaturés proposent 24 %, 60 %, et 16 %. Dans la catégorie des poly-insaturés, un rapport de 5 environ est préconisé pour les acides gras poly-insaturés oméga-6 et oméga-3 (souvenez-vous que, dans l'alimentation usuelle, il est de 1/15 à 1/50 !). Pour un adulte masculin, cela représente quotidiennement 10 grammes d'acide linoléique et 2 grammes d'ALA. Elles demandent que les acides gras poly-insaturés à très longues chaînes représentent 3 %, dont 0,5 % pour le DHA, *alias* acide cervonique, ce qui représente tout de même 120 milligrammes quotidiens pour les hommes et 100 milligrammes pour les femmes.

QU'EN EST-IL DES GRAISSES DANS LES NOUVEAUX ANC ?

		AGS	AGMI	18:2ω6	ALA	AGPI-LC	Dont DHA	Total
Homme adulte (2 200)	g/jour % AET	19,5 8	49 20	10,0 4,0	2 0,8	0,5 0,2	0,12 0,05	81 33
Femme adulte (1 800)	g/jour % AET	16 8	40 20	8 4	1,6 0,8	0,4 0,2	0,1 0,05	66 33
Femme enceinte (2 050)	g/jour % AET	18 8	45,5 2,0	10 1,0	2,0 4,4	1,0 0,9	0,25 0,4	76,5 33,5
Femme allai-tante (2 250)	g/jour % AET	20 8	50 20	11,0 4,4	2,2 0,9	1,0 0,4	0,25 0,1	84,2 33,7
Sujet âgé (1 700)	g/jour % AET	15 8	38 20	7,5 4,4	1,5 0,9	0,4 0,4	0,1 0,1	62,5 33,5

AET : apport énergétique alimentaire total ; les valeurs sont donc les pourcentages des apports énergétiques totaux. AGS : acides gras saturés. AGMI : acides gras mono-insaturés. AGPI-LC : acides gras poly-insaturés à longues chaînes (supérieurs à 18 atomes de carbone). ANC Tec et Doc Lavoisier, 2000.

Bien qu'il y ait quelques modifications par rapport aux recommandations publiées les années précédentes, les nouveaux ANC de l'an 2000 proposent plusieurs grandes orientations dictées par l'état des dernières connaissances scientifiques. La fonction préventive des maladies a pris de l'importance et ne peut plus être vraiment séparée de la fonction nutritive, puisque des déficiences en acides gras existent pour les oméga-3. Cela intéresse particulièrement les maladies cardio-vasculaires et le cancer, et, plus récemment, les domaines de l'inflammation et de la neuropsychiatrie.

Les considérations publiées dans les ANC du cru 2000 relatives aux maladies cardio-vasculaires et au cancer appellent peut-être un commentaire particulier. En effet, il n'est pas question de parler de toxicité, ni de propriétés cancérigènes pour des molécules qui sont des nutriments indispensables, mais de rappeler que les connaissances scientifiques démontrent que, dans le cadre de la prévention de ces maladies, l'ensemble de ces molécules est requis à des doses précisément équilibrées entre elles. En raison de leurs rôles souvent antagonistes dans des fonctions extrêmement importantes comme, par exemple, l'agrégation plaquettaire ou l'inflammation.

En premier lieu, on a avancé un ordre de grandeur de 30 à 35 % d'énergie d'origine lipidique dans l'alimentation. L'absence de données scientifiques et médicales réellement convaincantes, sur le sujet, oblige à proposer cette « fourchette » plutôt qu'un chiffre précis, quoique la tendance de quelques comités étrangers soit de réduire plus encore cette part des lipides. Mais une telle prescription est complètement illusoire : en effet, en dessous de 30 %, l'apport équilibré en oméga-3 et oméga-6 devient difficile – pour ne pas dire impossible – à réaliser, compte tenu de la composition des aliments usuels traditionnels.

Il convient de souligner que les ANC ne sont pas étayés par la même masse de données scientifiques selon les différents acides gras. Tout d'abord, les acides gras polyinsaturés oméga-3 et oméga-6 font l'objet de nombreuses études, ne serait-ce que parce qu'ils sont nutritionnellement indispensables à l'organisme. Les acides gras saturés sont, quant à eux, historiquement liés à des risques de pathologies cardio-vasculaires en cas de consommation excessive ; ils sont par conséquent abordés dans une logique de limite, mais sans caractère trop strict, car ils ont également des fonctions importantes comme l'acylation de certaines protéines, ils participent aussi à de nombreuses structures, en particulier au niveau des membranes biologiques du système nerveux. Enfin, pour les acides gras mono-insaturés, c'est-à-dire dans la pratique l'acide oléique, sa neutralité constitue son principal atout, qui justifie de compléter l'apport lipidique avec lui, une fois les oméga-3 et les oméga-6 satisfaits et les saturés limités.

Le passé récent a vigoureusement condamné les acides gras saturés et conféré aux oméga-6 des vertus exagérées, en sous-estimant le rôle des oméga-3, par manque de données scientifiques et médicales. Les bienfaits des oméga-6 sont actuellement revus à la baisse, car les études épidémiologiques ont montré qu'un régime riche en acide linoléique (oméga-6) n'a pas exercé les effets protecteurs escomptés sur la mortalité coronarienne. La préconisation des nouveaux ANC est en fait très mesurée, si on la compare à celle de certains comités étrangers qui envisagent des valeurs du rapport linoléique/ALA de 2 ou 3.

Quelles recommandations de l'AFSSA pour nos étiquettes ?

Les oméga-3, depuis quelques mois, sont l'objet d'un engouement extraordinaire, excédant le champ du corps médical et de la diététique : utilisés à des fins de publicité – voire de propagande – dans tous les médias, leur présence, naturelle ou non, inspire de puissants arguments de ventes pour toutes sortes de produits. L'AFSSA (l'Agence française de sécurité sanitaire des aliments) s'est d'ailleurs trouvée dans l'obligation d'émettre en juillet 2003 un avis quant aux allégations possibles, compte tenu des connaissances scientifiques et médicales, en se restreignant toutefois aux seules maladies cardio-vasculaires.

D'après le document de l'AFSSA, aisément consultable sur Internet depuis le 10 juillet 2003, un aliment est « source d'acides gras oméga-3 » quand il apporte au moins 15 % des ANC en acide alpha-linolénique (ALA) ou en DHA pour soit 100 grammes d'aliment, soit 100 millilitres, soit 100 kilocalories. Pour les hommes, cela représente quotidiennement soit *0,3 gramme d'ALA,* soit *0,018 gramme de DHA*.

Un aliment est « riche en acides gras oméga-3 » quand il fournit au moins 30 % des ANC en acide alpha-linolénique

(ALA) ou en DHA par jour pour soit 100 grammes d'aliment, soit 100 millilitres, soit 100 kilocalories. Pour les hommes, cela représente quotidiennement soit *0,6 gramme d'ALA*, soit *0,036 gramme de DHA*. L'EPA n'est pas (encore ?) pris en considération.

Les ANC diffèrent des AJR, apports journaliers recommandés, définis par décret du législateur, dont le texte ne connaît que l'homme – masculin donc – de 70 kilos. Les femmes, les enfants, les vieux, les malades n'ont pas encore droit à l'existence, pas plus que les oméga-3. Pourtant, depuis le concile de Trente, convoqué par le pape Paul III, à la demande de Charles Quint, dans les années 1550, les femmes ont droit à une âme. Le législateur français n'a que cinq bons siècles de retard... Où se cache l'obscurantisme ?

Quand, sur une étiquette, vous lirez « le produit participe (ou contribue) au rééquilibrage des apports en acides gras oméga-3 », cela signifie qu'il répond à 3 critères. Le premier est qu'il est au moins « source d'acides gras oméga-3 » et *a fortiori* « riche en acides gras oméga-3 ». Le deuxième est que le rapport entre oméga-6 et oméga-3 est inférieur à 5. Le troisième est qu'il apporte des graisses en quantités raisonnables, c'est-à-dire moins de 33 % des apports énergétiques totaux du produit. S'il est plus riche en graisses, au-delà de la barre des 33 %, il faut alors que les acides gras saturés représentent moins de 30 % des acides gras.

Quand, sur une étiquette, vous lirez « les acides gras oméga-3 participent (ou contribuent) au bon fonctionnement du système cardio-vasculaire », cela signifie que le produit en question répond à 3 critères. Le premier est qu'il est au mois « source d'acides gras oméga-3 » ou « riche en acides gras oméga-3 ». Le deuxième est qu'il participe ou contribue au rééquilibrage des apports en acides gras oméga-3 (c'est-à-dire qu'il répond à tous les critères de l'allégation précédente). Le troisième est qu'il contient au plus 150 milligrammes de cholestérol pour 100 grammes ou pour 100 millilitres.

Mais comment s'y retrouver avec l'ALA, l'EPA et le DHA ? Pour réaliser les calculs, il faut utiliser un facteur de bioéquivalence entre le DHA ou l'EPA et l'ALA qui est de 10. En d'autres termes, 10 milligrammes d'ALA équivalent à 1 milligramme de DHA. L'AFSSA recommande au producteur de vérifier que les oméga-3 sont bien encore présents dans le produit alimentaire final, car ils sont susceptibles d'avoir été partiellement détruits par les procédés de fabrication. Il demande aussi que soient dosés les résidus d'oxydation. Car les oméga-3 oxydés... n'en sont plus, ils deviennent même toxiques.

Protéger les oméga-3 : la vitamine E et les autres

Les oméga-3 sont donc très fragiles. En particulier à l'oxydation, réaction favorisée par la température et la lumière. Ils doivent donc impérativement être puissamment protégés dans le corps humain, surtout dans le cerveau, gros consommateur d'oxygène, dont la température est évidemment parfaitement stable. Au sein de la rétine, les effets de la lumière s'ajoutent aux risques produits par l'oxygène et la température ! Il faut au moins 12 vitamines E (alpha-tocophérol) pour protéger 10 000 DHA. Traditionnellement usitée pour protéger contre le vieillissement et préserver l'intelligence et la fertilité, la vitamine E est célèbre pour son rôle d'antioxydant naturel.

Grammes d'aliment fournissant 50 % AJR de vitamine E soit 5 mg/jour	VITAMINE E	Milligrammes de vitamine E (en équivalent tocophérol) dans 100 g d'aliment
	Huiles :	
3	**Germe de blé,**	***165***
7	**Oléisol (Lesieur)**	***70***
7	**Tournesol**	***64***
8	**Isio 4**	***58***
15	**Colza**	***33***
15	**Maïs**	***30***
25	**Soja**	***22***
25	**Arachide**	***20***
40	**Olive, pépin de raisin**	***15***
125	**Noix**	***8***
	Autres :	
80	**Fenouil**	*6*
125	**Jaune d'œuf**	*4*
	Persil	2
	Saumon, hareng, poivron, cervelle	1
	Huître, tomate, cassis, noix, brocolis, comté, roquefort, raisin, poireau	0,8
	Cœur, bleu, vacherin, cantal	0,7
	Viandes, abats	0,2-0,4
	Fromages	0,2-0,5
	Fruits	0,1-0,2
	Légumes	0,1

D'après Bourre, *Diététique du cerveau, la nouvelle donne*, 2003.

(En gras : les aliments réellement utiles, compte tenu des portions usuelles.)

AJR : apports journaliers recommandés pour un adulte (*JO* du 26/12/93 : 10 milligrammes par jour pour la vitamine E). D'après INRA-CNEVA-CIQUAL. Aliments crus ; chiffres arrondis. Les AJR sont légèrement inférieurs aux ANC (apports nutritionnels conseillés), qui sont de 12 milligrammes pour un adolescent et un adulte des deux sexes. Pour un enfant jusqu'à 3 ans, il en faut un peu moins de la moitié.

Ce qui est appelé vitamine E est en réalité constitué d'un mélange de nombreuses substances, dénommées tocotriénols et tocophérols (alpha, bêta, gamma, delta ; de plus, par exemple, l'alpha possède lui-même 3 carbones asymétriques, d'où 3 molécules différentes). À chacune de ces nombreuses entités est classiquement affecté un coefficient d'activité vitaminique, déterminé par diverses méthodes, *in vivo* ou *in vitro* ; dans le tube à essai, sur le poulet ou sur le rat, en estimant le pouvoir antioxydant de chacune, la préservation de la fertilité, l'état anatomique ou physiologique de certains organes, par exemple. Mais cette mesure donne-t-elle des indications d'intérêt physiologique pour l'homme ? Non.

Car j'ai montré, avec Michel Clément, que seul l'alpha-d-tocophérol – contrairement au gamma-tocophérol – est biodisponible, et intégré dans les membranes biologiques, y compris celles du cerveau. De ce fait, à composition équivalente en acides gras poly-insaturés, surtout oméga-3, le choix devra se porter sur l'huile qui contient de l'alpha-tocophérol plutôt que sur celle contenant du gamma-tocophérol. En effet, tous les oméga-3 sont absorbés par l'organisme ; mais, grâce à la première, ils seront protégés au cœur des membranes biologiques par l'alpha-d-tocophérol, alors qu'avec la seconde ils ne le seront pas, car le gamma-tocophérol n'est pas capté par ces membranes. Toutefois, d'autres rôles spécifiques du gamma-tocophérol sont suggérés par les recherches actuelles.

Pourquoi, à l'échelle moléculaire, les tocophérols sont-ils formidablement efficaces ? Parce que, parmi de nombreux rôles, ils neutralisent les formes actives et toxiques de l'oxygène, ils annihilent les radicaux libres ; c'est-à-dire qu'ils protègent les oméga-3 contre les peroxydations et contribuent ainsi à maintenir l'intégrité et la stabilité des structures cellulaires. Ils agissent en phase lipidique et à très faible concentration (5 à 15 molécules pour 2 000 d'acides gras environ, en moyenne pour tous les organes). Comme les oméga-3 sont généralement protégés dans les structures biologiques des aliments par la vitamine E, la dose utile pratique a été fixée empiriquement : 1 milligramme par gramme d'acide gras insaturé.

HUILE	Alpha-tocophérol % des tocophérols totaux
Tournesol oléique (Oléisol)	95
Tournesol	95
Isio 4	85
Olive	80
Arachide	50
Colza	45
Pépin de raisin	35
Maïs	20
Soja	10

% d'alpha-tocophérol dans les huiles

Attention : les chiffres de ce tableau expriment des pourcentages. Il ne faut donc pas en réaliser des conclusions hâtives. En effet, par exemple, l'huile d'olive n'est pas réellement intéressante, car son bon pourcentage (tableau ci-dessus) est à mettre en relation avec une quantité faible (tableau précédent). La conjonction des 2 données fait que la quantité absorbée est donc restreinte.

Bien évidemment, la vitamine E n'est pas isolée, elle travaille de concert avec d'autres substances, telles la vitamine C, la vitamine A et le bêtacarotène (ainsi que d'autres antioxydants comme la lutéine et la zéaxanthine, dans des structures très particulières comme la rétine), avec des minéraux tels le sélénium, le manganèse, le cuivre ou le zinc, par l'intermédiaire d'enzymes de protection qui fonctionnent avec ceux-ci. Il s'agit d'un vaste domaine, impliquant tous les niveaux de la biologie des cellules et des organes, dont l'un des objectifs, *in fine*, est de protéger les oméga-3. Incidemment, contre la maladie de Parkinson, la vitamine E pourrait être utile. Il en serait de même avec l'Alzheimer.

Étant donné l'absence de risque toxicologique des tocophérols et l'effet formidablement protecteur qu'ils exercent vis-à-vis de nombreux agents agressifs physiques ou chimiques, les apports alimentaires pourraient être augmentés, notamment chez les sujets à risque – femmes enceintes, personnes âgées – ou pour ceux qui sont exposés à des nuisances environnementales. Mais une augmentation sensible de l'apport est difficile à obtenir par une simple modification de la ration alimentaire : accroître la proportion des huiles végétales est souhaitable, mais le choix présente en lui-même des limites, caloriques en l'occurrence. En outre, les acides gras insaturés ingérés augmentent les besoins en vitamine E. Pour s'en tenir à des conseils nutritionnels simples, cela conduit à recommander la consommation plus fréquente de germes de céréales et de végétaux verts, de certains produits animaux riches en vitamine E, comme l'œuf, et la sélection obligatoire et non parcimonieuse d'huiles végétales polyinsaturées riches en alpha-tocophérol. L'huile d'assaisonnement de la salade, quand elle est judicieusement choisie, constitue ainsi une garantie de santé.

ANNEXE III

Documents et illustrations

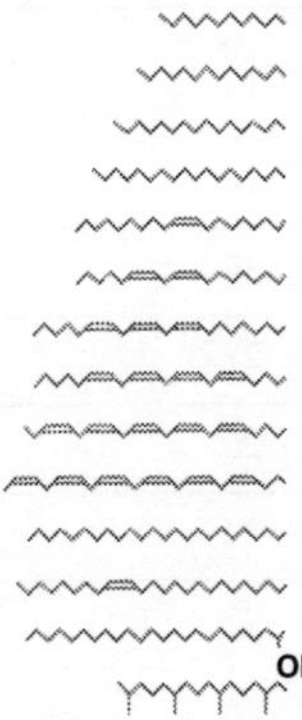

COOH	Acide laurique	12:0
COOH	Acide myristique	14:0
COOH	Acide palmitique	16:0
COOH	Acide stéarique	18:0
COOH	Acide oléique	18:1 (n-9)
COOH	Acide linoléique	18:2 (n-6)
COOH	Acide alpha-linolénique	18:3 (n-3)
COOH	***Acide arachidonique***	***20:4 (n-6)***
COOH	EPA	20:5 (n-3)
COOH	***DHA, cervonique***	***22:6 (n-3)***
COOH	Acide lignocérique	24:0
COOH	Acide nervonique	24:1 (n-9)
OH COOH	Acide cérébronique	24h:0
COOH	Acide phytanique	

Nomenclature de quelques acides gras

Oméga-3 de la femme enceinte :
construire intelligemment le cerveau de son enfant

Acides gras	Contrôle	Huile de poisson
ALA	0,7	0,9
EPA	0,003	0,4
DHA	0,1	0,7
Oméga-6/oméga-3	5,4	7,3
EPA/DHA	0,03	0,6

D'après Leaf et coll., 1995.

Oméga-3 du tissu adipeux après absorption d'huile de poisson

Alimentation (ALA)	3,3 (ALA en % du normal)
	DHA, en % du normal
Neurones Terminaisons nerveuses	50 27
Astrocytes	46
Oligodendrocytes Myéline	10 14
Microvaisseaux sanguins	26
Rétine	37
Nerf sciatique	28
Sérum du sang	20
Cœur	24
Muscle	22
Foie	36
Testicules	32
Reins	41

Effet de la carence en ALA alimentaire sur le DHA des cellules et organites du système nerveux, et de certains organes

D'après Bourre et coll., 1989. Les terminaisons nerveuses participent à la transmission des informations entre les neurones ; la myéline est une gaine qui protège les axones, permettant à l'information de se propager.

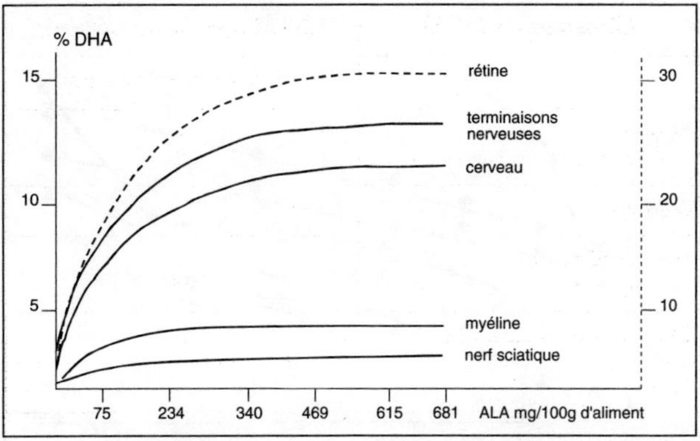

Relation entre l'ALA alimentaire
et la teneur en DHA (acide cervonique) des tissus nerveux

D'après Bourre et coll., 1989. Les terminaisons nerveuses sont les sites de connexions et de transmissions d'informations entre les neurones. Les agents chimiques qui assurent ces fonctions sont des neurotransmetteurs, dénommés aussi neuromédiateurs. La courbe représentant la rétine est en pointillé et se réfère à l'ordonnée de droite, elle aussi en pointillé. Cette technique de présentation évite que la figure ne soit trop encombrante et n'occupe une hauteur 2 fois plus importante.

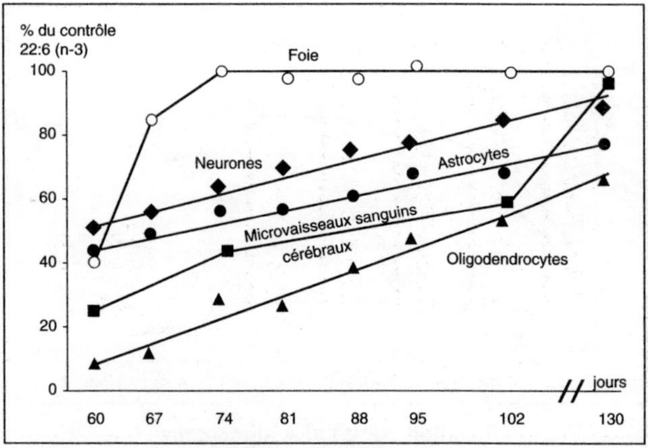

Vitesse de récupération

D'après Homayoun et coll., 1988. Les oligodendrocytes sont les cellules qui ont pour fonction principale d'élaborer la gaine de myéline, qui entoure les axones. Les astrocytes sont des cellules très nombreuses, qui contrôlent tout l'environnement des neurones. En nombre, les neurones sont minoritaires dans le cerveau. Chacun d'entre eux a besoin des 5 ou 6 autres cellules pour l'aider à assurer ses fonctions : il s'agit principalement des oligodendrocytes et des astrocytes, cellules qualifiées de gliales (comme la colle, la glu, car on croyait que leur rôle se restreignait à assurer la structure tridimensionnelle des neurones du cerveau).

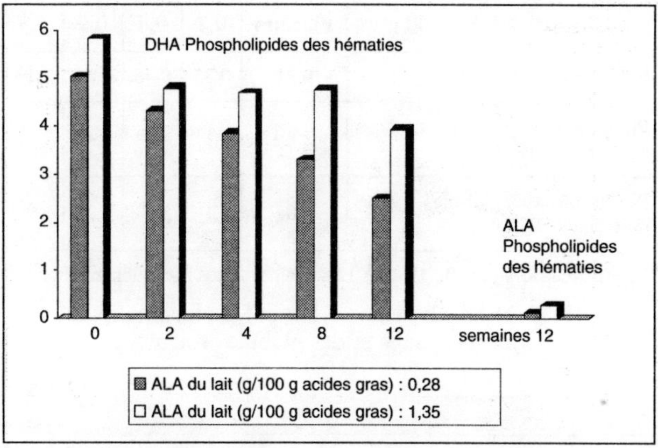

D'après Chirouze et coll., 1994.

Effet de deux concentrations en ALA et DHA
des phospholipides des globules rouges du nourrison

Jours après l'accouchement	2-5	15	30	60	90
ALA	0,61	0,60	0,62	0,65	0,57
DHA	0,61	0,43	0,37	0,37	0,38
Oméga-6/oméga-3	7,77	9,57	9,69	9,61	10,29

D'après Guesnet et coll., 1993.

Composition des laits de femmes

Aliments DHA g/100 g	Placebo	0,2	0,4	0,9	1,3
Lait DHA g/100 g	0,21	0,35	0,46	0,86	1,13
Phospholipides plasma sanguin maternels DHA %	2,8	4,1	4,8	6,4	7,5
Phospholipides globules rouges maternels DHA %	4,0	5,1	5,7	7,2	7,9

D'après Makrides et coll., 1996. À 12 semaines après l'accouchement.

DHA dans les aliments, le lait et les phospholipides plasmatiques et des globules rouges

	Colostrum		Lait	
	Diabétique	Témoin	Diabétique	Témoin
Acides gras	% total		% total	
ALA	2,02	1,16	2,30	0,87
DHA	0,13	0,36	0,11	0,30

D'après Hamosh et coll., 1992.

Lait de femmes diabétiques

DU STRESS À LA PSYCHIATRIE : QUELS OMÉGA-3 ? EFFETS NEUROLOGIQUES ?

Placebo	Traités	
Orientation spatiale	3/33	37/50
Coopération	2/31	28/49
Humeur	5/27	27/44
Appétit	2/31	26/48
Organisation	4/32	33/48
Mémoire à court terme	1/34	40/59
Mémoire à long terme	0/38	34/58
Sommeil	– 2/27	21/29
« Punch »	– 2/33	29/47
Hallucinations	– 2/10	12/14
Expression, présentation	1/6	16/52
Contrôle urinaire	3/14	-2/27

Effet du mélange acide linoléique/ALA = 4

D'après Yehuda et coll., 1996. Les malades ont reçu quotidiennement en deux prises (matin et soir) 368 milligrammes d'acide linoléique et 92 milligrammes d'ALA. Ils étaient âgés de 50 à 73 ans, 79 hommes et 21 femmes. Ils ont été sélectionnés, afin d'exclure les démences à la suite d'infarctus cérébraux multiples, posttraumatiques, psychotiques, accompagnant ou suivant une dépression ; ont aussi été refusées les maladies endocriniennes reconnues et l'hydrocéphalie.

MUSCLE CARDIAQUE BIEN RYTHMÉ, ARTÈRES ET VEINES SOUPLES ET DÉGAGÉES

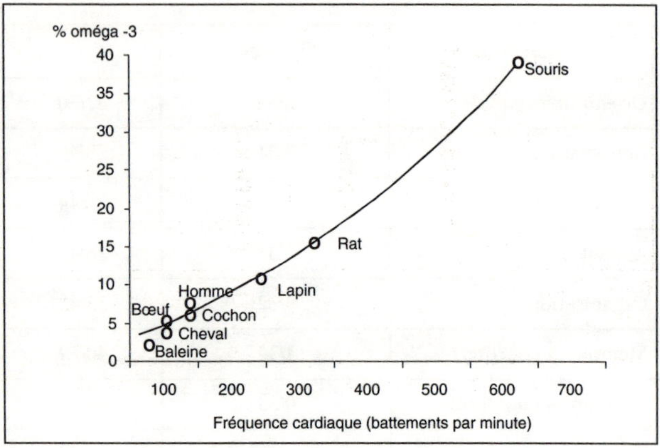

Fréquence cardiaque et oméga-3

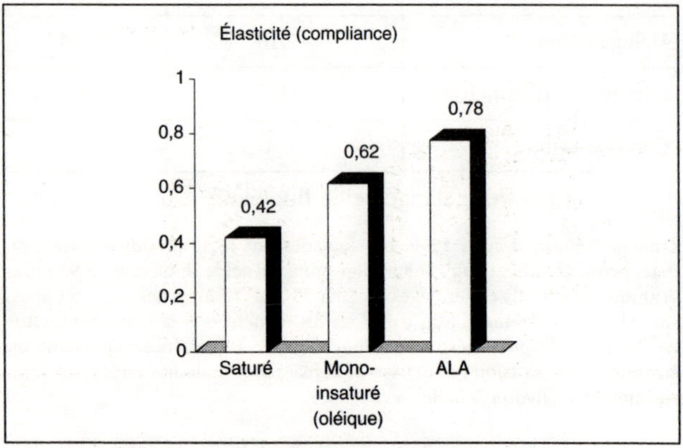

D'après Nestel et coll., 1997. Avec 20 g de margarine faite avec de l'huile de lin, qui contient beaucoup d'ALA. 15 obèses, 4 semaines par régime.

Élasticité des artères
selon la nature des graisses alimentaires

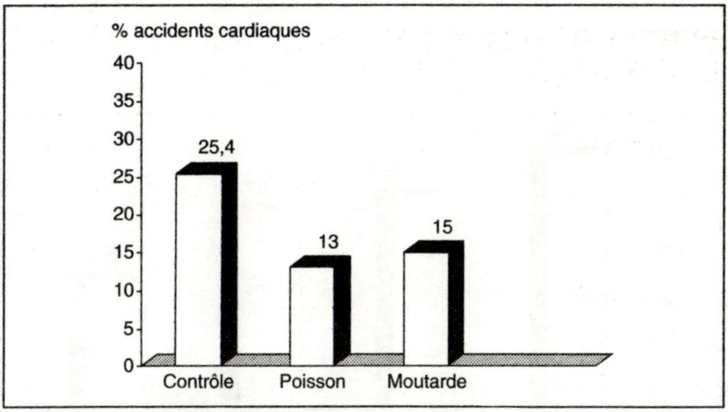

D'après Singh et coll., 1997.

Accidents cardiaques
et consommation d'oméga-3 sous forme de poisson
(DHA+ EPA) ou de graines de moutarde (ALA)

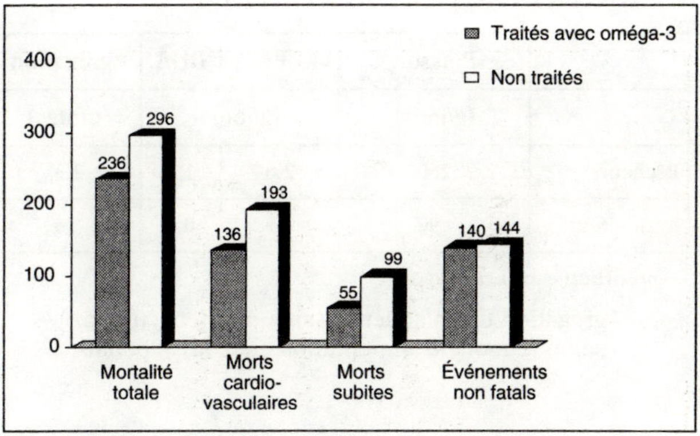

GISSI, 1999.

Prévention cardio-vasculaire par les oméga-3

Il s'agit du nombre de personnes concernées, sachant que le groupe non traité comprenait 2 828 patients ; le groupe traité avec les oméga-3 recrutait 2 836 patients qui ont reçu des gélules leur apportant quotidiennement 570 mg d'EPA et 290 mg de DHA.

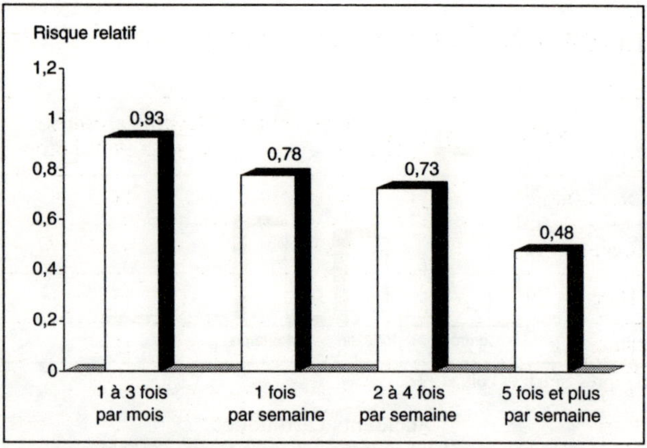

D'après Iso et coll., 2001.

Risque cardiaque et consommation de poisson gras

	Poisson	EPA	DHA	Agrégation
	(g/jour)	(g/jour)		(unités)
Pêcheurs	260	2,6	1,8	2,3
Agriculteurs	90	0,9	0,6	6,6

D'après Hirai et coll., au Japon.

Agrégation des plaquettes sanguines (coagulation) selon le mode d'alimentation chez les Japonais

LA PEAU, LES OS, ET BEAUCOUP DU RESTE

Région	Ensoleillement (Heures/Jour)	Hypovitaminose % de la population
Nord-Ouest	0,78	14
Centre	0,80	31
Nord	1,06	29
Nord-Est	1,16	18
Paris	1,72	13
Sud-Ouest	2,00	0
Sud	2,19	6
Rhône-Alpes	2,71	9
Côte méditerranéenne	2,83	7

D'après SUVIMAX. D'après Hercberg et coll., 2003.

Statut en vitamine D

	Lutéine	Zéaxanthine
Graisse de bœuf	+ 28 %	+ 142 %
Huile de maïs	+ 50 %	+ 114 %

D'après Handelman et coll., 1999.

Effet de l'accompagnement des œufs
par des huiles ou graisses
sur la biodisponibilité de la lutéine et de la zéaxanthine

LES PLAISIRS EN MIEUX GRÂCE AUX OMÉGA-3 : VOIR, ENTENDRE, SENTIR ET GOÛTER !

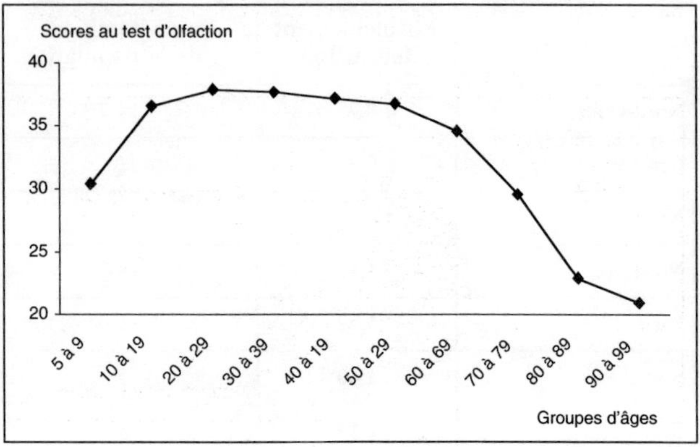

D'après Doty et coll., 1994.

Olfaction en fonction de l'âge

QUE CONSOMMEZ-VOUS RÉELLEMENT ?

	France entière SUVIMAX	Étude en Aquitaine	Recommandations ANC (g/jour)
ALA			
Hommes (g/jour)	1	–	2
Femmes (g/jour)	0,8	0,7	1,6
Enceintes (g/jour)		0,8	
Linoléique/ALA			
Hommes	11,1	–	5
Femmes	10,8	15	5

D'après SUVIMAX, Rapport AFSSA 2003.

Consommation d'oméga-3 sur toute la France

ANC : Apports nutritionnels conseillés de 2000. ALA : le chef de la famille oméga-3. Acide linoléique : le chef de l'autre famille dénommée oméga-6.

Étude Aquitaine, qui n'a examiné que les femmes : d'après Combe et coll., 2001. Dans la famille oméga-6, l'acide linoléique est l'homologue de l'acide alpha-linolénique, lui-même un oméga-3 ; s'il est aussi indispensable, il n'en gêne pas moins l'utilisation de l'ALA, dont il est le concurrent. C'est pourquoi un rapport linoléique/ALA est mauvais quand il est trop élevé.

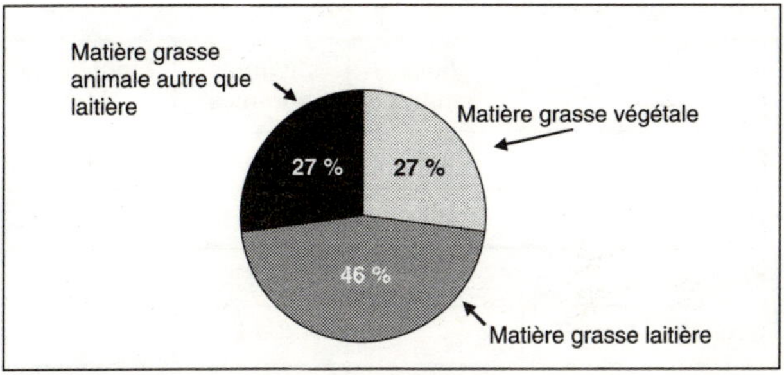

D'après Combe et coll., 2001 (région Aquitaine).

Contribution (%) des matières grasses à l'apport quotidien en acide alpha-linolénique

En fait, comme je l'ai expliqué précédemment dans ce livre, il faut prendre en compte le fait que tous les aliments ne sont pas équivalents dans leurs apports en oméga-3 : certains, comme l'huile de colza, fournit l'ALA sans restriction. En revanche il convient d'être prudent avec les viandes, car elles apportent dans le même temps d'autres classes de graisses, notamment saturées, ce qui est défavorable. Pour ce qui est des produits laitiers, il en est de même : il n'est pas possible de doubler leur consommation pour optimiser la prise d'oméga-3 ! D'abord parce que cela est nutritionnellement impossible, ensuite parce qu'ils apportent trop d'acides gras saturés. En d'autres termes, pour les viandes et les produits laitiers, il faut manger *mieux* (en sélectionnant ceux produits dans des élevages utilisant des graines de lin, par exemple), et non pas en manger plus ! En revanche, il convient d'absorber *beaucoup plus d'huile de colza* et *plus de poissons gras sauvages* (ou bien nourris en élevage). D'après cette étude, les huiles végétales ne contribuent que pour 9 % des apports en ALA ; or, dans une cuillère à soupe journalière d'huile de colza, il est possible (dans la salade par exemple) de trouver 40 % des apports nutritionnels conseillés, et donc d'approcher une alimentation équilibrée !

	g/jour femmes	g/jour hommes	Linoléique/ ALA
Islande	1,4	2,5	4,1
Danemark	2,1	2,2	5,5
Finlande	1,3	1,8	4,5
États-Unis, Canada		1 à 2	
Belgique	1,4	1,7	9,8
Net		1,7	11,2
Norvège	1,0	1,6	7,6
Suède	1,0	1,4	4,8
Angleterre	–	1,4	8,1
Allemagne	0,7	0,9	10,3
Italie	–	0,8	18,1
Espagne	–	0,8	27,0
Portugal	–	0,7	17,3
France	***0,5***	***0,6***	***13,8***
Grèce	0,7	0,6	15,5

Consommation estimée d'oméga-3 (ALA) dans divers pays

Pour certains pays, comme la Grèce, l'Italie, l'Espagne, les données ne différencient pas les hommes des femmes. Étude TRANSFAIR. Hulshof et coll., 1999, Kris-Etherton et coll., 2000.

Rapport quantitatif (en poids) oméga-6/oméga-3 dans l'alimentation des :

Esquimaux : 1/3
Japonais : 3
Hommes de Cro-Magnon : 5
Hommes occidentaux actuels : 15 à 50
Valeur conseillée : 5

CULTIVER LES VÉGÉTAUX ET DONNER VRAIMENT À MANGER AUX ANIMAUX POUR MIEUX NOURRIR LES HOMMES. COMMENT ET POURQUOI ?

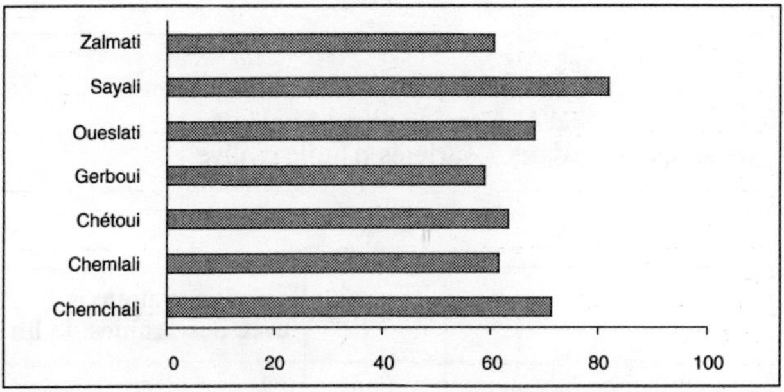

D'après Abaza et coll., 2002.

% d'acide oléique dans 7 variétés d'huile d'olive

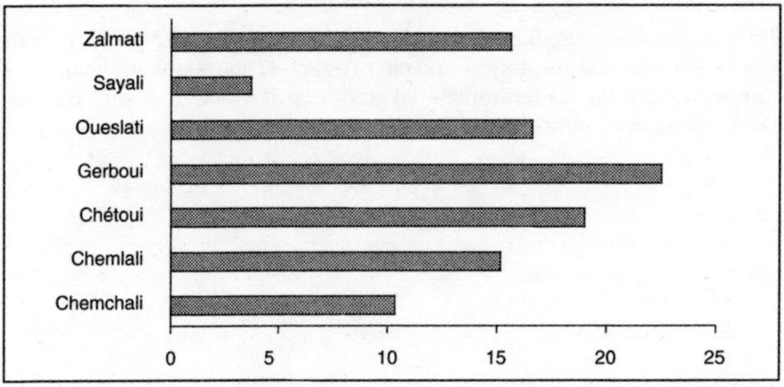

D'après Abaza et coll., 2002.

% d'acide linoléique (oméga-6) dans 7 variétés d'huile d'olive

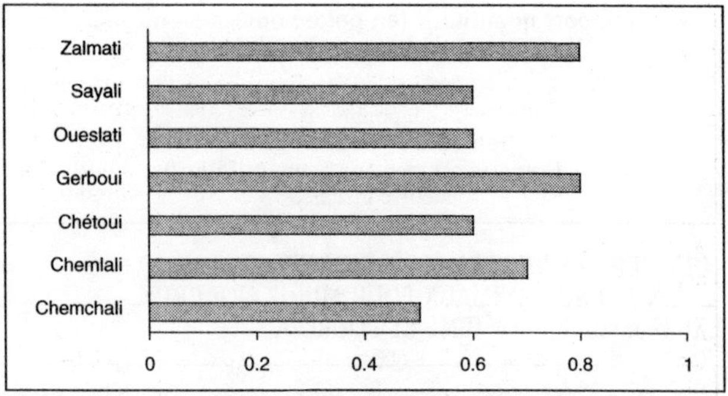

D'après Abaza et coll., 2002.

% d'ALA (acide alpha-linolénique)
dans 7 variétés d'huile d'olive

	Contrôle	Porcs nourris avec des graines de lin
ALA (% des acides gras)	1,10	7,90
DHA (% des acides gras)	0,07	0,05

Viande de porc (longissimus thoracis, lipides neutres).

En % des acides gras. D'après Specht-Overholt et coll., 1997. 15 % de graines de lin dans l'alimentation fournie pendant 42 jours aux animaux. Les données quantitatives (grammes/100 grammes de viande) ne sont pas calculées dans cette publication.

	Contrôle	Vaches nourries avec des graines de lin	Vaches nourries avec de l'huile de poisson	Vaches nourries avec des graines de lin + de l'huile de poisson
ALA (% des acides gras)	0,4	0,6	0,4	0,4
ALA (g/100 g muscle)	0,01	0,02	0,02	0,01

Viande charolaise (longissimus thoracis, lipides neutres)

En % des acides gras. D'après Scollan et coll., 2001. Viande charolaise. Le DHA, quant à lui, n'est pas déterminé dans cette étude au niveau des lipides neutres, il l'est à celui des phospholipides. Durée du traitement : 120 jours. Les animaux ont été à l'ensilage d'herbe à 14 h, les concentrés ont été donnés à 9 h et à 16 h 30. Les graines de lin sont à raison de 213 grammes/kilogramme d'alimentation, l'huile de poisson à 54 grammes/kilogramme. Dans le mélange graines de lin et huile de poisson, les quantités sont de 213 grammes de graines et 27 grammes d'huile.

Viande d'agneau	Témoin	Poisson	Huile de poisson
ALA (g/100 g de viande)	0,021	0,008	0,012
DHA (g/100 g de viande)	0	0,004	0,0017

Viande d'agneau (longissimus thoracis, triglycérides)

En % des acides gras. D'après Ponnampalam et coll., 2001 et 2002. Les animaux ont été traités pendant 46 jours. Le régime « poisson » est à base de 9 % de poisson. Le régime « huile de poisson » est à base de 1,5 % d'huile de poisson.

g huile de poisson/vache/jour	0	150	300	450
ALA (g/100 g de graisse)	0,3	0,33	0,37	0,32
EPA (g/100 g de graisse)	0,07	0,10	0,15	0,53
DHA (g/100 g de graisse)	0,05	0,06	0,12	0,17

Traitement de 6 semaines. D'après Keady et coll., 2000.

Composition du lait de vaches recevant de l'huile de poisson

	Cuisse de poulet nourri avec de l'huile de maïs	Cuisse de poulet nourri avec de l'huile de lin	Cuisse de poulet nourri avec de l'huile de menhaden
ALA (% des acides gras)	1,4	11,4	1,1
DHA (% des acides gras)	0,2	0,4	1,4

Cuisse de poulet (avec la peau)

Régimes administrés à partir du premier jour de vie. 2,5 % d'huile de maïs, de lin ou de menhaden dans l'alimentation, pendant 7 à 8 semaines. D'après Chanmugam et coll., 1992. Les données fournies dans la publication ne permettent pas de calculer les quantités en grammes/100 grammes de viande.

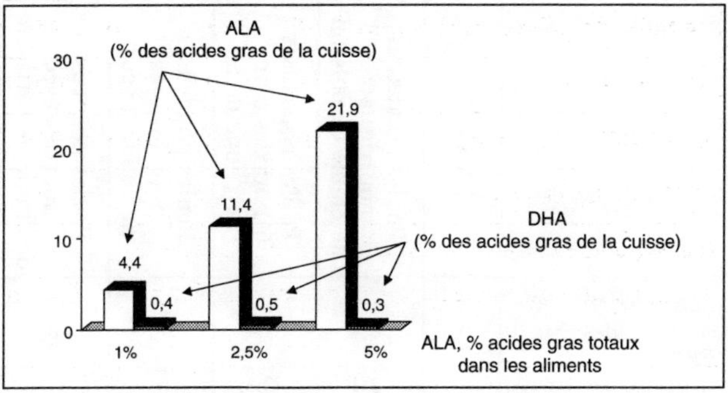

D'après Chanmugan et coll., 1992.

Effet de quantités croissantes d'huile de lin
sur la composition en acides gras
de la cuisse de poulet (avec la peau)

	Contrôle	Poules pondeuses nourries avec de l'huile de poisson	Poules pondeuses nourries avec de l'huile de lin	Poules pondeuses nourries avec de l'huile de soja	Poules pondeuses nourries avec de l'huile de carthame
ALA % des acides gras	0,4	0,4	9,4	1,7	0,06
EPA % des acides gras	–	2,1	0,3	–	–
DHA % des acides gras	0,6	6,3	2,2	1,8	0,2
Total oméga-3 % des acides gras	0,8	10,1	12,6	3,1	0,3
Total oméga-3 + oméga-6 % des acides gras	18,8	19,7	32,3	28,3	36,2
Oméga-6/oméga-3	17,8	1,0	1,6	8,1	120

Effets de diverses huiles données aux poules pondeuses sur la composition des œufs produits

Poules pondeuses Leghorn blanches. Jaune d'œuf. En % des acides gras totaux. D'après Anderson et coll., 1982. Les régimes sont à 10 % d'huiles soit de poisson, soit de lin, soit de carthame. Les témoins sont à 2,9 % de graisses non spécifiées. Les données fournies dans la publication ne permettent pas de calculer les quantités en grammes/100 grammes de jaune d'œuf. L'huile de poisson était le Maxepa.

	ALA		EPA + DHA	
	Contrôle	Lin	Contrôle	Lin
Lait % des acides gras	0,3	0,9	0,1	0,1
Œufs % des acides gras	0,6	6,6	0,8	1,6
Porc % des acides gras	1,1	2,9	0,2	0,2
Poulet % des acides gras	1,4	6,0	0,2	0,4
Absorption par les volontaires (g/jour)	0,75	1,65	0,11	0,25

D'après Weill et coll., 2002.

Teneur en acide ALA, EPA et DHA des aliments et effet sur les quantités absorbées par l'homme

La viande bovine n'a pas figuré dans l'essai. Les pièces de découpe (situations anatomiques) ne sont pas précisées.

QUAND LE POISSON N'EN EST SOUVENT PLUS UN !
FAUTE D'OMÉGA-3

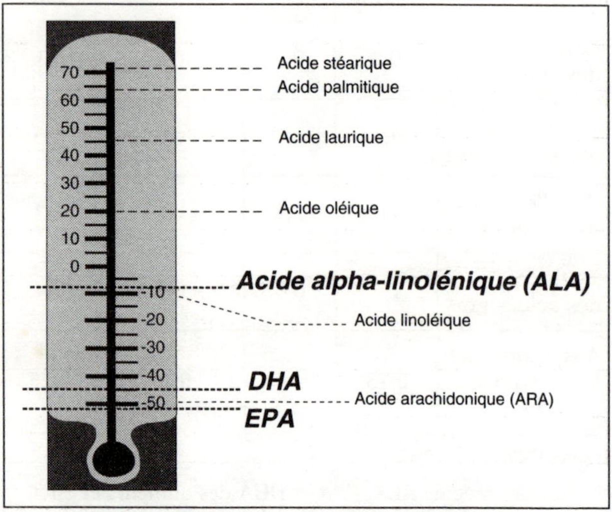

Comparaison du point de fusion
de quelques acides gras

L'acide stéarique est un acide gras saturé, abondant dans la stéarine, c'est-à-dire dans la bougie de fabrication traditionnelle (à base de suif, par exemple ; puis de tristéarine) et, sur un plan beaucoup plus culinaire, dans le chocolat. L'acide palmitique est un autre acide gras saturé, peu recommandable car en relation avec la plaque de cholestérol qui risque de boucher les artères ; il est présent dans l'huile de palme, comme son nom l'indique. L'acide laurique n'a pas été trouvé par Laure, il est présent dans les produits laitiers. L'acide oléique, un oméga-9, est un acide gras mono-insaturé, qui concourt à la célébrité de l'huile d'olive, et présent également dans les huiles de colza, de pépin de raisin, de tournesol-oléique (Oléisol) et d'arachide. Les acides linoléique et arachidonique (ARA) sont les deux principaux représentants de la famille oméga-6, concurrente des oméga-3 !

Latitude (degrés nord)	Somme des oméga-3 % des graisses
70,29	40,22
70,03	36,26
69,57	37,06
69,42	38,14
65,30	30,64
64,50	29,11
62,58	27,68
62,17	35,40
62,23	25,63
62,18	32,52
61,57	37,93
61,44	26,16
61,19	21,40

D'après Olsen et coll., 1991.

Les oméga-3 du saumon selon les latitudes.
Saumons pêchés dans les rivières,
le long de la côte norvégienne

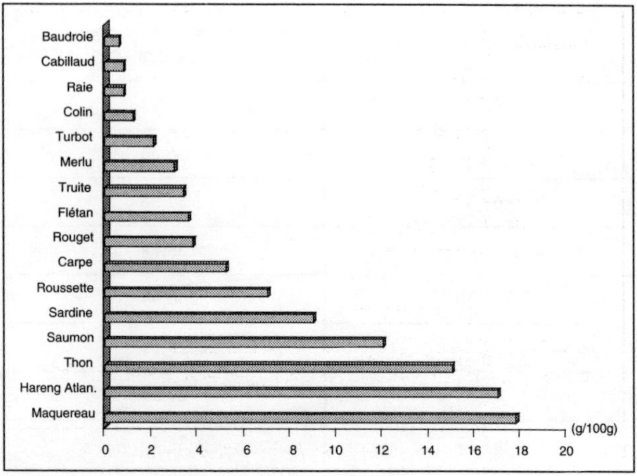

D'après Bourre, *Diététique du cerveau, la nouvelle donne*, 2003.

Teneur en graisse de quelques poissons

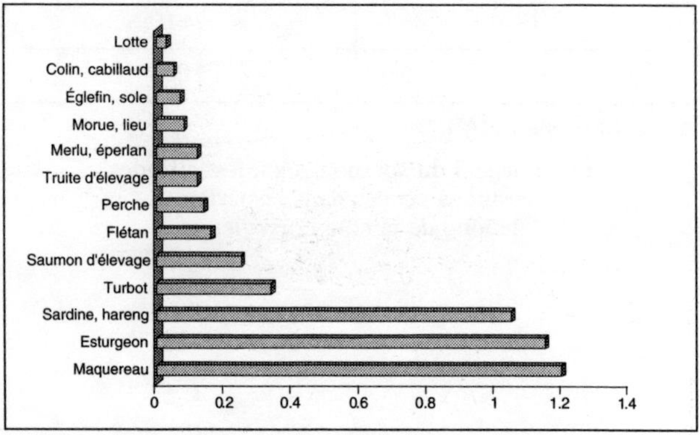

D'après Bourre, *Diététique du cerveau, la nouvelle donne*, 2003.

L'EPA dans les poissons
(en grammes/100 grammes de poisson)

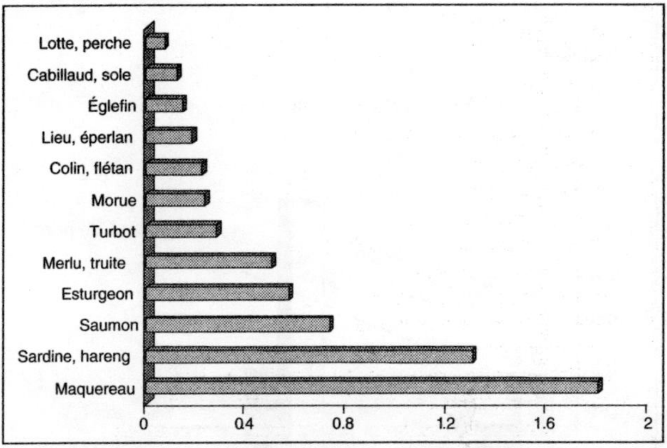

D'après Bourre, *Diététique du cerveau, la nouvelle donne*, 2003.

Le DHA dans les poissons
(en grammes/100 grammes de poisson)

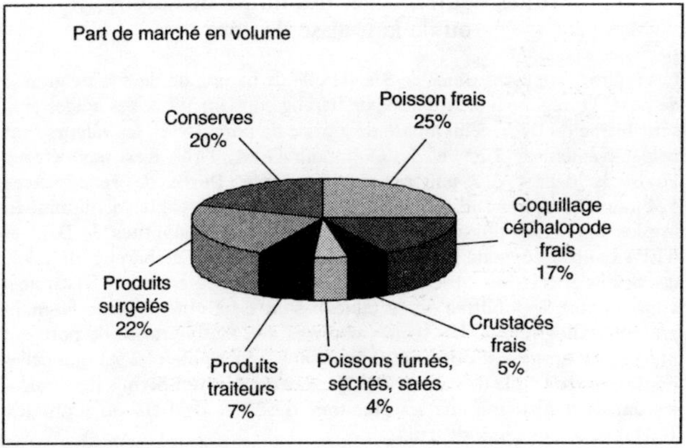

D'après Girard et coll., 2003.

Répartition des achats de produits aquatiques par famille.
Source SECODIP 2001

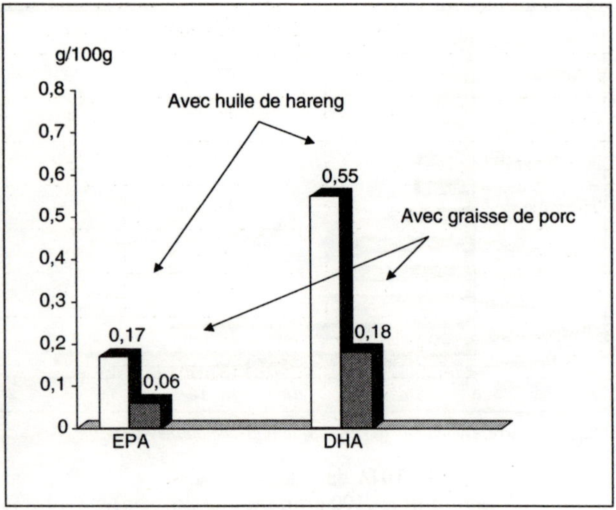

D'après Boggio et coll., 1985.

Truites nourries avec des huiles de hareng ou de la graisse de porc

Les régimes sont constitués de 8 % d'huile de hareng ou de 8 % de graisse de porc. Le régime à base d'huile de hareng contient 1,7 % des acides gras sous forme de DHA, celui à base de graisse de porc 0,5 % ; les valeurs sont respectivement de 2,2 % et de 0,5 % pour l'EPA ; l'ALA n'est pas détecté. Poids de départ des poissons : 30 grammes. Durée de l'expérience : 124 jours. La présence d'alpha-tocophérol (un composant de la vitamine E, le plus important physiologiquement) améliore les quantités de DHA et d'EPA dans la chair de la truite, passant, avec l'huile de hareng, de 8,9 % des acides gras en son absence jusqu'à 11,3 % (en présence de 1,5 gramme/kilogramme), les chiffres de ce tableau sont ceux obtenus avec 50 milligrammes/kilogramme. Les truites nourries avec de la graisse de porc ont une teneur en graisses de leur chair moins importante (4,2 %) que celles nourries avec l'huile de hareng (4,8 %) ; ces chiffres ont permis de recalculer dans cet histogramme les quantités d'EPA et de DHA en grammes/100 grammes de chair de truite.

	Cru	Cuit à la vapeur	Fumé
Eau	67	65	64
Graisses	10	10	11
Poly-insaturés	3,5	3,7	3,8
Vitamine D	18	12	19
Vitamine B12	4	4	4
Sodium	49	52	1 200

D'après le répertoire général des aliments.

Valeur nutritionnelle du saumon

Références

> « Ils avaient trouvé le bon filon : emploi, logis, nourriture, argent de poche, référence pour l'avenir… »
>
> Erik ORSENNA, *Grand Amour.*

L'adresse du site Internet de l'auteur est la suivante : www.bourre.fr

Toute publication scientifique ou médicale de niveau international peut être trouvée sur le site Internet gratuit suivant : Medline (gouvernement des États-Unis) dont l'adresse est www.ncbi.nlm.nih.gov. Sélectionnez, en haut et à gauche de l'écran, l'icône « PubMed » sur le menu déroulant ; puis dactylographiez dans l'icône centrale le mot d'intérêt que vous avez choisi. Ce site peut être utilisé pour rechercher toute information médicale et scientifique, concernant une personne ou un sujet. La liste complète de mes 232 publications internationales est ainsi consultable.

Le lecteur intéressé trouvera les références scientifiques qui constituent le socle de ce livre dans les articles récemment rédigés suivants, dont il pourra demander une copie :

En français :

BOURRE J.-M. « La diététique du cerveau : quoi de neuf ? Les aliments de l'intelligence et du plaisir ». *Revue de nutrition pratique*. 2002 ; 15-32.

BOURRE J.-M. « Effets des nutriments (des aliments) sur les structures et les fonctions du cerveau : le point sur la diététique du cerveau ». *Revue neurologique*. 2004 ; 160:767-792.

BOURRE J.-M. « Relations entre acides gras oméga-3, oméga-9, structures et fonctions du cerveau. Le point sur les dernières données. Le coût financier alimentaire des oméga-3 ». *OCL.* 2003 ; 3:165-174.

BOURRE J.-M. « Vérités, hypothèses et idées fausses : acides gras oméga-3 et psychiatrie ». *Synapse.* 2004 ; 203:9-16.

BOURRE J.-M. « Alimentation animale et valeur nutritionnelle induite sur les produits dérivés consommés par l'homme. Les lipides sont-ils principalement concernés ? Oléagineux, corps gras, lipides. » *OCL.* 2003 ; 5:1-21.

En anglais, entre autres :

BOURRE J.-M. « Structural and functional roles of unsaturated fatty acids in the brain. Effects of ageing ». *Age et nutrition.* 2003 ; 3:164-176.

BOURRE J.-M. « Roles of unsaturated fatty acids (especially omega-3 fatty acids) in the brain at various ages and during ageing ». *Journal of Nutrition Health and Aging.* 2004 ; 3:163-174.

Livres grand public et revues

AFSSA (2003). *Acides gras de la famille oméga-3 et système cardio-vasculaire : intérêt nutritionnel et allégations.* AFSSA, 10 juillet 2003.

Apports nutritionnels conseillés pour la population française. 2000. 3e édition. Martin A. Coordinateur. AFSSA, CNERNA-CNRS. Tec et Doc Lavoisier.

BOURRE J.-M. (1990). *La Diététique du cerveau.* Odile Jacob. (1991). *De la inteligencia y el placer, la dietetica del cerebro,* Biblioteca Mondatori. (1992) *Intelligenz und Ernährung,* Econ Verlag, Germany. (1992) *La Dietetica del cervello,* Sperling Kupfer, Italy. (1993) *Comida inteligente, a dietética do cérebro,* Gradiva. (1993) *Brainfood,* Little Brown, USA.

BOURRE J.-M. (1991). *Les Bonnes Graisses.* Odile Jacob. *Las Buenas Grasas,* Biblioteca Mondatori, 1994.

BOURRE J.-M. (2003). *Diététique du cerveau : la nouvelle donne.* Odile Jacob.

CABROL C. (1997). *Mangeons vrai.* Éditions 1.

CAMBIER J., MASSON M., DEHAN H. (1994). *Neurologie.* Masson, 7e édition.

COHEN J.-M., SEROG P. (2004). *Savoir manger. Le guide des aliments*. Flammarion.

DAVIGNON J., FRUCHART J.C., ORDOVAS J.-M. (1996). *Omega-3, lipoproteins and atherosclerosis*. John Libbbey Eurotext.

BEBRAY Q. (2004). *Vivre avec une dépression*. Éditions du Rocher.

EDELMAN G. (2004). *Plus vaste que le ciel. Une nouvelle théorie générale du cerveau*. Traduction J.L. Fidel. Odile Jacob.

GARNIER DELAMARE (2002). *Dictionnaire des termes de médecine*, 27e édition.

GASMAN I., ALLILAIRE J.-F. (2003), *Psychiatrie de l'enfant, de l'adolescent et de l'adulte*. Masson.

GIROUD J.-P., HAGÈGE C. (2001). *Le Guide de tous les médicaments*. Éditions du Rocher.

LECHAT P., CALVO F., CRÉMOUX P. de, GIROUD J.-P., LECHAT Ph, ROUVEIX B., WEER S. (1990). *Pharmacologie médicale*. Masson, 5e édition.

MESSIG B., BILLAUX M.-S. (1998). *La Masse grasse. Aspects physiopathologiques*. Arnette.

MUUS B., NIELSEN J., DAHLSTROM P., OLESEN-NYSTRÖM B. (1998). *Guide des poissons de mer et pêche*. Delachaux et Niestlé.

PNNS. (2002). *La santé vient en mangeant*. Imprimerie nationale.

POULAIN J.-P. (2002). *Sociologies de l'alimentation*. PUF.

POULIQUEN Y. (1992). *La Transparence de l'œil*. Odile Jacob.

Répertoire général des aliments. Favier J.-C., Ireland-Ripert J., Toque C., Feinberg M. 1995. INRA, CNEVA, CIQUAL. Tec et Doc. Lavoisier.

RICOUR C., GHISOLFI J., PUTET G., GOULET O. (1993). *Traité de nutrition pédiatrique*. Maloine.

ROBERFROID M. (2002). *Aliments fonctionnels*. Tec. et Doc. Lavoisier.

SALDMANN F. (1995). *Omega 3*. Ramsay éditions. (1996) Quiller press, London.

SOUCI S., FACHMAN W., KRAUT H. (2002). « *Food composition and nutrition tables. Die Zusammensetzung der Lebensmittel Nährwert-Tabellen. La composition des aliments, tableaux des valeurs nutritives* »,CRC Press, Medpharm scientific publisher.

TUBIANA M., VROUSOS C., CARDE C., PAGES J.-P. (1999). *Risque et société*, Nucléon.

UCCIANI E. (1995). *Nouveau Dictionnaire des huiles végétales*. Tec. et Doc. Lavoisier.

VIDAL. *Dictionnaire des médicaments.*

Publications scientifiques et médicales internationales

ABAZA L., MSALLEM M., DAOUD D., ZARROUK M., « Caractérisation des huiles de sept variétés d'oliviers tunisiens », *OCL*, 2002 ; 9:174-179.

ACKMAN R.G., « Nutritional composition of fats in seafoods », *Prog. Food Nutr. Sci.*, 1989 ; 13:161-289.

AFSSA, « Acides gras de la famille oméga-3 et système cardiovasculaire : intérêt nutritionnel et allégations », *AFSSA*, 2003 ; 10 juillet 2003.

AGID Y., ARNULF I., BEJJANI P., BLOCH F., BONNET A.M., DAMIER P., DUBOIS B., FRANCOIS C., HOUETO J.L., IACONO D., KARACHI C., MESNAGE V., MESSOUAK O., VIDAILHET M., WELTER M.L., YELNIK J., « Parkinson's disease is a neuropsychiatric disorder », *Adv. Neurol.*, 2003 ; 91:365-70.

AGOSTONI C., RIVA E., BELLU R., TROJAN S., LUOTTI D., GIOVANNINI M., « Effects of diet on the lipid and fatty acid status of full-term infants at 4 months », *J. Am. Al .Nutr.*, 1994 ; 13:658-664.

AGOSTONI C., TROJAN S., BELLU R., RIVA E., GIOVANNINI M., « Neurodevelopmental quotient of healthy term infants at 4 months and feeding practice : the role of long-chain polyunsaturated fatty acids », *Pediatr. Res.*, 1995 ; 38:262-266.

AGOSTONI C., TROJAN S., BELLU R., RIVA E., BRUZZESE M.G., GIOVANNINI M., « Developmental quotient at 24 months and fatty acid composition of diet in early infancy : a follow up study », *Arch. Dis. Child.*, 76:421-424.

AGOSTONI C., GIOVANNINI M., « Cognitive and visual development : influence of differences in breast and formula fed infants », *Nutr. Health*, 2001 ; 15:183-188.

AGOSTONI C., MARANGONI F., GIOVANNINI M., GALLI C., RIVA E., « Prolonged breast-feeding (six months or more) and milk fat content at six months are associated with higher developmental scores at one year of age within a breast-fed population », *Adv. Exp. Med. Biol.*, 2001 ; 501:137-141.

AGOSTONI C., MARANGONI F., LAMMARDO A.M., GALLI C., GIOVANNINI M., RIVA E., « Long-chain polyunsaturated fatty acid concentrations in human hindmilk are constant throughout twelve months of lactation », *Adv. Exp. Med. Biol.*, 2001 ; 501:157-161.

AGOSTONI C., MARANGONI F., GRANDI F., LAMMARDO A. M., GIOVANNINI M., RIVA E., GALLI, C., « Earlier smoking habits are associated with higher serum lipids and lower milk fat and polyunsaturated fatty acid content in the first 6 months of lactation. » *Eur. J. Clin. Nutr.*, 2003 ; 57:1466-1472.

AGOSTONI C., VERDUCI E., MASSETTO N., RADAELLI G., RIVA E., GIOVANNINI M., « Plasma long-chain polyunsaturated fatty acids and neurodevelopment through the first 12 months of life in phenylketonuria », *Dev. Med. Child Neurol.*, 2003 ; 45:257-261.

AILHAUD G., GUESNET P., « Fatty acid composition of fats is an early determinant of childhood obesity : a short review and an opinion », *Obes. Rev.*, 2004 ; 5:21-26.

ALBERT C.M., HENNEKENS C.H., O'DONNELL C.J., AJANI U.A., CAREY V.J., WILLETT W.C., RUSKIN, J.N., MANSON J.E., « Fish consumption and risk of sudden cardiac death », *JAMA*, 1998 ; 279:23-28.

ALBERT C.M., CAMPOS H., STAMPFER M.J., RIDKER P.M., MANSON J.E., WILLETT W.C., MA J., « Blood levels of long-chain n-3 fatty acids and the risk of sudden death », *N. Engl. J. Med.*, 2002 ; 346:1113-1118.

ALBERTAZZI P., COUPLAND K., « Polyunsaturated fatty acids. Is there a role in postmenopausal osteoporosis prevention ? », *Maturitas*, 2002 ; 42:13-22.

ALESSANDRI J.M., GOUSTARD B., GUESNET P., DURAND G., « Docosahexaenoic acid concentrations in retinal phospholipids of piglets fed an infant formula enriched with long-chain polyunsaturated fatty acids : effects of egg phospholipids and fish oils with different ratios of eicosapentaenoic acid to docosahexaenoic acid », *Am. J. Clin. Nutr.*, 1998 ; 67:377-385.

AMRI E.Z., AILHAUD G., GRIMALDI P.A., « Fatty acids as signal transducing molecules : involvement in the differentiation of preadipose to adipose cells », *J. Lipid Res.*, 1994 ; 35:930-937.

AMRI E.Z., BONINO F., AILHAUD G., ABUMRAD N.A., GRIMALDI P.A., « Cloning of a protein that mediates transcriptional effects of fatty acids in preadipocytes. Homology to peroxisome proliferator-activated receptors », *J. Biol. Chem.*, 1995 ; 270:2367-2371.

ANDERSON G., CONNOR W., CORLISS J., LIN D., « Rapid modulation of the n-3 docosahexaenoic acid levels in the brain and retina of the newly hatched chick », *J. Lipid Res.*, 1989 ; 30:433-441.

ARVINDAKSHAN M., GHATE M., RANJEKAR P.K., EVANS D.R., MAHADIK S.P., « Supplementation with a combination of omega-3 fatty acids and antioxidants (vitamins E and C) improves the outcome of schizophrenia », *Schizophr. Res.*, 2003 ; 62:195-204.

ASSIES J., LIEVERSE R., VREKEN P., WANDERS R.J., DINGEMANS P.M., LINSZEN D.H., « Significantly reduced docosahexaenoic and docosapentaenoic acid concentrations in erythrocyte membranes from schizophrenic patients compared with a carefully matched control group », *Biol. Psychiatry*, 2001 ; 49:510-22.

ASTORG P.O., CHEVALIER J., « Polyunsaturated fatty acids in tissues of rats fed trielaidin and high or low levels of linolenic acid », *Lipids*, 1987 ; 22:1025-1030.

AUESTAD N., SCOTT D.T., JANOWSKY J.S., JACOBSEN C., CARROLL R.E., MONTALTO M.B., HALTER R., QIU W., JACOBS J.R., CONNOR W.E., CONNOR S.L., TAYLOR J.A., NEURINGER M., FITZGERALD K.M., HALL R.T., « Visual, cognitive, and language assessments at 39 months : a follow-up study of children fed formulas containing long-chain polyunsaturated fatty acids to 1 year of age », *Pediatrics*, 2003 ; 112:e177-e183.

AYERZA R., COATES W., LAURIA M., « Chia seed (Salvia hispanica L.) as an omega-3 fatty acid source for broilers : influence on fatty acid composition, cholesterol and fat content of white and dark meats, growth performance, and sensory characteristics », *Poult. Sci.*, 2002 ; 81:826-837.

BABIN F., RODRIGUEZ A., SARDA P., VANDEPUTTE B., MENDY F., DESCOMPS B., « Alpha linolenic acid in cholesterol esters : a marker of alphalinolenic acid intake in newborns », *Eur. J. Clin. Nutr.*, 2000 ; 54:840-843.

BAKKER E.C., GHYS A.J., KESTER A.D., VLES J.S., DUBAS J.S., BLANCO C.E., HORNSTRA G., « Long-chain polyunsaturated fatty acids at birth and cognitive function at 7 y of age », *Eur. J. Clin. Nutr.*, 2003 ; 57:89-95.

BANG H.O., DYERBERG J., SINCLAIR H.M., « The composition of the Eskimo food in north western Greenland », *Am. J. Clin. Nutr.*, 1980 ; 33:2657-2661.

BARBERGER-GATEAU P., LETENNEUR L., DESCHAMPS V., PERES K., DARTIGUES J.F., RENAUD S., « Fish, meat, and risk of dementia : cohort study », *BMJ*, 2002 ; 325:932-933.

BASDEVANT A., LAVILLE M., ZIEGLER O., « Practice guideline for the diagnosis, prevention, treatment of obesity in France. Groupe de Travail charge de la mise au point des Recommandations pour le diagnostic, la prevention et le traitement des Obesites en France », *Diabetes Metab.*, 1998 ; 24:10-42.

BASDEVANT A., « Deleterious role of adipose tissue on cardiovascular disease », *Ann. Cardiol. Angeiol,* 2002 ; 51:346-350.

BASDEVANT A., LAVILLE M., ZIEGLER O., « Recommendations for the diagnosis, the prevention and the treatment of obesity », *Diabetes Metab.*, 2002 ; 28:146-150.

BATES D., « Racially determined abnormal essential fatty acid and prostaglandin metabolism and food allergies linked to autoimmune, inflammatory, and psychiatric disorders among coastal British Columbia Indians », *Med. Hyptheses,* 1988 ; 25:103-109.

BATES D., CARTLIDGE N.E., FRENCH J.M., JACKSON M.J., NIGHTINGALE S., SHAW D.A., SMITH S., WOO E., HAWKINS S.A., MILLAR J.H., « A double-blind controlled trial of long chain n-3 polyunsaturated fatty acids in the treatment of multiple sclerosis », *J. Neurol. Neurosurg. Psychiatry,* 1989 ; 52:18-22.

BATES D., « Dietary lipids and multiple sclerosis », *Ups J. Med. Sci.,* 1990 ; Suppl 48:173-187.

BAUCELLS M.D., CRESPO N., BARROETA A.C., LOPEZ-FERRER S., GRASHORN M.A., « Incorporation of different polyunsaturated fatty acids into eggs », *Poult. Sci.*, 2000 ; 79:51-59.

BAUMANN, N.A., HARPIN, M.L., BOURRE, J.-M., « Long chain fatty acid formation : key step in myelination studied in mutant mice », *Nature,* 1970 ; 227:960-961.

BAYLIN A., KABAGAMBE E.K., SILES X., CAMPOS H., « Adipose tissue biomarkers of fatty acid intake », *Am. J. Clin. Nutr.*, 2002 ; 76:750-757.

BAZAN N.G., « Synaptic lipid signaling : significance of polyunsaturated fatty acids and platelet-activating factor », *J. Lipid Res.*, 2003 ; 44:2221-2233.

BAZAN N.G., RODRIGUEZ DE TURCO E.B., GORDON W.C., « Docosahexaenoic acid supply to the retina and its conservation in photoreceptor cells by active retinal pigment epithelium-mediated recycling », *World Rev. Nutr. Diet.*, 1994 ; 75:120-3.

BAZAN N. G., ALLAN G., « Signal transduction and gene expression in the eye : a contemporary view of the pro-inflammatory, anti-inflammatory and modulatory roles of prostaglandins and other bioactive lipids », *Surv. Ophthalmol.*, 1997 ; 2:S23-34.

BAZAN N.G., COLANGELO V., LUKIW W.J., « Prostaglandins and other lipid mediators in Alzheimer's disease », *Prostaglandins Other Lipid Mediat.*, 2002 ; 68-69:197-210.

BAZAN N.G., FLOWER R.J., « Medicine : lipid signals in pain control », *Nature*, 2002 ; 20:135-138.

BEAUGE F., ZEROUGA M., DURAND G., BOURRE J.-M., « Influence of dietary n-6/n-3 polyunsaturated fatty acid balance on the development of tolerance during chronic ethanol intoxication in rats », *Alcohol Alcohol*, 1992 ; 27:257-265.

BELL R.A., MAYER-DAVIS E.J., JACKSON Y., DRESSER C., « An epidemiologic review of dietary intake studies among American Indians and Alaska Natives : implications for heart disease and cancer risk », *Ann. Epidemiol.*, 1997 ; 7:229-240.

BILLEAUD C., BOUGLE D., SARDA P., COMBE N., MAZETTE S., BABIN F., ENTRESSANGLES B., DESCOMPS B., NOUVELOT A., MENDY F., « Effects of preterm infant formula supplementation with alpha-linolenic acid with a linoleate/alpha-linolenate ratio of 6 : a multicentric study », *Eur. J. Clin. Nutr.*, 1997 ; 51:520-526.

BIRCH E.E., GARFIELD S., HOFFMAN D.R., UAUY R., BIRCH D.G., « A randomized controlled trial of early dietary supply of long-chain polyunsaturated fatty acids and mental development in term infants », *Dev. Med. Child Neurol.*, 2000 ; 42:174-181.

BIRCH E.E., HOFFMAN D.R., CASTANEDA Y.S., FAWCETT S.L., BIRCH D.G., UAUY R.D., « A randomized controlled trial of long-chain polyunsaturated fatty acid supplementation of formula in term infants after weaning at 6 wk of age », *Am. J. Clin. Nutr.*, 2002 ; 75:570-580.

BJERVE K.S., MOSTAD I.L., THORESEN L., « Alpha-linolenic acid deficiency in patients on long-term gastric-tube feeding : estimation of linolenic acid and long-chain unsaturated n-3 fatty acid requirement in man », *Am. J. Clin. Nutr.*, 1987 ; 45:66-77.

BJERVE K.S., THORESEN L., BORSTING S., « Linseed and cod liver oil induce rapid growth in a 7-year-old girl with N-3- fatty acid deficiency », *J. Parenter. Enteral Nutr.*, 1998 ; 12:521-525.

BJERVE K.S., « Omega 3 fatty acid deficiency in man : implications for the requirement of alpha-linolenic acid and long-chain omega 3 fatty acids », *World Rev. Nutr. Diet.*, 1991 ; 66 :133-142.

BJERREGAARD P., YOUNG T.K., HEGELE R.A., « Low incidence of cardiovascular disease among the Inuit--what is the evidence ? », *Atherosclerosis*, 2003 ; 166:351-357.

BOGGIO S., HARDY R., BABBITT J., BRANNON E., « The influence of dietary lipid source and alpha-tocopheryl acetate level of product quality of rainbow trout (Salmo gairdneri) », *Aquaculture*, 1985 ; 51:13-24.

BOUGNOUX P., MAILLARD V., FERRARI P., JOURDAN M.L., CHAJES V., « n-3 fatty acids and breast cancer », *IARC Sci. Publ.*, 2002 ; 156:337-341.

BOULU R., « Behavioral and neurochemical methods in research on new psychotropic drugs », *Bull. Acad. Natl. Med.*, 1997 ; 181:1047-1056.

BOURRE J.-M., « Vitamin E : protection of membrane polyunsaturated fatty acids against radical peroxidation in the course of cerebral aging, particularly in cerebral capillaries and microvessels », *Bull. Acad. Natl. Med.*, 1991 ; 175:1305-1317.

BOURRE J.-M., POLLET S., DUBOIS G., BAUMANN N., « Biosynthesis of long chain fatty acids in microsomes of mice brain », *C. R. Acad. Sci. Hebd. Seances Acad. Sci. D.*, 1970 ; 271:1221-1223.

BOURRE J.-M., PATURNEAU-JOUAS M.Y., DAUDU O.L., BAUMANN N.A., « Lignoceric acid biosynthesis in the developing brain. Activities of mitochondrial acetyl-CoA-dependent synthesis and microsomal malonyl-CoA chain-elongating system in relation to myelination. Comparison between normal mouse and dysmyelinating mutants (quaking and jimpy) », *Eur. J. Biochem.*, 1977 ; 72:41-47.

BOURRE J.-M., MORAND O., CHANEZ C., DUMONT O., FLEXOR M.A., « Influence of intrauterine malnutrition on brain development : alteration of myelination », *Biol. Neonate*, 1981 ; 39:96-99.

BOURRE J.-M., FAIVRE A., DUMONT O. *et al.*, « Effect of polyunsaturated fatty acids on fetal mouse brain cells in culture in a chemically defined medium », *J. Neurochem.*, 1983 ; 41:1234-1242.

BOURRE J.-M., PASCAL G., DURAND G., MASSON M., DUMONT O., PICIOTTI M., « Alterations in the fatty acid composition of rat brain cells (neurons, astrocytes and oligodendrocytes) and of subcellular fractions (myelin and synaptosomes) induced by a diet devoided of (n-3) fatty acids », *J. Neurochem.*, 1984 ; 43:342-348.

BOURRE J.-M., YOUYOU A., DURAND G., PASCAL G., « Slow recovery of the fatty acid composition of sciatic nerve in rats fed a diet initially low in n-3 fatty acids », *Lipids*, 1987 ; 22:535-538.

BOURRE J.-M., BONNEIL M., DUMONT O., PICIOTTI M., NALBONE G., LAFONT H., « High dietary fish oil alters the brain polyunsaturated fatty acid composition », *Biochim. Biophys. Acta*, 1988 ; 960:458-461.

BOURRE J.-M., FRANÇOIS M., YOUYOU A. *et al.*, « The effects of dietary alpha-linolenic acid on the composition of nerve membranes, enzymatic activity, amplitude of electrophysiological parameters, resistance to poisons and performance of learning task in rat », *J. Nutr.*, 1989 ; 119:1880-1892.

BOURRE J.-M., BONNEIL M., DUMONT O., PICIOTTI M., CALAF R., PORTUGAL H., NALBONE G., LAFONT H., « Effect of increasing amounts of dietary fish oil on brain and liver fatty composition », *Biochim. Biophys. Acta*, 1990 ; 1043:149-152.

BOURRE J.-M., PICIOTTI M., DUMONT O., PASCAL G., DURAND G., « Dietary linoleic acid and polyunsaturated fatty acids in rat brain and other organs. Minimal requirements of linoleic acid », *Lipids*, 1990 ; 25:465-472.

BOURRE J.-M., PICIOTTI M., « Delta-6 desaturation of alpha-linolenic acid in brain and liver during development and aging in the mouse », *Neurosci. Lett.*, 1992 ; 141:65-68.

BOURRE J.-M., DUMONT O., DURAND G., « Brain phospholipids as dietary source of (n-3) polyunsaturated fatty acids for nervous tissue in the rat », *J. Neurochem.*, 1993 ; 60:2018-2028.

BOURRE J.-M., DUMONT O., PASCAL G., DURAND G., « Dietary alpha-linolenic acid at 1.3 g/kg maintains maximal docosahexaenoic acid concentration in brain, heart and liver of adult rats », *J. Nutr.*, 1993 ; 123:1313-1319.

BOURRE J.-M., DUMONT O., DURAND G., « Does an increase in dietary linoleic acid modify tissue concentrations of cervonic acid and consequently alter alpha-linolenic requirements ? Minimal requirement of linoleic acid in adult rats », *Biochem. Mol. Biol. Int.*, 1996 ; 39:607-619.

BOURRE J.-M., DINH L., BOITHIAS C., DUMONT O., PICIOTTI M., CUNNANE S., « Possible role of the choroid plexus in the supply of brain tissue with polyunsaturated fatty acids », *Neurosci. Lett.*, 1997 ; 224:1-4.

BOURRE J.-M., DUMONT O.L., CLEMENT M.E., DURAND G.A., « Endogenous synthesis cannot compensate for absence of dietary oleic acid in rats », *J. Nutr.*, 1997 ; 127:488-493.

BOURRE J.-M., DURAND G., ERRE J.-P., ARAN J.-M., « Changes in auditory brainstem responses in alpha-linolenic acid deficiency as a function of age in rats », *Audiology*, 1999 ; 38:13-18.

BOURRE J.-M., DUMONT O., DURAND G., « Effet-dose de l'acide oléique alimentaire. Cet acide est-il conditionnellement essentiel ? », *OCL*, 2000 ; 7:524-530.

BOURRE J.-M., DUMONT O., « The administration of pig brain phospholipids versus soybean phospholipids in the diet during the period of brain development in the rat results in greater increments of brain docosahexaenoic acid », *Neurosci. Lett.*, 2002 ; 335:129-133.

BOURRE J.-M., DUMONT O., « Dietary oleic acid not used during brain development and in adult in rat, in contrast with sciatic nerve », *Neurosci. Lett.*, 2003 ; 336:180-184.

BOUWSTRA H., BOERSMA E.R., BOEHM G., DIJCK-BROUWER D.A., MUSKIET F.A., HADDERS-ALGRA M., « Exclusive breastfeeding of healthy term infants for at least 6 weeks improves neurological condition », *J. Nutr.*, 2003a ; 133:4243-4245.

BOUWSTRA H., DIJCK-BROUWER D.A., WILDEMAN J.A., TJOONK H.M., VAN DER HEIDE J.C., BOERSMA E.R., MUSKIET F.A., HADDERS-ALGRA M., « Long-chain polyunsaturated fatty acids have a positive effect on the quality of general movements of healthy term infants », *Am. J. Clin. Nutr.*, 2003a ; 78:313-318.

BROADHURST C.L., WANG Y., CRAWFORD M.A., CUNNANE S.C., PARKINGTON J.E., SCHMIDT W.F., « Brain-specific lipids from marine, lacustrine, or terrestrial food resources : potential impact on early African Homo sapiens », *Comp. Biochem. Physiol. B. Biochem. Mol. Biol.*, 2002 ; 131:653-673.

BRUCKERT E., CHAPMAN, J., « Prevention campaigns for cardiovascular disease », *Lancet*, 2003 ; 362:1767-1768.

BRUCKERT E., GIRAL P., TELLIER P., « Perspectives in cholesterol-lowering therapy : the role of ezetimibe, a new selective inhibitor of intestinal cholesterol absorption », *Circulation*, 2003 ; 107:3124-3128.

BRUCKERT E., « New lipid-modifying therapies », *Expert. Opin. Investig. Drugs*, 2003 ; 12:325-335.

BUYDENS-BRANCHEY L., BRANCHEY M., MCMAKIN D.L., HIBBELN J.R., « Polyunsaturated fatty acid status and relapse vulnerability in cocaine addicts », *Psychiatry Res.*, 2003 ; 120:29-35.

BYARD R.W., MAKRIDES M., NEED M., NEUMANN M.A., GIBSON R.A., « Sudden infant death syndrome : effect of breast and formula feeding on frontal cortex and brainstem lipid composition », *J. Paediatr. Child Health*, 1995 ; 31:14-16.

BURR M., « Oily fish and heart disease », *Practitioner*, 1990 ; 234:398, 401.

CAMBIER J., « From Alzheimer's disease to dementia of the Alzheimer's type », *Bull. Acad. Natl. Med.*, 1996 ; 180:1669-1672.

CAMBIER J., « Memory and matter : the brain in action », *Presse Med.*, 2000 ; 29:1659-1662.

CARRIE I., GUESNET P., BOURRE J.-M., FRANCES H., « Diets containing long-chain n-3 polyunsaturated fatty acids affect behaviour differently during development than ageing in mice », *Br. J. Nutr.*, 2000 ; 83:439-447.

CARRIE I., CLEMENT M., DE JAVEL D., FRANCES H., BOURRE J.-M., « Phospholipid supplementation reverses behavioral and biochemical alterations induced by n-3 polyunsaturated fatty acid deficiency in mice », *J. Lipid Res.*, 2000 ; 41:473-480.

CARRIE I., CLEMENT M., DE JAVEL D., FRANCES H., BOURRE J.-M., « Specific phospholipid fatty acid composition of brain regions in mice. Effects of n-3 polyunsaturated fatty acid deficiency and phospholipid supplementation », *J. Lipid Res.*, 2000 ; 41:465-472.

CARRIE I., SMIRNOVA M., CLEMENT M., DE JAVEL D., FRANCES H., BOURRE J.-M., « Docosahexaenoic acid-rich phospholipid supplementation : effect on behavior, learning ability, and retinal function in control and n-3 polyunsaturated fatty acid deficient old mice », *Nutr. Neurosci.*, 2002 ; 5:43-52.

CHAJES V., BOUGNOUX P., « Omega-6/omega-3 polyunsaturated fatty acid ratio and cancer », *World Rev. Nutr. Diet.*, 2003 ; 92 :133-51.

CHALON S., VANCASSEL S., ZIMMER L., GUILLOTEAU D., DURAND G., « Polyunsaturated fatty acids and cerebral function : focus on monoaminergic neurotransmission », *Lipids*, 2001 ; 36:937-944.

CHALON S., « Acides gras poly-insaturés et fonctions cognitives », *OCL*, 2001 ; 4:317-20.

CHAMPEIL-POTOKAR G., DENIS I., GOUSTARD-LANGELIER B., ALESSANDRI J.-M., GUESNET P., LAVIALLE M., « Astrocytes in culture require docosahexaenoic acid to restore the n-3/n-6 polyunsaturated fatty acid balance in their membrane phospholipids », *J. Neurosci. Res.*, 2004 ; 75:96-106.

CHAMPOUX M., HIBBELN J.R., SHANNON C., MAJCHRZAK S., SUOMI S.J., SALEM N., HIGLEY J.D., « Fatty acid formula supplementation and neuromotor development in rhesus monkey neonates », *Pediatr. Res.*, 2002 ; 51:273-281.

CHANMUGAM P., BOUDREAU M., BOUTTE T. *et al.*, « Incorporation of different types of n-3 fatty acids into tissue lipids of poultry », *Poult. Sci.*, 1992 ; 71:516-521.

CHAUDIERE J., CLEMENT M., DRISS F., BOURRE J.-M., « Unaltered brain membranes after prolonged intake of highly oxidizable long-chain fatty acids of the (n-3) series », *Neurosci. Lett.*, 1987 ; 82:233-239.

CHERIAN G., SIM J.S., « Effect of feeding full fat flax and canola seeds to laying hens on the fatty acid composition of eggs, embryos, and newly hatched chicks », *Poultry Sci.*, 1991 ; 70:917-922.

CHERIAN G., SIM J.S., « Changes in the breast milk fatty acids and plasma lipids of nursing mothers following consumption of n-3 polyunsaturated fatty acid enriched eggs », *Nutrition*, 1996 ; 12:8-12.

CHILLIARD Y., « Dietary fat and adipose tissue metabolism in ruminants, pigs, and rodents : a review », *J. Dairy Sci.*, 1993 ; 76:3897-3931.

CHILLIARD Y., GAGLIOSTRO G., FLECHET J., LEFAIVRE J., Sebastian, I., « Duodenal rapeseed oil infusion in early and midlactation cows. 5. Milk fatty acids and adipose tissue lipogenic activities », *J. Dairy Sci.*, 1991 ; 74:1844-1854.

CHILLIARD Y., BAUCHART D., GAGLIOSTRO G., OLLIER A., VERMOREL M., « Duodenal rapeseed oil infusion in early and midlactation cows. 1. Intestinal apparent digestibility of fatty acids and lipids », *J. Dairy Sci.*, 1991 ; 74:490-498.

CHILLIARD Y., FERLAY A., ROUEL J., LAMBERET G., « A review of nutritional and physiological factors affecting goat milk lipid synthesis and lipolysis », *J. Dairy Sci.*, 2003 ; 86:1751-1770.

CHIROUZE V., LAPILLONNE A., PUTET G., SALLE B.L., « Red blood cell fatty acid composition in low-birth-weight infants fed either human milk or formula during the first months of life », *Acta Paediatr. Suppl.*, 1994 ; 405:70-77.

CHIU C.C., HUANG S.Y., SHEN W.W., SU K.P., « Omega-3 fatty acids for depression in pregnancy », *Am. J. Psychiatry*, 2003 ; 160:385.

CHO E., HUNG S., WILLETT W.C., SPIEGELMAN D., RIMM E.B., SEDDON J.M., COLDITZ G.A., HANKINSON S.E., « Prospective study of dietary fat and the risk of age-related macular degeneration », *Am. J. Clin. Nutr.*, 2001 ; 73:209-218.

CLEMENT M., DINH L., BOURRE J.-M., « Uptake of dietary RRR-alpha- and RRR-gamma-tocopherol by nervous tissues, liver and muscle in vitamin-E-deficient rats », *Biochim. Biophys. Acta*, 1995 ; 1256:175-180.

CLEMENT M., BOURRE J.-M., « Graded dietary levels of RRR-gamma-tocopherol induce a marked increase in the concentrations of alpha- and gamma-tocopherol in nervous tissues, heart, liver and muscle of vitamin-E-deficient rats », *Biochim. Biophys. Acta*, 1997 ; 1334:173-181.

COLAS S., PAON L., DENIS F., PRAT M., LOUISOT P., HOINARD C., LE FLOCH O., OGILVIE G., BOUGNOUX P., « Enhanced radiosensitivity of rat autochthonous mammary tumors by dietary docosahexaenoic acid », *Int. J. Cancer*, 2004 ; 109:449-454.

COMBE N., BOUE C., « Apports alimentaires en acides linoléique et alpha-linolénique d'une population d'Aquitaine », *OCL*, 2001 ; 8:118-121.

CONQUER J., TIERNEY M., ZECEVIC J., BETTGER W., FISHER R., « Fatty acid analysis of blood plasma of patients with alzheimer's disease, other types of dementia, and cognitive impairment », *Lipids*, 2003 ; 35:1305-1312.

CORWIN R.L., « Effects of dietary fats on bone health in advanced age », *Prostaglandins Leukot. Essent. Fatty Acids*, 2003 ; 68:379-386.

CRASTES DE PAULET P., BABIN F., BILLEAUD C., BOUGLE D., SARDA P., MENDY F., « Biological effects on premature neonates of a milk formula enriched with alpha-linolenic acid : a multicenter study », *Bull. Acad. Natl. Med.*, 1994 ; 178:267-273.

CRAWFORD M.A., BLOOM M., CUNNANE S., HOLMSEN H., GHEBREMESKEL K., PARKINGTON J., SCHMIDT W., SINCLAIR A.J., BROADHURST C.L., « Docosahexaenoic acid and cerebral evolution », *World Rev. Nutr. Diet.*, 2001 ; 88:6-17.

CUNNANE S.C., WILLIAMS S.C., BELL J.D., BROOKES S., CRAIG K., ILES R.A., CRAWFORD M.A., « Utilization of uniformly labeled 13C-polyunsaturated fatty acids in the synthesis of long-chain fatty acids and cholesterol accumulating in the neonatal rat brain », *J.Neurochem.*, 1994 ; 62:2429-2436.

CUNNANE S.C., HAMADEH M.J., LIEDE A.C., THOMPSON L.U., WOLEVER T.M., JENKINS D.J., « Nutritional attributes of traditional flaxseed in healthy young adults », *Am. J. Clin. Nutr.*, 1995 ; 61:62-68.

CUNNANE S.C., RYAN M.A., CRAIG K.S., BROOKES S., KOLETZKO B., DEMMELMAIR H., SINGER J., KYLE D.J., « Synthesis of linoleate and alpha-linolenate by chain elongation in the rat », *Lipids*, 1995 ; 30:781-783.

CUNNANE S.C., CHEN Z.Y., « Fasting/refeeding has little lasting effect on long-chain fatty acids accumulating in the developing rat conceptus », *Biochim. Biophys. Acta*, 1995 ; 1255:113-117.

CUNNANE S.C., LIKHODII S.S., « 13C NMR spectroscopy and gas chromatograph-combustion-isotope ratio mass spectrometry : complementary applications in monitoring the metabolism of 13C-labelled polyunsaturated fatty acids », *Can. J. Physiol Pharmacol.*, 1996 ; 74:761-768.

CUNNANE S.C., FRANCESCUTTI V., « Fatty acid profiles of maternal adipose tissue in relation to infant development », *Br. J. Nutr.*, 1999 ; 82:253-254.

CUNNANE S.C., MENARD C.R., LIKHODII S.S., BRENNA J.T., CRAWFORD M.A., « Carbon recycling into de novo lipogenesis is a major pathway in neonatal metabolism of linoleate and alpha-linolenate », *Prostaglandins Leukot. Essent. Fatty Acids*, 1999 ; 60:387-392.

CUNNANE S., « Infant formula supplementation », *Lancet*, 2000 ; 355:1101-1102.

CUNNANE S.C., CRAWFORD M.A., « Survival of the fattest : fat babies were the key to evolution of the large human brain », *Comp Biochem. Physiol A Mol. Integr. Physiol*, 2003 ; 136:17-26.

CUNNANE S.C., RYAN M.A., NADEAU C.R., BAZINET R.P., MUSA-VELOSO K., MCCLOY U., « Why is carbon from some polyunsaturates extensively recycled into lipid synthesis ? », *Lipids*, 2003 ; 38:477-484.

CUNNANE S.C., « Problems with essential fatty acids : time for a new paradigm ? », *Prog. Lipid Res*, 2003 ; 42:544-568.

CUNNANE S.C., CRAWFORD M.A., « Survival of the fattest : fat babies were the key to evolution of the large human brain », *Comp. Biochem. Physiol. A. Mol. Integr. Physiol.*, 2003 ; 136:17-26.

DAMICO K.E., STOLL A.L., MARANGELL L.B., COHEN B.M., « How blind is double-blind ? A study of fish oil versus placebo », *Prostaglandins Leukot. Essent. Fatty Acids*, 2002 ; 66:393-395.

DE VRIESE S.R., MATTHYS C., DE HENAUW S., DE BACKER G., DHONT M., CHRISTOPHE A.B., « Maternal and umbilical fatty acid status in relation to maternal diet », *Prostaglandins Leukot. Essent. Fatty Acids*, 2002 ; 67:389-396.

DANCHIN N., DE BENEDETTI E., URBAN P., « Acute myocardial infarction », *Am. Fam. Physician*, 2003 ; 68:519-521.

D'ANDREA S., GUILLOU H., JAN S., CATHELINE D., THIBAULT J.N., BOURIEL M., RIOUX V., LEGRAND P., « The same rat Delta6-desaturase not only acts on 18- but also on 24-carbon fatty acids in very-long-chain polyunsaturated fatty acid biosynthesis », *Biochem. J.*, 2002 ; 364:49-55.

DARTIGUES J.-F., HELMER C., DUBOIS B., DUYCKAERTS C., LAURENT B., PASQUIER F., TOUCHON J., « Alzheimer's disease : a public health problem : yes, but a priority ? », *Rev. Neurol.*, 2002 ; 158:311-315.

DESPRET S., DINH L., CLEMENT M., BOURRE J.-M., « Alteration of delta-6 desaturase by vitamin E in rat brain and liver », *Neurosci. Lett.*, 1992 ; 145:19-22.

DINH T.K., BOURRE J.-M., DURAND G., « Effect of age and alpha-linolenic acid deficiency on delta 6 desaturase activity and liver lipids in rats », *Lipids*, 1993 ; 28:517-523.

DOTY R.L., « Olfactory capacities in aging and Alzheimer's disease. Psychophysical and anatomic considerations », *Ann. N. Y. Acad. Sci.*, 1991 ; 640 :20-27.

DOTY R.L., MISHRA A., « Olfaction and its alteration by nasal obstruction, rhinitis, and rhinosinusitis », *Laryngoscope*, 2001 ; 111:409-423.

DOUSTE-BLAZY L., NEGRE-SALVAYRE A., LOPEZ M., SALVAYRE R., « The cytotoxicity of oxidized lipoproteins », *Bull. Acad. Natl. Med.*, 1989 ; 173:903-910.

DOUSTE-BLAZY P., DOUSTE-BLAZY L., « Dyslipidemias and coronary disease », *Ann. Biol. Clin.*, 1996 ; 44:559-564.

DUBOIS-RANDE J.L., ARTIGOU J.Y., DARMON J.Y., HABBAL R., MANUEL C., TAYARANI I., CASTAIGNE A., GROSGOGEAT Y., « Oxidative stress in patients with unstable angina », *Eur. Heart J.*, 1994 ; 15:179-183.

DUBOIS B., TOUCHON J., PORTET F., OUSSET P.J., VELLAS B., MICHEL B., « The 5 words : a simple and sensitive test for the diagnosis of Alzheimer's disease », *Presse Med.*, 2002 ; 31:1696-1699.

DUBOIS B., BEATO R., VILLALPANDO J.M., « Neuropsychological evaluation can contribute to the diagnosis of movement disorders », *Rev. Neurol.*, 2003 ; 159:3S50-3S56.

DUBOIS B., ALBERT M.L., « Amnestic MCI or prodromal Alzheimer's disease ? », *Lancet Neurol.*, 2004 ; 3:246-248.

DYERBERG J., « Coronary heart disease in Greenland Inuit : a paradox. Implications for western diet patterns », *Arctic. Med. Res.*, 1989 ; 48:47-54.

EBBESSON S.O., KENNISH J., EBBESSON L., GO O., YEH J., « Diabetes is related to fatty acid imbalance in Eskimos », *Int. J. Circumpolar. Health*, 1999 ; 58:108-119.

EDWARDS R., PEET M., SHAY J., HORROBIN D., « Omega-3 polyunsaturated fatty acid levels in the diet and in red blood cell membranes of depressed patients », *J. Affect. Disord.*, 1998 ; 48:149-155.

EMSLEY R., MYBURGH C., OOSTHUIZEN P., VAN RENSBURG S.J., « Randomized, placebo-controlled study of ethyl-eicosapentaenoic acid as supplemental treatment in schizophrenia », *Am. J. Psychiatry*, 2002 ; 159:1596-1598.

FARRELL D.J., « Enrichment of hen eggs with n-3 long-chain fatty acids and evaluation of enriched eggs in humans », *Am. J. Clin. Nutr*, 1998 ; 68:538-544.

FAUCONNEAU B., « La qualité des poissons d'élevage, un concept multifactioriel polymorphe », *Cah. Nutr. Diet.*, 2003 ; 1:53-58.

FAVRELIERE S., PERAULT M.C., HUGUET F., DE JAVEL D., BERTRAND N., PIRIOU A., DURAND G., « DHA-enriched phospholipid diets modulate age-related alterations in rat hippocampus », *Neurobiol. Aging*, 2003 ; 24:233-243.

FENTON W.S., HIBBELN J., KNABLE M., « Essential fatty acids, lipid membrane abnormalities, and the diagnosis and treatment of schizophrenia », *Biol. Psychiatry*, 2000 ; 47:8-21.

FERRIER L.K., CASTON L.J., LEESON S., SQUIRES J., WEAVER B.J., HOLUB B.J., « Alpha-Linolenic acid and docosahexaenoic acid-enriched eggs from hens fed flaxseed : influence on blood lipids and platelet phospholipid fatty acids in humans », *Am. J. Clin. Nutr.*, 1995 ; 62:81-86.

FIESSINGER J.N., « New antithrombotic agents. Towards a new therapeutic plan », *Rev. Prat.*, 2003 ; 53:1063-1064.

FORSYTH J.S., VARMA S., COLVIN M., « A randomised controlled study of the effect of long chain polyunsaturated fatty acid supplementation on stool hardness during formula feeding », *Arch. Dis. Child.*, 1999 ; 81:253-256.

FORSYTH J.S., WILLATTS P., AGOSTONI C., BISSENDEN J., CASAER P., BOEHM G., « Long chain polyunsaturated fatty acid supplementation in infant formula and blood pressure in later childhood : follow up of a randomised controlled trial », *BMJ*, 2003 ; 326:953.

FRANCES H., MONIER C., BOURRE J.-M., « Effects of dietary alpha-linolenic acid deficiency on neuromuscular and cognitive functions in mice », *Life Sci.*, 1995 ; 57:1935-1947.

FRANCES H., COUDEREAU J.-P., SANDOUK P., CLEMENT M., MONIER C., BOURRE J.-M. « Influence of a dietary alpha-linolenic acid deficiency on learning in the Morris water maze and on the effects of morphine ». *Eur. J. Pharmacol.*, 1996 ; 298:217-225.

FRANCES H., MONIER C., CLEMENT M., LECORSIER A., DEBRAY M., BOURRE J.-M., « Effect of dietary alpha-linolenic acid deficiency on habituation », *Life Sci.*, 1996 ; 58:1805-1816.

FRANCES H., DRAI P., SMIRNOVA M., CARRIÉ I., DEBRAY M., BOURRE J.-M., « Nutritional (n-3) polyunsaturated fatty acids influence the behavioral responses to positive events in mice », *Neurosci. Lett.*, 2000 ; 285:223-227.

FRANCES H., GRAULET A., DEBRAY M., COUDEREAU J.-P., GUERIS J., BOURRE J.-M., « Morphine-induced sensitization of locomotor activity in mice : effect of social isolation on plasma corticosterone levels », *Brain Res.*, 2000 ; 860:136-140.

FRANCOIS C.A., CONNOR S.L., BOLEWICZ L.C., CONNOR W.E., « Supplementing lactating women with flaxseed oil does not increase docosahexaenoic acid in their milk », *Am. J. Clin. Nutr.*, 2003 ; 77:226-233.

FREIRE J.P., MOUROT J., CUNHA L.F., ALMEIDA J.A., AUMAITRE A., « Effect of the source of dietary fat on postweaning lipogenesis in lean and fat pigs », *Ann. Nutr. Metab.*, 1998 ; 42:90-95.

FRUCHART J.C., BORDET R., DURIEZ P., « Peroxisome proliferator activated receptors and stroke », *Curr. Atheroscler. Rep.*, 2003 ; 5:331-332.

FRUCHART J.C., DURIEZ P., « Anti-cholesterol agents, new therapeutic approaches », *Ann. Pharm. Fr.*, 2004 ; 62:3-18.

GALLI C., WHITE H.B., PAOLETTI R., « Lipid alterations and their reversion in the central nervous system of growing rats deficient in essential fatty acids », *Lipids*, 1971 ; 6:378-387.

GALLI C., SPAGNUOLO C., BOSISIO E., TOSI, L., FOLCO G.C., GALLI G., « Dietary essential fatty acids, polyunsaturated fatty acids, and prostaglandins in the central nervous system », *Adv. Prostaglandin Thromboxane Res.*, 1978 ; 4:181-9.

GALLI C., AGOSTONI C., MOSCONI C., RIVA E., SALARI P.C., GIOVANNINI M., « Reduced plasma C-20 and C-22 polyunsaturated fatty acids in children with phenylketonuria during dietary intervention », *J. Pediatr.*, 1991 ; 119:562-567.

GALLI C., MARANGONI F., GALELLA G., « Modulation of lipid derived mediators by polyunsaturated fatty acids », *Prostaglandins Leukot. Essent. Fatty Acids*, 1993 ; 48:51-55.

GALLI C., MARANGONI F., « Recent advances in the biology of n-6 fatty acids », *Nutrition*, 1997 ; 13:978-985.

GALOBART J., BARROETA A.C., CORTINAS L., BAUCELLS M.D., CODONY R., « Accumulation of alpha-tocopherol in eggs enriched with omega3 and omega6 polyunsaturated fatty acids », *Poult. Sci.*, 2002 ; 81:1873-1876.

GAUTIER J.C., « Clinical neurology and technological progress », *Bull. Acad. Natl. Med.*, 1987 ; 171:129-136.

GELEIJNSE J.M., GILTAY E.J., GROBBEE D.E., DONDERS A.R., KOK F.J., « Blood pressure response to fish oil supplementation : metaregression analysis of randomized trials », *J. Hypertens.*, 2002 ; 20:1493-1499.

GELINEAU A., CORRAZE G., BOUJARD T., LARROQUET L., KAUSHIK, S., « Relation between dietary lipid level and voluntary feed intake, growth, nutrient gain, lipid deposition and hepatic lipogenesis in rainbow trout », *Reprod. Nutr. Dev.*, 2001 ; 41:487-503.

GERBI A., ZEROUGA M., DEBRAY M., DURAND G., CHANEZ C., BOURRE J.-M., « Effect of dietary alpha-linolenic acid on functional characteristic of $Na^+/K(^+)$-ATPase isoenzymes in whole brain membranes of weaned rats », *Biochim. Biophys. Acta,* 1993 ; 1165:291-298.

Gerbi A., Zerouga M., Debray M., Durand G., Chanez C., Bourre J.-M., « Effect of fish oil diet on fatty acid composition of phospholipids of brain membranes and on kinetic properties of Na+,K(+)-ATPase isoenzymes of weaned and adult rats », *J. Neurochem.,* 1994 ; 62:1560-1569.

Ghebremeskel K., Leighfield M., Leaf A., Costeloe K., « Crawford M., Fatty acid composition of plasma and red cell phospholipids of preterm babies fed on breast milk and formulae », *Eur. J. Pediatr.,* 1995 ; 154:46-52.

Ghebremeskel K., Crawford M.A., Lowy C., Min Y., Thomas B., Golfetto I., Bitsanis D., Costeloe K., « Arachidonic and docosahexaenoic acids are strongly associated in maternal and neonatal blood », *Eur. J. Clin. Nutr.,* 2000 ; 54:50-56.

Girard S., Paquotte P., « La consommation de produits de la pêche et de l'aquaculture en France », *Cah. Nutr. Diet.,* 2003 ; 1:17-28.

Gissi, « Dietary supplementation with n-3 polyunsaturated fatty acids and vitamin E after myocardial infarction : results of the GISSI-Prevenzione trial. Gruppo Italiano per lo Studio della Sopravvivenza nell'Infarto miocardico », *Lancet,* 1999 ; 354:447-455.

Grandgirard A., Bourre J.M., Julliard F., Homayoun P., Dumont O., Piciotti M., Sebedio J.L., « Incorporation of trans long-chain n-3 polyunsaturated fatty acids in rat brain structures and retina », *Lipids,* 1994 ; 29:251-258.

Green P., Yavin E., « Modulation of fetal rat brain and liver phospholipid content by intraamniotic ethyl docosahexaenoate administration », *J. Neurochem.,* 1995 ; 65:2555-2560.

Gueguen L., Pointillart A., « The bioavailability of dietary calcium », *J. Am. Coll. Nutr.,* 2000 ; 19:119S-136S.

Guesnet P., Antoine J.-M., Rochette De Lempdes J.B., Galent A., Durand G., « Polyunsaturated fatty acid composition of human milk in France : changes during the course of lactation and regional differences », *Eur. J. Clin. Nutr.,* 1993 ; 47:700-710.

Guesnet P., Pugo-gunsam P., Maurage C., Pinault M., Giraudeau B., Alessandri J.-M., Durand G., Antoine J.-M., Couet C., « Blood lipid concentrations of docosahexaenoic and arachidonic acids at birth determine their relative postnatal changes in term infants fed breast milk or formula », *Am. J. Clin. Nutr.*, 1999 ; 70:292-98.

GUILLOU H., D'ANDREA S., RIOUX V., JAN S., LEGRAND P., « The surprising diversity of Delta6-desaturase substrates », *Biochem. Soc. Trans.*, 2004 ; 32:86-87.

GUY-GRAND B., « Obesity therapy : present and future », *Eat. Weight. Disord.*, 2001 ; 6:38-39.

GUY-GRAND B., « From obesity to obesities : from concepts to practices », *Ann. Endocrinol.*, 2003 ; 64:S7-15.

HAARD N., « Control of chemical composition and food quality attributes of cultured fish », *Food Research Internat.*, 1992 ; 25:289-307.

HAKKARAINEN, R., PARTONEN, T., HAUKKA, J., VIRTAMO, J., ALBANES, D., LONNQVIST, J., « Is low dietary intake of omega-3 fatty acids associated with depression ? », *Am. J. Psychiatry,* 2004 ; 161:567-569.

HAMAZAKI T., SAWAZAKI S., ITOMURA M., ASAOKA E., NAGAO Y., NISHIMURA N., YAZAWA K., KUWAMORI T., KOBAYASHI M., « The effect of docosahexaenoic acid on aggression in young adults. A placebo-controlled double-blind study », *J. Clin. Invest.*, 1996 ; 97:1129-33.

HAMAZAKI T., ITOMURA M., SAWAZAKI S., NAGAO Y., « Anti-stress effects of DHA », *Biofactors*, 2000 ; 13:41-5.

HAMAZAKI T., THIENPRASERT A., KHEOVICHAI K., SAMUHASENEETOO S., NAGASAWA T., WATANABE S., « The effect of docosahexaenoic acid on aggression in elderly Thai subjects--a placebo-controlled double-blind study », *Nutr. Neurosci.*, 2002 ; 5:37-41.

HAMON M., BOURGOIN S., « Role of serotonin and other neuroactive molecules in the physiopathogenesis of migraine. Current hypotheses », *Pathol. Biol.*, 2000 ; 48:619-629.

HAMON M., « Neurobiological mechanisms of dependence : implication of serotonin », *Bull. Acad. Natl. Med.*, 2002 ; 186:307-315.

HAMON M., « Implications physiologiques et physiopathologiques de la sérotonine. Nouvelles données chez les souris KO », *J. Soc. Biol.*, 2004 ; 198, 5-6.

HAMMOND B.G., MAYHEW D.A., HOLSON J.F., NEMEC M.D., MAST R.W., SANDER W.J., « Safety assessment of DHA-rich microalgae from Schizochytrium sp. », *Regul. Toxicol. Pharmacol.*, 2001 ; 33:205-217.

HAMOSH M., BITMAN J., « Human milk in disease : lipid composition », *Lipids*, 1992 ; 27:848-857.

HAMOSH M., HENDERSON T.R., KEMPER M.A., ORR N.M., GIL A., HAMOSH P., « Long-chain polyunsaturated fatty acids (LC-PUFA) during early development : contribution of milk LC-PUFA to accretion rates varies among organs », *Adv. Exp. Med. Biol.*, 2001 ; 501:397-401.

HANDELMAN G.J., NIGHTINGALE Z.D., LICHTENSTEIN A.H., SCHAEFER E.J., BLUMBERG J.B., « Lutein and zeaxanthin concentrations in plasma after dietary supplementation with egg yolk », *Am. J. Clin. Nutr.*, 1999 ; 70:247-251.

HARRIS W.S., PARK Y., ISLEY W.L., « Cardiovascular disease and long-chain omega-3 fatty acids », *Curr. Opin. Lipidol.*, 2003 ; 14:9-14.

HAUW J.J., « Diagnosing dementia is very difficult », *Rev. Prat.*, 2001 ; 51:2173-2174.

HAUW J.J., ZEKRY D., SEILHEAN D., FORETTE B., GALLINARI C., LAURENT M., MOULIAS R., PIETTE F., SACHET A., DUYCKAERTS C., « Neuropathology of the cerebral vessels of centenarians », *J. Mal. Vasc.*, 2002 ; 27:S13-S18.

HAUW J.J., DUYCKAERTS C., « Dementia. The fate of brain ? Neuropathological point of view », *C. R. Biol.*, 2002 ; 325:655-664.

HEIRD W.C., « The role of polyunsaturated fatty acids in term and preterm infants and breastfeeding mothers », *Pediatr. Clin. North Am.*, 2001 ; 48:173-188.

HELLAND I.B., SMITH L., SAAREM K., SAUGSTAD O.D., DREVON C.A., « Maternal supplementation with very-long-chain n-3 fatty acids during pregnancy and lactation augments children's IQ at 4 years of age », *Pediatrics*, 2003 ; 111:e39-e44.

HENRION R., OURY J.-F., DUMEZ Y., AMMOUS A., VIGE P., « A new prostaglandin E1 analog in late interruption of pregnancy, in utero deaths and very premature ruptures of the membranes. Apropos of 117 cases », *J. Gynecol. Obstet. Biol. Reprod.*, 1984 ; 13:939-946.

HERCBERG S., « Rapport de bilan à 4 ans. Les apports en vitamines et minéraux. p. 24. Statut en magnésium. p. 28 », *SUVI-MAX*, 1998.

HEUDE B., DUCIMETIERE P., BERR C., « Cognitive decline and fatty acid composition of erythrocyte membranes », *The EVA Study. Am. J. Clin. Nutr.*, 2003 ; 77:803-808.

HIBBELN J.R., SALEM N., « Dietary polyunsaturated fatty acids and depression : when cholesterol does not satisfy », *Am. J. Clin. Nutr.*, 1995 ; 62:1-9.

HIBBELN J.R., « Seafood consumption, the DHA content of mothers' milk and prevalence rates of postpartum depression : a cross-national, ecological analysis », *J. Affect. Disord.*, 2002 ; 69:15-29.

HIBBELN J.R., MAKINO K.K., MARTIN C.E., DICKERSON F., BORONOW J., FENTON W.S., « Smoking, gender, and dietary influences on erythrocyte essential fatty acid composition among patients with schizophrenia or schizoaffective disorder », *Biol. Psychiatry*, 2003 ; 53:431-441.

HIRAI A., TERANO T., TAMURA Y., YOSHIDA S., « Eicosapentaenoic acid and adult diseases in Japan : epidemiological and clinical aspects », *J. Intern. Med.*, 1989 ; Suppl 225:69-75.

HOFFMANN E., « Fish in aquaculture and omega-3 fatty acids », *Omega 3 News*, 1991 ; 4:1-3.

HOMAYOUN P., DURAND G., PASCAL G., BOURRE J.-M., « Alteration in fatty acid composition of adult rat brain capillaries and choroid plexus induced by a diet deficient in n-3 fatty acids : slow recovery after substitution with a nondeficient diet », *J. Neurochem.*, 1988 ; 51:45-48.

HORROBIN D.F., « Essential fatty acid metabolism and its modification in atopic eczema », *Am. J. Clin. Nutr.*, 2000 ; 71:367S-372S.

HORROBIN D., JENKINS K., BENNETT C., CHRISTIE W., « Eicosapentaenoic acid and arachidonic acid : collaboration and not antagonism is the key to biological understanding », *Prostaglandins Leukot. Essent. Fatty Acids*, 2002 ; 66:83-90.

HORROBIN D.F., « Omega-3 Fatty acid for schizophrenia », *Am. J. Psychiatry*, 2003 ; 160:188-189.

HORWOOD L.J., DARLOW B.A., MOGRIDGE N., « Breast milk feeding and cognitive ability at 7-8 years », *Arch. Dis. Child Fetal Neonatal*, 2001 ; Édition 84:F23-F27.

HOWE P.R., DOWNING J.A., GRENYER B.F., GRIGONIS-DEANE E.M., BRYDEN W.L., « Tuna fishmeal as a source of DHA for n-3 PUFA enrichment of pork, chicken, and eggs », *Lipids*, 2002 ; 37:1067-1076.

HU F.B., STAMPFER M.J., MANSON J.E., RIMM E.B., WOLK A., COLDITZ G.A., HENNEKENS C.H., WILLETT W.C., « Dietary intake of alpha-linolenic acid and risk of fatal ischemic heart disease among women », *Am. J. Clin. Nutr.*, 1999 ; 69:890-897.

HU F.B., BRONNER L., WILLETT W.C., STAMPFER M.J., REXRODE K.M., ALBERT C.M., HUNTER D., MANSON J.E., « Fish and omega-3 fatty acid intake and risk of coronary heart disease in women », *JAMA*, 2002 ; 287:1815-1821.

HULSHOF. K.F., ERP-BAART M.A., ANTTOLAINEN M., BECKER W., CHURCH S.M., COUET C., HERMANN-KUNZ E., KESTELOOT H., MARTINS I., MOREIRAS O., MOSCHANDREAS J., PIZZOFERRATO L., RIMESTAD A.H., THORGEISDOTTIR H., VAN AMELSWOORT J.M., ARO A., KAFATOS A.G., LANZMANN-PETITHORY D., VAN POPPEL G., « Intake of fatty acids in western Europe with emphasis on trans fatty acids : the TRANSFAIR Study », *Eur. J. Clin. Nutr.*, 1999 ; 53:143-157.

IRIBARREN C., MARKOVITZ J.H., JACOBS D.R., SCHREINER P.J., DAVIGLUS M., HIBBELN J.R., « Dietary intake of n-3, n-6 fatty acids and fish : Relationship with hostility in young adults-the CARDIA study », *Eur. J. Clin. Nutr.*, 2004 ; 58:24-31.

ISO H., REXRODE K.M., STAMPFER M.J., MANSON J.E., COLDITZ G.A., SPEIZER F.E., HENNEKENS C.H., WILLETT W.C., « Intake of fish and omega-3 fatty acids and risk of stroke in women », *JAMA*, 2001 ; 285:304-312.

IWAMI-MORIMOTO Y., YAMAGUCHI K., TANNE K., « Influence of dietary n-3 polyunsaturated fatty acid on experimental tooth movement in rats », *Angle Orthod.*, 1999 ; 69:365-371.

JENSEN C.L., MAUDE M., ANDERSON R.E., HEIRD W.C., « Effect of docosahexaenoic acid supplementation of lactating women on the fatty acid composition of breast milk lipids and maternal and infant plasma phospholipids », *Am. J. Clin. Nutr.*, 2000 ; 71:292S-299S.

JIANG Z., SIM J.S., « Effects of dietary n-3 fatty acid-enriched chicken eggs on plasma and tissue cholesterol and fatty acid composition of rats », *Lipids*, 1992 ; 27:279-284.

JIANG Z., SIM J.S., « Consumption of n-3 polyunsaturated fatty acid-enriched eggs and changes in plasma lipids of human subjects », *Nutrition*, 1993 ; 9:513-518.

JOANNIC J.L., OPPERT J.M., LAHLOU N., BASDEVANT A., AUBOIRON S., RAISON J., BORNET F., GUY-GRAND B., « Plasma leptin and hunger ratings in healthy humans », *Appetite*, 1998 ; 30:129-138.

JOHNSON E.J., « The role of carotenoids in human health », *Nutr. Clin. Care*, 2002 ; 5:56-65.

JOHNSON S.M., HOLLANDER E., « Evidence that eicosapentaenoic acid is effective in treating autism », *J. Clin. Psychiatry*, 2003 ; 64:848-9.

KALMIJN S., FESKENS E.J., LAUNER L.J., KROMHOUT D., « Polyunsaturated fatty acids, antioxidants, and cognitive function in very old men », *Am. J. Epidemiol.*, 1997 ; 145:33-41.

KALMIJN S., FOLEY D., WHITE L., BURCHFIEL C.M., CURB J.D., PETROVITCH H., ROSS G.W., HAVLIK R., LAUNER L.J., « Metabolic cardiovascular syndrome and risk of dementia in Japanese-American elderly men. The Honolulu-Asia aging study », *Arterioscler. Thromb. Vasc. Biol.*, 2000 ; 20:2255-2260.

KALMIJN S., VAN BOXTEL M.P., OCKE M., VERSCHUREN W.M., KROMHOUT D., LAUNER L.J., « Dietary intake of fatty acids and fish in relation to cognitive performance at middle age », *Neurology*, 2004 ; 62:275-280.

KANG J.X., WANG J., WU L., KANG Z.B., « Transgenic mice : fat-1 mice convert n-6 to n-3 fatty acids », *Nature*, 2004 ; 427:504.

KAUSHIK S.J., LUQUET P., « Relationship between protein intake and voluntary energy intake as affected by body weight with an estimation of maintenance needs in rainbow trout », *Z. Tierphysiol. Tierernahr. Futtermittelkd.*, 1984 ; 51:57-69.

KEADY T.W., MAYNE C.S., FITZPATRICK D.A., « Effects of supplementation of dairy cattle with fish oil on silage intake, milk yield and milk composition », *J. Dairy Res.*, 2000 ; 67:137-153.

KODAS E., PAGE G., ZIMMER L., VANCASSEL S., GUILLOTEAU D., DURAND G., CHALON S., « Neither the density nor function of striatal dopamine transporters were influenced by chronic n-3 polyunsaturated fatty acid deficiency in rodents », *Neurosci. Lett.*, 2002 ; 321:95-9.

KOLETZKO B., BREMER H.J., « Long chain polyunsaturated fatty acids in infant formulae », *Eur. J Pediatr.*, 1987 ; 146:92-93.

KOLETZKO B., SCHMIDT E., BREMER, H.J., HAUG, M., HARZER, G., « Dietary long chain polyunsaturates for premature infants », *J. Pediatr. Gastroenterol. Nutr.*, 1987 ; 6:997-998.

KOLETZKO B., MROTZEK M., BREMER H.J., « Fatty acid composition of mature human milk in Germany », *Am. J. Clin. Nutr.*, 1988 ; 47:954-959.

KOLETZKO B., « Fatty acids and early human growth », *Am. J. Clin. Nutr.*, 2001 ; 73:671-672.

KOLETZKO B., AGOSTONI C., CARLSON S.E., CLANDININ T., HORNSTRA G., NEURINGER M., UAUY R., YAMASHIRO Y., WILLATTS P., « Long chain polyunsaturated fatty acids (LC-PUFA) and perinatal development », *Acta Paediatr.*, 2001 ; 90:460-464.

KOLETZKO B., VON KRIES R., « Are there long term protective effects of breast feeding against later obesity ? », *Nutr. Health,* 2001 ; 15:225-236.

KOLETZKO B., ASHWELL M., BECK B., BRONNER A., MATHIOUDAKIS B., « Characterisation of infant food modifications in the European Union », *Ann. Nutr. Metab.*, 2002 ; 46:231-242.

KOLETZKO B., SAUERWALD U., KEICHER U., SAULE H., WAWATSCHEK S., BOHLES H., BERVOETS K., FLEITH M., CROZIER-WILLI G., « Fatty acid profiles, antioxidant status, and growth of preterm infants fed diets without or with long-chain polyunsaturated fatty acids. A randomized clinical trial », *Eur. J .Nutr.*, 2003 ; 42:243-253.

KOUBA M., ENSER M., WHITTINGTON F.M., NUTE G.R., WOOD J.D., « Effect of a high-linolenic acid diet on lipogenic enzyme activities, fatty acid composition, and meat quality in the growing pig », *J. Anim Sci.*, 2003 ; 81:1967-1979.

KREMPF M., « Effect of nutrition on combined hyperlipidemia », *Ann. Endocrinol.*, 1997 ; 58:292-296.

KREMPF M., « Dietary recommendations for dyslipidemic individuals », *Ann. Med. Interne,* 2001 ; 152:198-200.

KRIS-ETHERTON P.M., TAYLOR D.S., YU-POTH S., HUTH P., MORIARTY K., FISHELL V., HARGROVE R.L., ZHAO G., ETHERTON T.D., « Polyunsaturated fatty acids in the food chain in the United States », *Am. J. Clin. Nutr.*, 2000 ; 71:179S-188S.

KRIS-ETHERTON P., ECKEL R.H., HOWARD B.V., ST JEOR S., BAZZARRE T.L., « AHA Science Advisory : Lyon Diet Heart Study. Benefits of a Mediterranean-style, National Cholesterol Education Program/American Heart Association Step I Dietary Pattern on Cardiovascular Disease », *Circulation,* 2001 ; 103:1823-1825.

KROMANN N., GREEN A., « Epidemiological studies in the Upernavik district, Greenland. Incidence of some chronic diseases 1950-1974 », *Acta Med. Scand.*, 1980 ; 208:401-406.

KROMHOUT D., « N-3 fatty acids and coronary heart disease : epidemiology from Eskimos to Western populations », *J. Intern. Med.*, 1989 ; Suppl 225:47-51.

KUNZ E., KESTELOOT H., LETH T., MARTINS I., MOREIRAS O., MOSCHANDREAS J., PIZZOFERRATO L., RIMESTAD A. H., THORGEIRSDOTTIR H., VAN AMELSVOORT J.M., ARO A., KAFATOS A.G., LANZMANN-PETITHORY D., VAN POPPEL G., « Intake of fatty acids in western Europe with emphasis on trans fatty acids : the TRANSFAIR Study », *Eur. J. Clin. Nutr.*, 1999 ; 53:143-157.

LEAF A., KANG J.X., XIAO Y.F., BILLMAN G.E., « Clinical prevention of sudden cardiac death by n-3 polyunsaturated fatty acids and mechanism of prevention of arrhythmias by n-3 fish oils », *Circulation*, 2003 ; 107:2646-2652.

LAIRON D., « Mediterranean diet, fats and cardiovascular disease risk : what news ? », *Br. J. Nutr.*, 1999 ; 82:5-6.

LAIRON D., BERTRAIS S., VINCENT S., ARNAULT N., GALAN P., BOUTRON M.C., HERCBERG S., « Dietary fibre intake and clinical indices in the French Supplementation en Vitamines et Mineraux AntioXydants (SUVIMAX) adult cohort », *Proc. Nutr. Soc.*, 2003 ; 62:11-15.

LANTING C.I., FIDLER V., HUISMAN M., TOUWEN B.C., BOERSMA E.R., « Neurological differences between 9-year-old children fed breast-milk or formula-milk as babies », *Lancet*, 1994 ; 344:1319-1322.

LAPILLONNE A., PICAUD J.C., CHIROUZE V., GOUDABLE J., REYGROBELLET B., CLARIS O., SALLE B.L., « The use of low-EPA fish oil for long-chain polyunsaturated fatty acid supplementation of preterm infants », *Pediatr. Res.*, 2000 ; 48:835-841.

LAPILLONNE A., BROSSARD N., CLARIS O., REYGROBELLET B., SALLE B.L., « Erythrocyte fatty acid composition in term infants fed human milk or a formula enriched with a low eicosapentanoic acid fish oil for 4 months », *Eur. J. Pediatr.*, 2000 ; 159:49-53.

LAUGHARNE J.D., MELLOR J.E., PEET M., « Fatty acids and schizophrenia », *Lipids*, 1996 ; 31:S163-S5.

LAURITZEN L., JORGENSEN M.H., HANSEN H.S., MICHAELSEN K.F., « Fluctuations in human milk long-chain PUFA levels in relation to dietary fish intake », *Lipids*, 2002 ; 37:237-244.

LAVIALLE M., BEGUE A., PAPILLON C, VILAPLANA J., « Modifications of retinal afferent activity induce changes in astroglial plasticity in the hamster circadian clock », *Glia*, 2001 ; 34:88-100.

LAVILLE M., « Obesity in 2000 », *Ann. Endocrinol.*, 2001 ; 62:S19-S22.

LAVILLE M., « Is it possible to prevent type 2 diabetes ? », *Ann. Endocrinol.*, 2003 ; 64:S37-S44.

LEGRAND P., CATHELINE D., FICHOT M.C., LEMARCHAL P., « Inhibiting delta9-desaturase activity impairs triacylglycerol secretion in cultured chicken hepatocytes », *J. Nutr.*, 1997 ; 127:249-256.

LEGRAND P., BOURRE J.-M., DESCOMPS B., DURAND G., RENAUD S., « Lipides. Apports nutritionnels conseillés pour la population française », Martin A éditeur. Tec et Doc Lavoisier, 2002 ; 63-82.

LEICHSENRING M., SUTTERLIN N., LESS S., BAUMANN K., ANNINOS A., BECKER K., « Polyunsaturated fatty acids in erythrocyte and plasma lipids of children with severe protein-energy malnutrition », *Acta Paediatr.*, 1995 ; 84:516-520.

LEPINE J.P., GASTPAR M., MENDLEWICZ J., TYLEE A., « Depression in the community : the first pan-European study DEPRES (Depression Research in European Society) », *Int. Clin. Psychopharmacol.*, 1997 ; 12:19-29.

LESKANICH C.O., MATTHEWS K.R., WARKUP C.C., NOBLE R.C., HAZZLEDINE M., « The effect of dietary oil containing (n-3) fatty acids on the fatty acid, physicochemical, and organoleptic characteristics of pig meat and fat », *J. Anim. Sci.*, 1997 ; 75:673-683.

LEWIS N.M., SEBURG S., FLANAGAN N.L., « Enriched eggs as a source of N-3 polyunsaturated fatty acids for humans », *Poult. Sci.*, 2000 ; 79:971-974.

LEWIS N.M., SCHALCH K., SCHEIDELER S.E., « Serum lipid response to n-3 fatty acid enriched eggs in persons with hypercholesterolemia », *J. Am. Diet. Assoc.*, 2000 ; 100:365-367.

LIM S., SUZUKI H., « Changes in maze behavior of mice occur after sufficient accumulation of docosahexaenoic acid in brain », *J. Nutr.*, 2001 ; 131:319-324.

LIM S.Y., SUZUKI H., « Dose-response effect of docosahexaenoic acid ethyl ester on maze behavior and brain fatty acid composition in adult mice », *Int. J. Vitam. Nutr. Res.*, 2002 ; 72:77-84.

LLORENTE A.M., JENSEN C.L., VOIGT R.G., FRALEY J.K., BERRETTA M.C., HEIRD W.C., « Effect of maternal docosahexaenoic acid supplementation on postpartum depression and information processing », *Am. J. Obstet. Gynecol.*, 2003 ; 188:1348-1353.

LOMBARD C.B., « What is the role of food in preventing depression and improving mood, performance and cognitive function ? » *Med. J. Aust.*, 2000 ; 173:S104-S105.

LOPEZ-LOPEZ A., LOPEZ-SABATER M.C., CAMPOY-FOLGOSO C., RIVERO-URGELL M., CASTELLOTE-BARGALLO A.I., « Fatty acid and sn-2 fatty acid composition in human milk from Granada (Spain) and in infant formulas », *Eur. J. Clin. Nutr.*, 2002 ; 56:1242-1254.

LORGERIL (DE) M., RENAUD S., MAMELLE N., SALEN P., MARTIN J.L., MONJAUD I., GUIDOLLET J., TOUBOUL P., DELAYE J., « Mediterranean alpha-linolenic acid-rich diet in secondary prevention of coronary heart disease », *Lancet,* 1994 ; 343:1454-1459.

LORGERIL M. (DE), SALEN P., « Fish and N-3 fatty acids for the prevention and treatment of coronary heart disease : nutrition is not pharmacology », *Am. J. Med.*, 2002 ; 112:316-319.

LORGERIL M. (DE), SALEN P., PAILLARD F., LAPORTE F., BOUCHER F., DE LEIRIS, J., « Mediterranean diet and the French paradox : two distinct biogeographic concepts for one consolidated scientific theory on the role of nutrition in coronary heart disease », *Cardiovasc. Res.*, 2002 ; 54:503-515.

LORGERIL M. (DE), SALEN P., « Dietary prevention of coronary heart disease : focus on omega-6/omega-3 essential fatty acid balance », *World Rev. Nutr. Diet.*, 2003 ; 92 :57-73.

LORGERIL M. (DE), SALEN P., « Dietary prevention of post-angioplasty restenosis. From illusion and disillusion to pragmatism », *Nutr. Metab. Cardiovasc.*, 2003 ; Dis. 13:345-348.

LUCAS A., MORLEY R., COLE T.J., LISTER G., LEESON-PAYNE C., « Breast milk and subsequent intelligence quotient in children born preterm », *Lancet,* 1992 ; 339:261-264.

MAES M., SMITH R., CHRISTOPHE A., COSYNS P., DESNYDER R., MELTZER H., « Fatty acid composition in major depression : decreased omega 3 fractions in cholesteryl esters and increased C20 : 4 omega 6/C20 :5 omega 3 ratio in cholesteryl esters and phospholipids », *J. Affect. Disord.*, 1996 ; 38:35-46.

MAILLARD V., BOUGNOUX P., FERRARI P., JOURDAN M.L., PINAULT M., LAVILLONNIERE F., BODY G., LE FLOCH O., CHAJES V., « N-3 and N-6 fatty acids in breast adipose tissue and relative risk of breast cancer in a case-control study in Tours, France », *Int. J. Cancer,* 2002 ; 98:78-83.

MAKRIDES M., NEUMANN M.A., GIBSON R.A., « Effect of maternal docosahexaenoic acid (DHA) supplementation on breast milk composition », *Eur. J. Clin. Nutr.*, 1996 ; 50:352-357.

MAKRIDES M., NEUMANN M.A., BYARD R.W., SIMMER K., GIBSON R.A., « Fatty acid composition of brain, retina, and erythrocytes in breast- and formula-fed infants », *Am. J. Clin. Nutr.*, 1994 ; 60:189-194.

MAKRIDES M., HAWKES J.S., NEUMANN M.A., GIBSON R.A., « Nutritional effect of including egg yolk in the weaning diet of breast-fed and formula-fed infants : a randomized controlled trial », *Am. J. Clin. Nutr.*, 2002 ; 75:1084-1092.

MAMALAKIS G., TORNARITIS M., KAFATOS A., « Depression and adipose essential polyunsaturated fatty acids », *Prostaglandins Leukot. Essent. Fatty Acids*, 2002 ; 67:311-318.

MANDELL I.B., BUCHANAN-SMITH J.G., CAMPBELL C.P., « Effects of forage vs grain feeding on carcass characteristics, fatty acid composition, and beef quality in Limousin-cross steers when time on feed is controlled », *J. Anim. Sci.*, 1998 ; 76:2619-2630.

MANDELL I.B., BUCHANAN-SMITH J.G., HOLUB B.J., « Enrichment of beef with omega 3 fatty acids », *World Rev. Nutr. Diet.*, 1998 ; 83:144-159.

MARANGELL L.B., MARTINEZ J.M., ZBOYAN H.A., KERTZ B., KIM H.F., PURYEAR L.J., « A double-blind, placebo-controlled study of the omega-3 fatty acid docosahexaenoic acid in the treatment of major depression », *Am. J. Psychiatry*, 2003 ; 160:996-998.

MARANGELL L.B., MARTINEZ J.M., ZBOYAN H.A., CHONG H., PURYEAR L.J., « Omega-3 fatty acids for the prevention of postpartum depression : negative data from a preliminary, open-label pilot study », *Depress. Anxiety*, 2004 ; 19:20-23.

MARANGONI F., AGOSTONI C., LAMMARDO A.M., BONVISSUTO M., GIOVANNINI M., GALLI C., RIVA E., « Polyunsaturated fatty acids in maternal plasma and in breast milk », *Prostaglandins Leukot. Essent. Fatty Acids*, 2002 ; 66:535-540.

MARSHALL A., SAMS A., VAN ELSWYK M., « Oxidative stability and sensory quality of stored eggs from hens fed 1.5 % menhaden oil », *J. Food Sci.*, 1994 ; 59:561-563.

MARIOJOULS C., « Perception de la qualité du poisson par le consommateur : composante et évolutions », *Cah. Nutr. Diet.*, 2003 ; 1:29-36.

MARTIN A., « Apports nutritionnels conseillés pour la population française », Tec et Doc Lavoisier, 2001.

MARTIN A., « Les “alicaments” : du marketing à la santé publique », *OCL*, 2001 ; 8:310-311.

MARTIN J.-C., NIYONGABO T., MOREAU L., ANTOINE J.-M., LANSON M., BERGER C., LAMISSE F., BOUGNOUX P., COUET C., « Essential fatty acid composition of human colostrum triglycerides : its relationship with adipose tissue composition », *Am. J. Clin. Nutr.*, 1991 ; 54:829-835.

MARTIN J.-C., BOUGNOUX P., FIGNON A., THERET V., ANTOINE J.-M., LAMISSE F., COUET C., « Dependence of human milk essential fatty acids on adipose stores during lactation », *Am. J. Clin. Nutr.*, 1993 ; 58:653-659.

MARTIN J.-C., BOUGNOUX P., ANTOINE J.-M., LANSON M., COUET C., « Triacylglycerol structure of human colostrum and mature milk », *Lipids*, 1993 ; 28:637-643.

MARTINEZ M., « Tissue levels of polyunsaturated fatty acids during early human development », *J. Pediatr.*, 1992 ; 120:S129-S138.

MASSIERA F., SAINT-MARC P., SEYDOUX J., MURATA T., KOBAYASHI T., NARUMIYA S., GUESNET P., AMRI E.Z., NEGREL R., AILHAUD G., « Arachidonic acid and prostacyclin signaling promote adipose tissue development : a human health concern ? », *J. Lipid Res.*, 2003 ; 44:271-279.

MEDALE F., LEFEVRE F., CORRAZE G., « Qualité nutritionnelle et diététique des poissons : constituants de la chair et facteurs de variation », *Cah. Nutr. Diet.*, 2003 ; 1:37-44.

MELUZZI A., SIRRI F., MANFREDA G., TALLARICO N., FRANCHINI A., « Effects of dietary vitamin E on the quality of table eggs enriched with n-3 long-chain fatty acids », *Poult. Sci.*, 2000 ; 79:539-545.

MONTGOMERY C., SPEAKE B.K., CAMERON A., SATTAR N., WEAVER L.T., « Maternal docosahexaenoic acid supplementation and fetal accretion », *Br. J. Nutr.*, 2003 ; 90:135-145.

MENOTTI A., KROMHOUT D., BLACKBURN H., FIDANZA F., BUZINA R., NISSINEN A., « Food intake patterns and 25-year mortality from coronary heart disease : cross-cultural correlations in the Seven Countries Study. The Seven Countries Study Research Group », *Eur. J. Epidemiol.*, 1999 ; 15:507-515.

MORAND O., CHANEZ C., MASSON M., DUMONT O., FLEXOR M.A., BAUMANN N., BOURRE J.M., « Alteration in fatty acid composition of neurons, astrocytes, oligodendrocytes, myelin and synaptosomes in intrauterine malnutrition in rat », *Ann. Nutr. Metab.*, 1982 ; 26:111-120.

MOULIN P., GROISNE L., « Physiopathologie de l'athérosclérose. De la théorie lipidique à la théorie inflammatoire », *Cah. Nutr. Diet.*, 2003 ; 38:59-66.

MOUROT J., CAMARA M., FEVRIER C., « Effects of dietary fats of vegetable and animal origin on lipid synthesis in pigs », *C. R. Acad. Sci. III*, 1995 ; 318:965-970.

MOUROT J., HERMIER D., « Lipids in monogastric animal meat », *Reprod. Nutr. Dev.*, 2001 ; 41:109-118.

MURCK H., SONG C., HORROBIN D.F., UHR M., « Ethyl-eicosapentaenoate and dexamethasone resistance in therapy-refractory depression », *Int. J. Neuropsychopharmacol.*, 2004 ; 1-9.

NARBONNE J.F., DJOMO J.E., RIBERA D., FERRIER V., GARRIGUES P., « Accumulation kinetics of polycyclic aromatic hydrocarbons adsorbed to sediment by the mollusk Corbicula fluminea », *Ecotoxicol. Environ. Saf.*, 1999 ; 42:1-8.

NAYLOR J.L., SCHRAER C.D., MAYER A.M., LANIER A.P., TREAT C.A., MURPHY N.J., « Diabetes among Alaska Natives : a review », *Int. J. Circumpolar. Health*, 2003 ; 62:363-387.

NEMETS B., STAHL Z., BELMAKER R.H., « Addition of omega-3 fatty acid to maintenance medication treatment for recurrent unipolar depressive disorder », *Am. J. Psychiatry*, 2002 ; 159:477-9.

NESS A.R., GALLACHER J.E., BENNETT P.D., GUNNELL D.J., ROGERS P.J., KESSLER D., BURR M.L., « Advice to eat fish and mood : a randomised controlled trial in men with angina », *Nutr. Neurosci.*, 2003 ; 6:63-5.

NESTEL P.J., POMEROY S.E., SASAHARA T., YAMASHITA T., LIANG Y.L., DART A.M., JENNINGS G.L., ABBEY M., CAMERON J.D., « Arterial compliance in obese subjects is improved with dietary plant n-3 fatty acid from flaxseed oil despite increased LDL oxidizability », *Arterioscler. Thromb. Vasc. Biol.*, 1997 ; 17:1163-1170.

NEURINGER M., « Cerebral cortex docosahexaenoic acid is lower in formula-fed than in breast-fed infants », *Nutr. Rev.*, 1993 ; 51:238-241.

NEURINGER M., « Infant vision and retinal function in studies of dietary long-chain polyunsaturated fatty acids : methods, results, and implications », *Am. J. Clin. Nutr.*, 2000 ; 71:256S-267S.

NEURINGER M., ANDERSON G.J., CONNOR W.E,. « The essentiality of n-3 fatty acids for the development and function of the retina and brain », *Annu. Rev. Nutr.*, 1988 ; 8 :517-41.

NEURINGER M., JEFFREY B.G., « Visual development : Neural basis and new assessment methods », *J. Pediatr.*, 2003 ; 143:S87-S95.

NICOLAS J.-P., GUEANT J.-L., « Absorption, distribution and excretion of vitamin B12 », *Bull. Acad. Natl. Med.*, 1994 ; 178:551-565.

NICOLAS J.-P., CHANGO A., « Deregulation of homocysteine metabolism and consequences for the vascular system », *Bull. Acad. Natl. Med.*, 1997 ; 181:313-329.

NIGON F., SERFATY-LACROSNIERE C., BEUCLER I., CHAUVOIS D., NEVEU C., GIRAL P., CHAPMAN M. J., BRUCKERT E., « Plant sterol-enriched margarine lowers plasma LDL in hyperlipidemic subjects with low cholesterol intake : effect of fibrate treatment », *Clin. Chem. Lab. Med.*, 2001 ; 39:634-640.

NOAGHIUL S., HIBBELN J.R., « Cross-national comparisons of seafood consumption and rates of bipolar disorders », *Am. J. Psychiatry*, 2003 ; 160:2222-2227.

NOUVELOT A., DELBART C., BOURRE J.-M., « Hepatic metabolism of dietary alpha-linolenic acid in suckling rats, and its possible importance in polyunsaturated fatty acid uptake by the brain », *Ann. Nutr. Metab.*, 1986 ; 30:316-323.

O'BRIEN B.C., ANDREWS V.G., « Influence of dietary egg and soybean phospholipids and triacylglycerols on human serum lipoproteins », *Lipids,* 1993 ; 28:7-12.

OH S.Y., RYUE J., HSIEH C.H., BELL D.E., « Eggs enriched in omega-3 fatty acids and alterations in lipid concentrations in plasma and lipoproteins and in blood pressure », *Am. J. Clin. Nutr.,* 1991 ; 54:689-695.

OHRVALL M., GUSTAFSSON I.B., VESSBY B., « The alpha and gamma tocopherol levels in serum are influenced by the dietary fat quality », *J. Hum. Nutr. Diet.*, 2001 ; 14:63-68.

OLSEN Y., SKEJERVOLD H., « Impact of latitude on n-3 fatty acids in wild Atlantic salmon », *Omega-3 News*, 1983 ; 3:2-4.

OTSUKA M., « Analysis of dietary factors in Alzheimer's disease : clinical use of nutritional intervention for prevention and treatment of dementia », *Nippon Ronen Igakkai Zasshi,* 2000 ; 37:970-973.

OTSUKA M., YAMAGUCHI K., UEKI A., « Similarities and differences between Alzheimer's disease and vascular dementia from the viewpoint of nutrition », *Ann. N.Y. Acad. Sci.*, 2002 ; 977:155-161.

OTTO S.J., VAN HOUWELINGEN A.C., BADART-SMOOK A., HORNSTRA G., « Comparison of the peripartum and postpartum phospholipid polyunsaturated fatty acid profiles of lactating and nonlactating women », *Am. J. Clin. Nutr.*, 2001 ; 73:1074-1079.

OTTO S.J., DE GROOT R.H., HORNSTRA G., « Increased risk of postpartum depressive symptoms is associated with slower normalization after pregnancy of the functional docosahexaenoic acid status », *Prostaglandins Leukot. Essent. Fatty Acids*, 2003 ; 69:237-243.

PAILLARD F., « Nutritional counseling for coronary and hypertensive patients », *Arch. Mal. Cœur Vaiss.*, 2003 ; 96:27-33.

PAILLARD F., GUILLO P., « Do anti-lipemic agents only work by their lipid-lowering effect ? », *Ann. Cardiol. Angeiol.*, 1999 ; 48:656-660.

PAPAKONSTANTINOU E., RYAN D.H., HARRIS R.B., « Dietary fish oil does not protect rats exposed to restraint or sleep deprivation stress », *Physiol. Behav.*, 2003 ; 78:759-765.

PEET M., « Eicosapentaenoic acid in the treatment of schizophrenia and depression : rationale and preliminary double-blind clinical trial results », *Prostaglandins Leukot. Essent. Fatty Acids*, 2003 ; 69:477-485.

PERICHON R., BOURRE J.-M., KELLY J.F., ROTH G.S., « The role of peroxisomes in aging », *Cell. Mol. Life Sci.*, 1998 ; 54:641-652.

PEYRON-CASO E., QUIGNARD-BOULANGE A., LAROMIGUIERE M., FEING-KWONG-CHAN S., VERONESE A., ARDOUIN B., SLAMA G., RIZKALLA S.W., « Dietary fish oil increases lipid mobilization but does not decrease lipid storage-related enzyme activities in adipose tissue of insulin-resistant, sucrose-fed rats », *J. Nutr.*, 2003 ; 133:2239-2243.

PIETINEN P., VARTIAINEN E., SEPPANEN R., ARO A., PUSKA P., « Changes in diet in Finland from 1972 to 1992 : impact on coronary heart disease risk », *Prev. Med.*, 1996 ; 25:243-250.

PILET C., « From animal research to human health », *Presse Med.*, 2003 ; 32:1203-1204.

POLLET S., BOURRE J.-M., BAUMANN N., « Study of the de novo biosynthesis ofatty acids in the brain of normal,quaking and heterozygotic for quaking mice », *C. R. Acad. Sci. Hebd. Seances Acad. Sci. D.*, 1969 ; 268:2146-2149.

POLLET S., BOURRE J.-M., DAUDU O., BAUMANN N., « Biosynthesis of fatty acids in the microsomes of mouse brain », *C. R. Acad. Sci. Hebd. Seances Acad. Sci. D.*, 1971 ; 273:1426-1429.

POLLET S., BOURRE J.-M., CHAIX G., DAUDU O., BAUMANN N., « Biosynthesis of fatty acids in mouse brain microsomes », *Biochimie*, 1973 ; 55:333-341.

PONNAMPALAM E.N., SINCLAIRT A.J., EGAN A.R., BLAKELEY S.J., LEURY B.J., « Effect of diets containing n-3 fatty acids on muscle long-chain n-3 fatty acid content in lambs fed low- and medium-quality roughage diets », *J. Anim. Sci.*, 2001 ; 79:698-706.

PONNAMPALAM E.N., SINCLAIR A.J., HOSKING B.J., EGAN A.R., « Effects of dietary lipid type on muscle fatty acid composition, carcass leanness, and meat toughness in lambs », *J. Anim. Sci.*, 2002 ; 80:628-636.

POPP-SNIJDERS C., BLONK M.C., « Omega-3 fatty acids in adipose tissue of obese patients with non-insulin-dependent diabetes mellitus reflect long-term dietary intake of eicosapentaenoic and docosahexaenoic acid », *Am. J. Clin. Nutr.*, 1995 ; 61:360-365.

PURI B.K., RICHARDSON A.J., HORROBIN D.F. *et al.*, « Eicosapentaenoic acid treatment in schizophrenia associated with symptom remission, normalisation of blood fatty acids, reduced neuronal membrane phospholipid turnover and structural brain changes », *Int. J. Clin. Pract.*, 2000 ; 54:57-63.

PURI B.K., COUNSELL S.J., HAMILTON G., RICHARDSON A.J., HORROBIN D.F., « Eicosapentaenoic acid in treatment-resistant depression associated with symptom remission, structural brain changes and reduced neuronal phospholipid turnover », *Int. J. Clin. Pract.*, 2001 ; 55:560-563.

REINWALD S., LI Y., MORIGUCHI T., SALEM N., J-R., WATKINS B. A., « Repletion with (n-3) fatty acids reverses bone structural deficits in (n-3)-deficient rats », *J. Nutr.*, 2004 ; 134:388-394.

RENAUD S., DE LORGERIL M., « Wine, alcohol, platelets, and the French paradox for coronary heart disease », *Lancet*, 1992 ; 339:1523-1526.

RENAUD S., DE LORGERIL M., « Nutrition, atherosclerosis and coronary heart disease », *Reprod. Nutr. Dev.*, 1994 ; 34:599-607.

RENAUD S., DE LORGERIL M., DELAYE J., GUIDOLLET J., JACQUARD F., MAMELLE N., MARTIN J.-L., MONJAUD I., SALEN P., TOUBOL P., « Cretan Mediterranean diet for prevention of coronary heart disease », *Am. J. Clin. Nutr.*, 1995 ; 61:1360S-1367S.

REQUIRAND P., GIBERT P., TRAMINI P., CRISTOL J.-P., DESCOMPS B., « Serum fatty acid imbalance in bone loss : example with periodontal disease », *Clin. Nutr.*, 2000 ; 19:271-276.

RERAT A., CALMES R., VAISSADE P., FINOT P.A., « Nutritional and metabolic consequences of the early Maillard reaction of heat treated milk in the pig. Significance for man », *Eur. J. Nutr.*, 2002 ; 41:1-11.

RIZKALLA S.W., ALAMOWITCH C., LUO J., BRUZZO F., BOILLOT A., CHEVALIER A., SLAMA G., « Effect of dietary fish oil on insulin action in fat cells of control and non-insulin-dependent rats », *Ann. N. Y. Acad. Sci.*, 2003 ; 683:213-217.

RIZKALLA S.W., BELLISLE F., SLAMA G., « Health benefits of low glycaemic index foods, such as pulses, in diabetic patients and healthy individuals », *Br. J. Nutr.*, 2002 ; 88:S255-S262.

ROBERT P.H., SCHUCK S., DUBOIS B., OLIE J.-P., LEPINE J.-P., GALLARDA T., GONI S., TROY S., « Screening for Alzheimer's disease with the short cognitive evaluation battery », *Dement. Geriatr. Cogn. Disord.*, 2003 ; 15:92-98.

ROMANS J.R., WULF D.M., JOHNSON R.C., LIBAL G.W., COSTELLO W.J., « Effects of ground flaxseed in swine diets on pig performance and on physical and sensory characteristics and omega-3 fatty acid content of pork : II. Duration of 15 % dietary flaxseed », *J. Anim. Sci.*, 1993 ; 73:1987-1999.

ROMANS J.R., JOHNSON R.C., WULF D.M., LIBAL G.W., COSTELLO W.J., « Effects of ground flaxseed in swine diets on pig performance and on physical and sensory characteristics and omega-3 fatty acid content of pork : I. Dietary level of flaxseed », *J. Anim. Sci.*, 1995 ; 73:1982-1986.

RONDOT P., BIANCO C., DE RECONDO J., « Ageing and Parkinson's disease », *Gerontology*, 1986 ; 32:102-105.

ROSSET R., « Dietary safety and new products », *Bull. Acad. Natl. Med.*, 1988 ; 172:687-692.

ROSSET R., « Food irradiation », *Bull. Acad. Natl. Med.*, 2002 ; 186:805-817.

ROUX F.-S., MOKNI R., HUGHES C.-C., CLOUET P.-M., LEFAUCONNIER J.-M., BOURRE J.-M., « Lipid synthesis by rat brain microvessel endothelial cells in tissue culture », *J. Neuropathol. Exp. Neurol.*, 1989 ; 48:437-447.

SALLE B., « Nutritional needs of the very premature infant », *Arch. Pediatr.*, 2002 ; 9:452s-453s.

SALLE B.L., CHATELAIN P., NICOLINO M., CLARIS O., « Intrauterine growth retardation, its consequences in infancy, in the child and long term », *Bull. Acad. Natl. Med.*, 2001 ; 185:1271-1276.

SALLE B.L., DELVIN E., GLORIEUX F., « Vitamin D and pregnancy », *Bull. Acad. Natl. Med.*, 2002 ; 186:369-376.

SALEM N., MORIGUCHI T., GREINER R.S., MCBRIDE K., AHMAD A., CATALAN J.N., SLOTNICK B., « Alterations in brain function after loss of docosahexaenoate due to dietary restriction of n-3 fatty acids », *J. Mol. Neurosci.*, 2001 ; 16:299-307.

SAVVA S.C., CHADJIGEORGIOU C., HATZIS C., KYRIAKAKIS M., TSIMBINOS G., TORNARITIS M., KAFATOS A., « Association of adipose tissue arachidonic acid content with BMI and overweight status in children from Cyprus and Crete », *Br. J. Nutr.*, 2004 ; 91:643-649.

SCHREPF R., LIMMERT T., CLAUS W.P., THEISEN K., SELLMAYER A., « Immediate effects of n-3 fatty acid infusion on the induction of sustained ventricular tachycardia », *Lancet*, 2004 ; 363:1441-1442.

SCOLLAN N.D., CHOI N.J., KURT E., FISHER A.V., ENSER M., WOOD J.D., « Manipulating the fatty acid composition of muscle and adipose tissue in beef cattle », *Br. J. Nutr.*, 2001 ; 85:115-124.

SEBEDIO J.L., VERMUNT S.H., CHARDIGNY J.M., BEAUFRERE B., MENSINK R.P., ARMSTRONG R.A., CHRISTIE W.W., NIEMELA J., HENON G., RIEMERSMA R.A., « The effect of dietary trans alpha-linolenic acid on plasma lipids and platelet fatty acid composition : the TransLinE study », *Eur. J. Clin. Nutr.*, 2000 ; 54:104-113.

SEBEDIO J.L., ANGIONI E., CHARDIGNY J.M., GREGOIRE S., JUANEDA P., BERDEAUX O., « The effect of conjugated linoleic acid isomers on fatty acid profiles of liver and adipose tissues and their conversion to isomers of 16 :2 and 18 :3 conjugated fatty acids in rats », *Lipids*, 2001 ; 36:575-582.

SEDDON J.M., AJANI U.A., SPERDUTO R.D., HILLER R., BLAIR N., BURTON T.C., FARBER M.D., GRAGOUDAS E.S., HALLER J., MILLER D.T., « Dietary carotenoids, vitamins A, C, and E, and advanced age-related macular degeneration. Eye Disease Case-Control Study Group », *JAMA*, 1994 ; 272:1413-1420.

SEDDON J.M., ROSNER B., SPERDUTO R.D., YANNUZZI L., HALLER J.A., BLAIR N.P., WILLETT W., « Dietary fat and risk for advanced age-related macular degeneration », *Arch. Ophthalmol.*, 2001 ; 119:1191-1199.

SEILIEZ I., PANSERAT S., CORRAZE G., KAUSHIK S., BERGOT P., « Cloning and nutritional regulation of a Delta6-desaturase-like enzyme in the marine teleost gilthead seabream (Sparus aurata) », *Comp Biochem. Physiol. B Biochem. Mol. Biol.*, 2003 ; 135:449-460.

SILVERS K.M., SCOTT K.M., « Fish consumption and self-reported physical and mental health status », *Public Health Nutr.*, 2002 ; 5:427-31.

SIMOPOULOS A.P., SALEM N., « n-3 fatty acids in eggs from range-fed greek chickens », *The New England Journal of Medicine*, 1989 ; 16:1412.

SIMOPOULOS A.P., SALEM N., « Egg yolk as a source of long-chain polyunsaturated fatty acids in infant feeding », *Am. J. Clin. Nutr.*, 1992 ; 55:411-414.

SMUTS C.M., HUANG M., MUNDY D., PLASSE T., MAJOR S., CARLSON S.E., « A randomized trial of docosahexaenoic acid supplementation during the third trimester of pregnancy », *Obstet. Gynecol.*, 2003 ; 101:469-479.

SINGH R.B., NIAZ M.A., SHARMA J.P., KUMAR R., RASTOGI V., MOSHIRI M., « Randomized, double-blind, placebo-controlled trial of fish oil and mustard oil in patients with suspected acute myocardial infarction : the Indian experiment of infarct survival-4 », *Cardiovasc. Drugs Ther.*, 1997 ; 11:485-491.

SOMMERBURG O., KEUNEN J.E., BIRD A.C., VAN KUIJK F.J., « Fruits and vegetables that are sources for lutein and zeaxanthin : the macular pigment in human eyes », *Br. J. Ophthalmol.*, 1998 ; 82:907-910.

SPECHT-OVERHOLT S., ROMANS J.R., MARCHELLO M.J. *et al.*, « Fatty acid composition of commercially manufactured omega-3 enriched pork products, haddock, and mackerel », *J. Anim. Sci.*, 1997 ; 75:2335-2343.

STOLL A.L., LOCKE C.A., MARANGELL L.B., SEVERUS W.E., « Omega-3 fatty acids and bipolar disorder : a review », *Prostaglandins Leukot. Essent. Fatty Acids*, 1999 ; 60:329-337.

STOLL A.L., SEVERUS W.E., FREEMAN M.P., RUETER S., ZBOYAN H.A., DIAMOND E., CRESS K.K., MARANGELL L.B., « Omega 3 fatty acids in bipolar disorder : a preliminary double-blind, placebo-controlled trial », *Arch. Gen. Psychiatry,* 1993 ; 56:407-412.

STOLL A.L., DAMICO K.E., DALY B.P., SEVERUS W.E., MARANGELL L.B., « Methodological considerations in clinical studies of omega 3 fatty acids in major depression and bipolar disorder », *World Rev. Nutr. Diet.,* 2001 ; 88 :58-67.

SURAI P.F., MACPHERSON A., SPEAKE B.K., SPARKS N.H., « Designer egg evaluation in a controlled trial », *Eur. J. Clin. Nutr.,* 2000 ; 54:298-305.

SVENNERHOLM L., VANIER M.T., « The distribution of lipids in the human nervous system. IV. Fatty acid composition of major sphingolipids of human infant brain », *Brain Res.,* 1973 ; 55:413-423.

SVENNERHOLM L., VANIER M.T., « The distribution of lipids in the human nervous system. 3. Fatty acid composition of phosphoglycerides of human foetal and infant brain », *Brain Res.,* 1973 ; 50:341-351.

TAKEUCHI T., FUKUMOTO Y., HARADA E., « Influence of a dietary n-3 fatty acid deficiency on the cerebral catecholamine contents, EEG and learning ability in rat », *Behav. Brain Res.,* 2002 ; 131:193-203.

TANSKANEN A., HIBBELN J.R., TUOMILEHTO J., UUTELA A., HAUKKALA A., VIINAMAKI H., LEHTONEN J., VARTIAINEN E., « Fish consumption and depressive symptoms in the general population in Finland », *Psychiatr. Serv.,* 2001 ; 52:529-531.

TAYARANI I., CLOEZ I., CLEMENT M., BOURRE J.-M., « Antioxidant enzymes and related trace elements in aging brain capillaries and choroid plexus », *J. Neurochem.,* 1989 ; 53:817-824.

TAYLOR K.E., HIGGINS C.J., CALVIN C.M. *et al.,* « Dyslexia in adults is associated with clinical signs of fatty acid deficiency », *Prostaglandins Leukot. Essent. Fatty Acids,* 2000 ; 63:75-8.

TENNEKOON G.I., KISHIMOTO Y., SINGH I., NONAKA G., BOURRE J.-M., « The differentiation of oligodendrocytes in the rat optic nerve », *Dev. Biol.,* 1980 ; 79:149-158.

TOME D., BOS C., « Dietary protein and nitrogen utilization », *J. Nutr.,* 2000 ; 130:1868S-1873S.

TSUKADA H., KAKIUCHI T., FUKUMOTO D., NISHIYAMA S., KOGA K., « Docosahexaenoic acid (DHA) improves the age-related impairment of the coupling mechanism between neuronal activation and functional cerebral blood flow response : a

PET study in conscious monkeys », *Brain Res.*, 2000 ; 862:180-186.

TUBIANA M., LEGRAIN M., « How to develop and improve preventive actions in the French health system ? », *Bull. Acad. Natl. Med.*, 2002 ; 186:447-531.

TUBIANA M., « Health in France », *Bull. Acad. Natl. Med.*, 2002 ; 186:153-194.

TUBIANA M., « The mission and the place of the Academy of Medicine at the onset of the 21st century », *Presse Med.*, 2003 ; 32:533-534.

TUBIANA M., « Cancer study and the Academy of Medicine of the 20th century », *Presse Med.*, 2003 ; 32:484-486.

TURNER N., ELSE P.L., HULBERT A.J., « Docosahexaenoic acid (DHA) content of membranes determines molecular activity of the sodium pump : implications for disease states and metabolism », *Naturwissenschaften*, 2003 ; 90:521-523.

UAUY R., BIRCH E., BIRCH D., PEIRANO P., « Visual and brain function measurements in studies of n-3 fatty acid requirements of infants », *J. Pediatr.*, 1992 ; 120:S168-S180.

UAUY R., HOFFMAN D.R., MENA P., LLANOS A., BIRCH E.E., « Term infant studies of DHA and ARA supplementation on neurodevelopment : results of randomized controlled trials », *J. Pediatr.*, 2003 ; 143:S17-S25.

UAUY R., CASTILLO C., « Lipid requirements of infants : implications for nutrient composition of fortified complementary foods », *J. Nutr.*, 2003 ; 133:2962S-2972S.

UEDA K., FERLAY A., CHABROT J., LOOR J.J., CHILLIARD Y., DOREAU M., « Effect of linseed oil supplementation on ruminal digestion in dairy cows fed diets with different forage :concentrate ratios », *J. Dairy Sci.*, 2003 ; 86:3999-4007.

VACHERON A., « Cardiovascular disease prevention. Strategy of the French Federation of Cardiology », *Bull. Acad. Natl. Med.*, 1990 ; 174:219-225.

VACHERON A., « Current ethical problems in cardiology », *Bull. Acad. Natl. Med.*, 1994 ; 178:1279-1286.

VACHERON A., « Secondary prevention of coronary disease : where do we stand now ? », *Arch. Mal. Cœur Vaiss.*, 1998 ; 91:1207.

VALLAT J.-M., SINDOU P., WHITE A., « Nerve biopsy », *Curr. Opin. Neurol.*, 1995 ; 8:345-348.

VALLAT J.-M., « Address from the president of French Society of Neurologists for 2003 », *Rev. Neurol.*, 2003 ; 159:334-335.

VALLAT J.-M., BOURRE J.-M., DUMONT O., LEBOUTET M.-J., LOUBET A., CORVISIER N., DUMAS M., « Case of dementia and myoclonia in an adult associated with anomalies in polyunsaturated fatty acids in leukocytes and peripheral nerve. An ultrastructural study of peripheral nerve », *Eur. Neurol.*, 1985 ; 24:208-216.

VALLAT J.-M., VALLAT-DECOUVELAERE A.V., « Histology and elementary pathology of the peripheral nerve », *Rev. Prat.*, 2000 ; 50:713-718.

VALLAT J.-M., TABARAUD F., MAGY L., COURATIER P., « Myelin-axon : a married couple », *Rev. Neurol.*, 2002 ; 158:782-783.

VANCASSEL S., DURAND G., BARTHELEMY C. *et al.*, « Plasma fatty acid levels in autistic children », *Prostaglandins Leukot. Essent. Fatty Acids*, 2001 ; 65:1-7.

VAN ELSWYK M.E., HATCH S.D., STELLA G.G., MAYO P.K., KUBENA K.S., « Poultry-based alternatives for enhancing the omega 3 fatty acid content of American diets », *World Rev. Nutr. Diet.*, 1998 ; 83:102-115.

VELZING-AARTS F.V., VAN DER KLIS F.R., VAN DER DIJS F.P., VAN BEUSEKOM C.M., LANDMAN H., CAPELLO J.J., MUSKIET F.A., « Effect of three low-dose fish oil supplements, administered during pregnancy, on neonatal long-chain polyunsaturated fatty acid status at birth », *Prostaglandins Leukot. Essent. Fatty Acids*, 2001 ; 65:51-57.

VOIGT R.G., LLORENTE A.M., JENSEN C.L., FRALEY J.K., BERRETTA M.C., HEIRD W.C., « A randomized, double-blind, placebo-controlled trial of docosahexaenoic acid supplementation in children with attention-deficit/hyperactivity disorder », *J. Pediatr.*, 2001 ; 139:189-196.

VOIGT R.G., JENSEN C.L., FRALEY J.K., ROZELLE J.C., BROWN F.R., HEIRD W.C., « Relationship between omega3 long-chain polyunsaturated fatty acid status during early infancy and neurodevelopmental status at 1 year of age », *J. Hum. Nutr. Diet.*, 2002 ; 15:111-120.

VOS E., CUNNANE S.C., « Alpha-linolenic acid, linoleic acid, coronary artery disease, and overall mortality », *Am. J. Clin. Nutr.*, 2003 ; 77:521-522.

DE VRIESE S.R., CHRISTOPHE A.B., MAES M., « Lowered serum n-3 polyunsaturated fatty acid (PUFA) levels predict the occurrence of postpartum depression : further evidence that lowered n-PUFAs are related to major depression », *Life Sci.*, 2003 ; 73:3181-3187.

WAINWRIGHT P.E., « Dietary essential fatty acids and brain function : a developmental perspective on mechanisms », *Proc. Nutr. Soc.*, 2002 ; 61:61-69.

WARREN G., MCKENDRICK M., PEET M., « The role of essential fatty acids in chronic fatigue syndrome. A case-controlled study of red-cell membrane essential fatty acids (EFA) and a placebo-controlled treatment study with high dose of EFA », *Acta Neurol. Scand.*, 1999 ; 99:112-116.

WATKINS B.A., LIPPMAN H.E., LE BOUTEILLER L., LI Y., SEIFERT M.F., « Bioactive fatty acids : role in bone biology and bone cell function », *Prog. Lipid Res.*, 2001 ; 40:125-148.

WATKINS B.A., LI Y., LIPPMAN H.E., SEIFERT M.F., « Omega-3 polyunsaturated fatty acids and skeletal health », *Exp. Biol. Med.*, 2001 ; 226:485-497.

WHARTON B., BISHOP N., « Rickets », *Lancet*, 2003 ; 362:1389-1400.

WINNICKI M., SOMERS V.K., ACCURSO V., PHILLIPS B.G., PUATO M., PALATINI P., PAULETTO P., « Fish-rich diet, leptin, and body mass », *Circulation*, 2002 ; 106:289-291.

WEILL P., SCHMITT B., CHESNEAU G., DANIEL N., SAFRAOU F., LEGRAND P., « Effects of introducing linseed in livestock diet on blood fatty acid composition of consumers of animal products », *Ann. Nutr. Metab.*, 2002 ; 46:182-191.

WILLATTS P., FORSYTH J.S., DIMODUGNO M.K., VARMA S., COLVIN M., « Effect of long-chain polyunsaturated fatty acids in infant formula on problem solving at 10 months of age », *Lancet*, 1998 ; 352:688-691.

WILLATTS P., FORSYTH J.S., « The role of long-chain polyunsaturated fatty acids in infant cognitive development », *Prostaglandins Leukot. Essent. Fatty Acids*, 2000 ; 63:95-100.

WINNIKI M., SOMERS V., ACCURSO V., PHILLIPS B., PUATO M., PALATINI P., PAULETTO P., « Fish-rich diet, leptin, and body mass », *Circulation*, 2002 ; 106:289-291.

XIMENES D.S., LAVIALLE F., GENDROT G., GUESNET P., ALESSANDRI J.M., LAVIALLE M., « Glucose transport and utilization are altered in the brain of rats deficient in n-3 polyunsaturated fatty acids », *J. Neurochem.*, 2002 ; 81:1328-1337.

YEHUDA S., RABINOVITZ S., CARASSO R.L., MOSTOFSKY D.I., « Essential fatty acids preparation (SR-3) improves Alzheimer's patients quality of life », *Int. J. Neurosci.*, 1996 ; 87:141-149.

YEHUDA S., RABINOVITZ S., CARASSO R.L., MOSTOFSKY D.I., « Fatty acid mixture counters stress changes in cortisol, cholesterol, and impair learning », *Int. J. Neurosci.*, 2000 ; 101:73-87.

YOUYOU A., DURAND G., PASCAL G., PICIOTTI M., DUMONT O., BOURRE J.-M., « Recovery of altered fatty acid composition induced by a diet devoid of n-3 fatty acids in myelin, synaptosomes, mitochondria, and microsomes of developing rat brain », *J. Neurochem.*, 1986 ; 46:224-228.

ZEROUGA M., BEAUGE F., NIEL E., DURAND G., BOURRE J.-M., « Interactive effects of dietary (n-3) polyunsaturated fatty acids and chronic ethanol intoxication on synaptic membrane lipid composition and fluidity in rats », *Biochim. Biophys. Acta*, 1991 ; 1086:295-304.

ZIYLAN Z.Y., BERNARD G.C., LEFAUCONNIER J.M., DURAND G.A., BOURRE J.-M., « Effect of dietary n-3 fatty acid deficiency on blood-to-brain transfer of sucrose, alpha-aminoisobutyric acid and phenylalanine in the rat », *Neurosci. Lett.*, 1992 ; 137:9-13.

Table

Seconde partie
OÙ LES TROUVER ?

Dans la collection « Poches Odile Jacob »

N° 1 : Aldo Naouri, *Les Filles et leurs mères*
N° 2 : Boris Cyrulnik, *Les Nourritures affectives*
N° 3 : Jean-Didier Vincent, *La Chair et le Diable*
N° 4 : Jean François Deniau, *Le Bureau des secrets perdus*
N° 5 : Stephen Hawking, *Trous noirs et Bébés univers*
N° 6 : Claude Hagège, *Le Souffle de la langue*
N° 7 : Claude Olievenstein, *Naissance de la vieillesse*
N° 8 : Édouard Zarifian, *Les Jardiniers de la folie*
N° 9 : Caroline Eliacheff, *À corps et à cris*
N° 10 : François Lelord, Christophe André, *Comment gérer les personnalités difficiles*
N° 11 : Jean-Pierre Changeux, Alain Connes, *Matière à pensée*
N° 12 : Yves Coppens, *Le Genou de Lucy*
N° 13 : Jacques Ruffié, *Le Sexe et la Mort*
N° 14 : François Roustang, *Comment faire rire un paranoïaque ?*
N° 15 : Jean-Claude Duplessy, Pierre Morel, *Gros Temps sur la planète*
N° 16 : François Jacob, *La Souris, la Mouche et l'Homme*
N° 17 : Marie-Frédérique Bacqué, *Le Deuil à vivre*
N° 18 : Gerald M. Edelman, *Biologie de la conscience*
N° 19 : Samuel P. Huntington, *Le Choc des civilisations*
N° 20 : Dan Kiley, *Le Syndrome de Peter Pan*
N° 21 : Willy Pasini, *À quoi sert le couple ?*
N° 22 : Françoise Héritier, Boris Cyrulnik, Aldo Naouri, *De l'inceste*
N° 23 : Tobie Nathan, *Psychanalyse païenne*
N° 24 : Raymond Aubrac, *Où la mémoire s'attarde*
N° 25 : Georges Charpak, Richard L. Garwin, *Feux follets et Champignons nucléaires*
N° 26 : Henry de Lumley, *L'Homme premier*
N° 27 : Alain Ehrenberg, *La Fatigue d'être soi*
N° 28 : Jean-Pierre Changeux, Paul Ricœur, *Ce qui nous fait penser*
N° 29 : André Brahic, *Enfants du Soleil*
N° 30 : David Ruelle, *Hasard et Chaos*
N° 31 : Claude Olievenstein, *Le Non-dit des émotions*
N° 32 : Édouard Zarifian, *Des paradis plein la tête*
N° 33 : Michel Jouvet, *Le Sommeil et le Rêve*

N° 34 : Jean-Baptiste de Foucauld, Denis Piveteau, *Une société en quête de sens*
N° 35 : Jean-Marie Bourre, *La Diététique du cerveau*
N° 36 : François Lelord, *Les Contes d'un psychiatre ordinaire*
N° 37 : Alain Braconnier, *Le Sexe des émotions*
N° 38 : Temple Grandin, *Ma vie d'autiste*
N° 39 : Philippe Taquet, *L'Empreinte des dinosaures*
N° 40 : Antonio R. Damasio, *L'Erreur de Descartes*
N° 41 : Édouard Zarifian, *La Force de guérir*
N° 42 : Yves Coppens, *Pré-ambules*
N° 43 : Claude Fischler, *L'Homnivore*
N° 44 : Brigitte Thévenot, Aldo Naouri, *Questions d'enfants*
N° 45 : Geneviève Delaisi de Parseval, Suzanne Lallemand, *L'Art d'accommoder les bébés*
N° 46 : François Mitterrand, Elie Wiesel, *Mémoire à deux voix*
N° 47 : François Mitterrand, *Mémoires interrompus*
N° 48 : François Mitterrand, *De l'Allemagne, de la France*
N° 49 : Caroline Eliacheff, *Vies privées*
N° 50 : Tobie Nathan, *L'Influence qui guérit*
N° 51 : Éric Albert, Alain Braconnier, *Tout est dans la tête*
N° 52 : Judith Rapoport, *Le Garçon qui n'arrêtait pas de se laver*
N° 53 : Michel Cassé, *Du vide et de la création*
N° 54 : Ilya Prigogine, *La Fin des certitudes*
N° 55 : Ginette Raimbault, Caroline Eliacheff, *Les Indomptables*
N° 56 : Marc Abélès, *Un ethnologue à l'Assemblée*
N° 57 : Alicia Lieberman, *La Vie émotionnelle du tout-petit*
N° 58 : Robert Dantzer, *L'Illusion psychosomatique*
N° 59 : Marie-Jo Bonnet, *Les Relations amoureuses entre les femmes*
N° 60 : Irène Théry, *Le Démariage*
N° 61 : Claude Lévi-Strauss, Didier Éribon, *De près et de loin*
N° 62 : François Roustang, *La Fin de la plainte*
N° 63 : Luc Ferry, Jean-Didier Vincent, *Qu'est-ce que l'homme ?*
N° 64 : Aldo Naouri, *Parier sur l'enfant*
N° 65 : Robert Rochefort, *La Société des consommateurs*
N° 66 : John Cleese, Robin Skynner, *Comment être un névrosé heureux*
N° 67 : Boris Cyrulnik, *L'Ensorcellement du monde*
N° 68 : Darian Leader, *À quoi penses-tu ?*

N° 69 : Georges Duby, *L'Histoire continue*
N° 70 : David Lepoutre, *Cœur de banlieue*
N° 71 : Université de tous les savoirs 1, *La Géographie et la Démographie*
N° 72 : Université de tous les savoirs 2, *L'Histoire, la Sociologie et l'Anthropologie*
N° 73 : Université de tous les savoirs 3, *L'Économie, le Travail, l'Entreprise*
N° 74 : Christophe André, François Lelord, *L'Estime de soi*
N° 75 : Université de tous les savoirs 4, *La Vie*
N° 76 : Université de tous les savoirs 5, *Le Cerveau, le Langage, le Sens*
N° 77 : Université de tous les savoirs 6, *La Nature et les Risques*
N° 78 : Boris Cyrulnik, *Un merveilleux malheur*
N° 79 : Université de tous les savoirs 7, *Les Technologies*
N° 80 : Université de tous les savoirs 8, *L'Individu dans la société d'aujourd'hui*
N° 81 : Université de tous les savoirs 9, *Le Pouvoir, L'État, la Politique*
N° 82 : Jean-Didier Vincent, *Biologie des passions*
N° 83 : Université de tous les savoirs 10, *Les Maladies et la Médecine*
N° 84 : Université de tous les savoirs 11, *La Philosophie et l'Éthique*
N° 85 : Université de tous les savoirs 12, *La Société et les Relations sociales*
N° 86 : Roger-Pol Droit, *La Compagnie des philosophes*
N° 87 : Université de tous les savoirs 13, *Les Mathématiques*
N° 88 : Université de tous les savoirs 14, *L'Univers*
N° 89 : Université de tous les savoirs 15, *Le Globe*
N° 90 : Jean-Pierre Changeux, *Raison et Plaisir*
N° 91 : Antonio R. Damasio, *Le Sentiment même de soi*
N° 92 : Université de tous les savoirs 16, *La Physique et les Éléments*
N° 93 : Université de tous les savoirs 17, *Les États de la matière*
N° 94 : Université de tous les savoirs 18, *La Chimie*
N° 95 : Claude Olievenstein, *L'Homme parano*
N° 96 : Université de tous les savoirs 19, *Géopolitique et Mondialisation*
N° 97 : Université de tous les savoirs 20, *L'Art et la Culture*
N° 98 : Claude Hagège, *Halte à la mort des langues*

N° 99 : Jean-Denis Bredin, Thierry Lévy, *Convaincre*
N° 100 : Willy Pasini, *La Force du désir*
N° 101 : Jacques Fricker, *Maigrir en grande forme*
N° 102 : Nicolas Offenstadt, *Les Fusillés de la Grande Guerre*
N° 103 : Catherine Reverzy, *Femmes d'aventure*
N° 104 : Willy Pasini, *Les Casse-pieds*
N° 105 : Roger-Pol Droit, *101 Expériences de philosophie quotidienne*
N° 106 : Jean-Marie Bourre, *La Diététique de la performance*
N° 107 : Jean Cottraux, *La Répétition des scénarios de vie*
N° 108 : Christophe André, Patrice Légeron, *La Peur des autres*
N° 109 : Amartya Sen, *Un nouveau modèle économique*
N° 110 : John D. Barrow, *Pourquoi le monde est-il mathématique ?*
N° 111 : Richard Dawkins, *Le Gène égoïste*
N° 112 : Pierre Fédida, *Des bienfaits de la dépression*
N° 113 : Patrick Légeron, *Le Stress au travail*
N° 114 : François Lelord, Christophe André, *La Force des émotions*
N° 115 : Marc Ferro, *Histoire de France*
N° 116 : Stanislas Dehaene, *La Bosse des maths*
N° 117 : Willy Pasini, Donato Francescato, *Le Courage de changer*
N° 118 : François Heisbourg, *Hyperterrorisme : la nouvelle guerre*
N° 119 : Marc Ferro, *Le Choc de l'Islam*
N° 120 : Régis Debray, *Dieu, un itinéraire*
N° 121 : Georges Charpak, Henri Broch, *Devenez sorciers, devenez savants*
N° 122 : René Frydman, *Dieu, la Médecine et l'Embryon*
N° 123 : Philippe Brenot, *Inventer le couple*
N° 124 : Jean Le Camus, *Le Vrai Rôle du père*
N° 125 : Elisabeth Badinter, *XY*
N° 126 : Elisabeth Badinter, *L'Un est l'Autre*
N° 127 : Laurent Cohen-Tanugi, *L'Europe et l'Amérique au seuil du XXIe siècle*
N° 128 : Aldo Naouri, *Réponses de pédiatre*
N° 129 : Jean-Pierre Changeux, *L'Homme de vérité*
N° 130 : Nicole Jeammet, *Les Violences morales*
N° 131 : Robert Neuburger, *Nouveaux Couples*
N° 132 : Boris Cyrulnik, *Les Vilains Petits Canards*
N° 133 : Christophe André, *Vivre heureux*
N° 134 : François Lelord, *Le Voyage d'Hector*
N° 135 : Alain Braconnier, *Petit ou grand anxieux ?*

N° 136 : Juan Luis Arsuaga, *Le Collier de Néandertal*
N° 137 : Daniel Sibony, *Don de soi ou partage de soi*
N° 138 : Claude Hagège, *L'Enfant aux deux langues*
N° 139 : Roger-Pol Droit, *Dernières Nouvelles des choses*
N° 140 : Willy Pasini, *Être sûr de soi*
N° 141 : Massimo Piattelli Palmarini, *Le Goût des études ou comment l'acquérir*
N° 142 : Michel Godet, *Le Choc de 2006*
N° 143 : Gérard Chaliand, Sophie Mousset, *2 000 ans de chrétientés*
N° 145 : Christian De Duve, *À l'écoute du vivant*
N° 146 : Didier Pleux, *De l'enfant roi à l'enfant tyran*
N° 147 : Robert Rochefort, *Vive le papy-boom*
N° 148 : Dominique Desanti, Jean-Toussaint Desanti, *La liberté nous aime encore*
N° 149 : François Roustang, *Il suffit d'un geste*
N° 150 : Howard Buten, *Il y a quelqu'un là-dedans*
N° 151 : Catherine Clément, Tobie Nathan, *Le Divan et le Grigri*
N° 152 : Antonio R. Damasio, *Spinoza avait raison*
N° 153 : Bénédicte de Boysson-Bardies, *Comment la parole vient aux enfants*
N° 154 : Michel Schneider, *Big Mother*
N° 155 : Willy Pasini, *Le Temps d'aimer*
N° 156 : Jean-François Amadieu, *Le Poids des apparences*
N° 157 : Jean Cottraux, *Les Ennemis intérieurs*
N° 158 : Bill Clinton, *Ma Vie*
N° 159 : Marc Jeannerod, *Le Cerveau intime*
N° 160 : David Khayat, *Les Chemins de l'espoir*
N° 161 : Jean Daniel, *La Prison juive*
N° 162 : Marie-Christine Hardy-Baylé, Patrick Hardy, *Maniaco-dépressif*
N° 163 : Boris Cyrulnik, *Le Murmure des fantômes*
N° 164 : Georges Charpak, Roland Omnès, *Soyez savants, devenez prophètes*
N° 165 : Aldo Naouri, *Les Pères et les Mères*
N° 166 : Christophe André, *Psychologie de la peur*
N° 167 : Alain Peyrefitte, *La Société de confiance*
N° 168 : François Ladame, *Les Éternels Adolescents*
N° 169 : Didier Pleux, *De l'enfant roi à l'enfant tyran*
N° 170 : Robert Axelrod, *Comment réussir dans un monde d'égoïstes*

N° 171 : François Millet-Bartoli, *La Crise du milieu de la vie*
N° 172 : Hubert Montagner, *L'Attachement*
N° 173 : Jean-Marie Bourre, *La Nouvelle Diététique du cerveau*
N° 174 : Willy Pasini, *La Jalousie*
N° 175 : Frédéric Fanget, *Oser*
N° 176 : Lucy Vincent, *Comment devient-on amoureux ?*
N° 177 : Jacques Melher, Emmanuel Dupoux, *Naître humain*
N° 178 : Gérard Apfeldorfer, *Les Relations durables*
N° 179 : Bernard Lechevalier, *Le Cerveau de Mozart*
N° 180 : Stella Baruk, *Quelles mathématiques pour l'école ?*
N° 181 : Patrick Lemoine, *Le Mystère du placebo*
N° 182 : Boris Cyrulnik, *Parler d'amour au bord du gouffre*
N° 183 : Alain Braconnier, *Mère et Fils*
N° 184 : Jean-Claude Carrière, *Einstein, s'il vous plaît*
N° 185 : Aldo Naouri, Sylvie Angel, Philippe Gutton, *Les Mères juives*
N° 186 : Jean-Marie Bourre, *La Vérité sur les oméga-3*
N° 187 : Édouard Zarifian, *Le Goût de vivre*

Imprimé en France

Cet ouvrage a été transcodé et mis en pages
chez Nord Compo (Villeneuve-d'Ascq)

Imprimé en France sur Presse Offset par

CPI

Brodard & Taupin

La Flèche (Sarthe), le 19-03-2007
N° d'impression : 40361
N° d'édition : 7381-1906-X
Dépôt légal : mai 2007